# 社会资本办中医启示录

主　编　庞震苗　饶远立
副主编　邱鸿钟
编　者　陈凯佳　陈沛军　陈志明　陈西金
　　　　万建成　许星莹　向媛薇　杨婷婷
　　　　叶承槟　张彩霞　邹晓琦　张远超

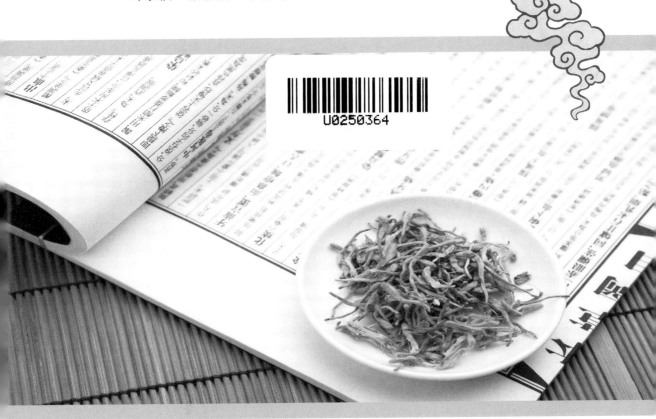

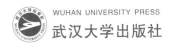
WUHAN UNIVERSITY PRESS
武汉大学出版社

图书在版编目(CIP)数据

社会资本办中医启示录/庞震苗,饶远立主编. —武汉:武汉大学出版社,
2015.12
　ISBN 978-7-307-17143-5

Ⅰ.社…　Ⅱ.①庞…　②饶…　Ⅲ.中医学—研究—中国　Ⅳ.R2

中国版本图书馆 CIP 数据核字(2015)第 267239 号

封面图片为上海富昱特授权使用( ⓒ IMAGEMORE Co. , Ltd. )

责任编辑:张　欣　　责任校对:李孟潇　　版式设计:韩闻锦

出版发行:**武汉大学出版社**　(430072　武昌　珞珈山)
　　　　　(电子邮件:cbs22@ whu. edu. cn　网址:www. wdp. com. cn)
印刷:湖北省荆州市今印印务有限公司
开本:787×1092　1/16　印张:13.5　字数:316 千字　插页:1
版次:2015 年 12 月第 1 版　　2015 年 12 月第 1 次印刷
ISBN 978-7-307-17143-5　　定价:39.00 元

# 序

震苗是我的学生，1994年考入广州中医药大学，中医学本硕连读七年制毕业后留校，2003年以第一名的好成绩考取了广州中医妇科张玉珍教授的博士，2008年32岁时，获得了副教授职称，2009年赴澳大利亚迪肯大学深造，我看着她成长，是一个才思敏捷的年轻中医学者。

今天震苗拿着她和同道写的书来请我写序，《社会资本办中医启示录》是一本贴近时事的论著。2009年新一轮医改吹响，医疗领域很多固有的问题亟待新的方式去开启攻关，国家新一届领导人也明确了在医疗领域要大力推进社会办医，大力推进中医药大健康产业的发展，中医药迎来了一个新的大好发展时期。社会上很多企业、很多社会资本跃跃欲试，都想尝试进入社会办医领域，特别是进入社会办中医领域，中医药的智慧与博大精深正为全世界越来越多的人所认识，中国人不研究中医和中国文化，那很可能就会被外国人捷足先登。

社会办医曾经一度面临过很多"玻璃门"、"弹簧门"式的困难，很多地方政府也率先做过许多大胆的政策改革，破除弊病，如果有这样一本书，能够系统回顾新医改以来，地方和国家政府在社会办中医领域出台的政策，并结合官方的法定卫生信息数据作出政策评价；又能够溯本求源重新梳理社会办中医在中国的历史渊源；还能够通过调研归纳总结出目前社会办中医存在的问题、困难、对策及成功模式的话，那这本书对想进入社会办医领域的人士来说，实乃福音也；对从事中医药卫生事业管理领域的工作、研究的师生、官员来说也是一部值得研究、学习、参考的著作。本书第五部分中写到的："中医基层医疗就诊疗科目设置不合理。简单地套用西医系统的做法，人为地将中医陷入不正宗、不地道的局面，弱化了中医基层医疗机构的服务范围。"又如第七部分中写到的："推进社会办中医，在推进社会办医中具有特别重要性，推进社会办中医有助于传统中医正本清源，重新固本回元。"等等，本书中写到的许多观点极具创新。

通读此书后，我觉得值得推荐的理由有四：

一、角度新颖、针对性强。本书的新颖，绝非信口开河，论述中医的书很多，论述医学行业管理的书也不少，但能够站在"社会办中医"这个角度，从大量的文献、政策分析、政策评价角度作深入浅出分析、论述的专著，这是第一本，对于中医从业机构和人员、中医事业的科研院所及研究人员来说是一本值得一看的书。

二、视野全面、时事性强。影响医学发展、影响社会办医的政策性非常强，知己知彼、百战不殆。影响社会办中医的因素，不仅来自外部，也来自内部，目前世界格局瞬息万变，中医药的专利注册在美国、英国也已被外国人捷足先登，此书很全面的分析了国内、国际的影响因素，贯通中医的文化、认知、政策、市场、文化层面，值得中医药从业人员学习、参考。

三、深入浅出、操作性强。很多经营管理类书籍不接地气，理论性过强，缺乏田野气息，这本启示录，在大量的实地调研、走访和问卷调查基础上高度凝练，总结了许多有现实意义的问题，也提出了可以学习模仿的社会办中医的模式，值得准中医机构企业家学习和了解。

四、科学严谨、可读性强。本书提出了许多针对目前痼疾的良方建议，没有大量、科学、严谨的行业思辨，无法做到，本书行文流畅、可读性强，捧起就想一气读完，是一部好作品。

我们不缺少临床中医，也不缺乏政策研究者，但既懂中医又关注政策的专家型学者却十分缺乏，我鼓励震苗朝这个方向奋斗，为中医药事业重新焕发生机作出自己的努力和贡献。期待本书能为更多有心人所发现，能帮助到更多社会办中医的企业家和创业人士。

黄小玲

（原广东省卫生厅党组书记及副厅长）

2015 年 8 月 21 日

# 编　者　语

2010年6月20日，时任国家副主席的习近平在澳大利亚出席由南京中医药大学与皇家墨尔本理工大学合办的"中医孔子学院"授牌仪式上说："中医药学凝聚着深邃的哲学智慧和中华民族几千年的健康养生理念及其实践经验，是中国古代科学的瑰宝，也是打开中华文明宝库的钥匙。深入研究和科学总结中医药学对丰富世界医学事业、推进生命科学研究具有积极意义。"因此，继承和发扬中医药事业是每一个中医人不容推脱的责任和使命。

众所周知，自近代以来，一方面由于国力孱弱带来的文化不自信，另一方面由于受到西医的冲击，中医药的话语权严重丧失，由此也让中医药事业的发展受到巨大的摧残和打击。新中国成立之后，虽然国家一直把发展中医药事业作为一项重要工作来做，但是在中医药的话语权不足的限制下，以及中医药发展中受到"西医化"的影响，中医药在国家整个医疗事业中的比重一直停留在很低的水平，而且有日益被边缘化的隐忧。

中医自古民办，这是由中医的特色和传统共同形成的适合自身发展的道路。自秦汉以来，两千多年来都是以散在的民办自营形式扎根在社区民间，以疗效确切、贴近民众获得蓬勃发展。但国家强调医疗以公办为主的政策出台以后，特别是1966年文化大革命打击一切资本主义形式的意识和形态，使得中医自古民办的良好生存态势被腰折，不知不觉中中医竟然进入到中医只能以政府出资兴办、政府管理、政府统筹为主的扭曲态势中。2009年3月中共中央，国务院《关于深化医药卫生体制改革的意见》中提出应鼓励和引导社会资本发展医疗卫生事业，这对中医的发展来说是一个非常重要的利好政策。"鼓励社会办中医"的政策让中医回到了中医本来的面貌之中，让中医获得了固本回元的百年一遇的发展机会，对中华民族国粹中医来说，是执行了一套符合中医医疗卫生客观发展规律的务实政策，因此鼓励社会办中医，在鼓励社会办医中具有特别重要性。

为了更好地继承和发扬中医自古民办的传统，延续中医的薪火，让中医能在适合自己的道路中健康壮大，也为社会资本办中医探寻一条适合发展的道路，编者们苦心夙愿，梳理了几千年来中医发展的历史和传统，厘清了建国后新中国对于"鼓励社会办医"特别是"鼓励社会办中医"的政策源流，盘点和统计中医药事业的发展现状及成长态势，并多次奔赴广东各地的中医机构和相关管理部门进行摸底调研，总结和归纳了民办中医的多个优秀案例和成长经验，并就国家未来如何发展和促进社会办中医的政策提出切实可行的政策和合理化的建议。可以说，本书是广州中医药大学经济与管理学院很多同仁们集体的汗水和智慧的结晶，也寄托了我们中医人希望发展广大中医事业的梦想和精神。当然，这也是我们义不容辞的责任。

本书由广州中医药大学经济与管理学院的庞震苗副教授和饶远立副教授负责全书的编写，由广州中医药大学经济与管理学院院长邱鸿钟教授担任总指导，庞震苗副教授负责最后的统稿和审定。卫生法学教研室张彩霞老师、中医各家学说教研室陈凯佳副教授、卫生管理教研室万建成老师、管理学教研室许星莹副教授都参与了编写。研究生陈沛军、陈志明、向媛薇、杨婷婷、叶承槟、邹晓琦、张远超则全程参与了调研、资料搜集与编写工作。

本书在编写过程中，也得到了国家中医药管理局、广东省中医药管理局及各地区的相关管理部门和很多中医界的同仁们的大力支持，在这里谨向他们表示衷心的谢意。

限于编者水平，其中的疏漏、错误以及局限性在所难免，有不当之处还恳请专家、同行和读者批评指正。

庞震苗　饶远立
2015 年 8 月于广州中医药大学

# 目　　录

第一部分　绪论…………………………………………………………… 1

　一、"社会办医"及"社会办中医"基本概念的界定 ………………… 1

　二、中医服务机构的社会形态与发展演变 …………………………… 4

　三、社会办中医问题提出的背景 ……………………………………… 9

　四、加快社会办中医的必要性 ……………………………………… 13

　五、加快社会办中医的可行性 ……………………………………… 15

第二部分　社会办中医的政策研究 …………………………………… 18

　一、国家关于社会办医的政策回顾 ………………………………… 18

　二、各地政府关于社会办中医的政策回顾 ………………………… 23

　三、既往社会办中医政策的评价 …………………………………… 27

第三部分　社会办中医的现状与多元化模式 ………………………… 50

　一、国内社会办中医的规模与效率 ………………………………… 50

　二、国内社会办中医的各种模式与经验 …………………………… 73

　三、港台社会办中医的历史与经验 ………………………………… 85

　四、国外社会办医的模式与经验 …………………………………… 88

　五、发达国家和地区继续医学教育经验对提升我国内地社会办医质量的启示 ……… 96

第四部分　广东社会办中医的抽样调查 …………………………… 107

　一、穗莞深三地社会办中医的现状 ……………………………… 107

　二、案例：深圳市福田区"社会医疗机构行业协会"的运作模式 … 125

　三、执业中医师开办中医诊所的意愿 …………………………… 127

第五部分　社会办中医发展中的突出问题 ………………………… 133

　一、准入问题 ……………………………………………………… 133

　二、资本问题 ……………………………………………………… 140

　三、可持续发展问题 ……………………………………………… 143

　四、监管问题 ……………………………………………………… 150

　五、医保、税收、服务定价问题 ………………………………… 154

　六、小结 …………………………………………………………… 162

**第六部分　影响社会办中医的各种因素** ················· 164
一、文化因素 ····························· 164
二、认知因素 ····························· 169
三、医学因素 ····························· 172
四、政策因素 ····························· 176
五、市场因素 ····························· 185
六、总结及建议 ··························· 189

**第七部分　促进社会办中医的发展策略** ················· 192
一、优化卫生区域规划 ····················· 192
二、吸引优良社会资本进入 ················· 193
三、调动办医主体积极性 ··················· 194
四、优化医疗资源配置 ····················· 195
五、提高中医技术服务定价自主性，形成科学合理的中医药补偿机制 ··· 196
六、明确监管内容与责权部门 ··············· 197
七、创新对中医机构的管理模式 ············· 199
八、修订旧版《医疗机构管理条例》的部分条款 ······· 201
九、创新传统经营模式，利用好"互联网+" ········· 205

**结语** ··································· 207

# 第一部分 绪 论

## 一、"社会办医"及"社会办中医"基本概念的界定

### (一)国务院和国家中医药局对于"社会办医"的范围界定

非公立医疗机构是我国医疗卫生服务体系不可或缺的重要组成部分。改革开放以来，我国非公立医疗机构不断发展壮大。2009 年，私营医疗机构数占医疗机构总数的36.06%，但床位数仅占床位总数的 5.19%，而且非公立医疗机构仍然以小规模经营为主（中国卫生统计年鉴）。社会资本举办发展医疗机构普遍面临准入门槛高、经营压力大、发展空间小、技术人才缺乏、监管机制不健全、社会氛围不佳等困难和问题。鉴于此种情况，2009 年，《中共中央国务院关于深化医药卫生体制改革的意见》公布，提出"鼓励和引导社会资本发展医疗卫生事业。积极促进非公立医疗卫生机构发展，形成投资主体多元化、投资方式多样化的办医体制。抓紧制定和完善有关政策法规，规范社会资本包括境外资本办医疗机构的准入条件，完善公平公正的行业管理政策。鼓励社会资本依法兴办非营利性医疗机构……支持有资质人员依法开业，方便群众就医"。这是中央对于改革办医体制作出的一个比较明确的界定，那就是"投资主体多元化、投资方式多样化"，而且还提到"支持有资质人员依法开业，方便群众就医"。因此，从文件精神来看，其中"社会资本办医"不仅包括境外资本开办医疗机构，也包括专业技术人员开办诊所。

此后，国家又连续出台多项政策鼓励社会资本办医的相关文件和细化执行措施，例如，其中包括：

2010 年，国务院办公厅转发了发改委、卫生部、财政部、商务部、人力资源社会保障部《关于进一步鼓励和引导社会资本举办医疗机构的意见》；

2012 年，国务院办公厅发布《"十二五"期间深化医药卫生体制改革体制规划暨实施方案》；

2013 年，发布《国务院关于促进健康服务业发展的若干意见》；

2013 年，国家卫生计生委、国家中医药管理局发布《关于加快发展社会办医的若干意见》；

2014 年，国务院公布《国务院关于创新重点领域投融资机制鼓励社会投资的指导意见》；

2015 年，国家卫生计生委、国家发展改革委、人力资源社会保障部、国家中医药管理局、中国保监会制定了《关于推进和规范医师多点执业的若干意见》；

2015 年国务院办公厅发布《中医药健康服务发展规划(2015—2020)》。

……

上述文件中，所提到的"社会资本办医"的范围既包括社会组织开办医疗机构，也包括私人资本开办诊所，尤其是鼓励专业技术人员个人开办中医诊所。例如，2013 年，国家卫生计生委、国家中医药管理局发布《关于加快发展社会办医的若干意见》中已经明确指出："凡是法律法规没有明令禁入的领域，都要向社会资本开放。鼓励社会资本直接投向资源稀缺及满足多元需求服务领域，举办康复医院、老年病医院、护理院、临终关怀医院等医疗机构，鼓励社会资本举办高水平、规模化的大型医疗机构或向医院集团化发展。积极发展中医类别医疗机构，鼓励社会资本举办中医专科医院，鼓励药品经营企业举办中医坐堂医诊所，鼓励有资质的中医专业技术人员特别是名老中医开办中医诊所。"

### (二)《中国卫生统计年鉴》对于"社会办医"的定义

但"社会办医"的概念还有另外一种界定，那就是国家卫生和计划生育委员会编写的《中国卫生统计年鉴》里面的定义，认为"社会办医疗卫生机构包括企业、事业单位、社会团体和其他社会组织办的卫生机构"。

而且，为了便于统计，《中国卫生统计年鉴》中还把医疗机构按不同的标准进行分类，具体划分如下：

A. 按经济性质分为公立和非公立医疗卫生机构。公立医疗卫生机构包括国有和集体办的医疗卫生机构；非公立医疗卫生机构包括联营、股份合作、私营、台港澳投资和外国投资的医疗卫生机构。

B. 按投资类型分为公立和民营医疗机构，公立医疗机构指经济类型为国有和集体办的医院；民营医院指公立医院以外的其他医院，包括联营、股份合作、私营、台港澳投资和外国投资等医院。

C. 按主办单位分为政府办、社会办和私人办。政府办医疗卫生机构包括卫生行政部门和教育、民政、公安、司法等政府机关主办的医疗卫生机构；社会办医疗卫生机构包括企业、事业单位、社会团体和其他社会组织办的卫生机构。

因此，从《中国卫生统计年鉴》中的定义来看，其对于"社会办医"的范围界定仅限于社会组织开办医疗机构，不包括私人资本开办诊所。

### (三)笔者对"社会办医"的范围界定

事实上，社会办医和社会办中医在我国历来就一直存在发展着，其概念的内涵虽然基本约定俗成，但概念的外延却呈现出逐渐扩大的趋势。经过研讨，笔者决定采用国务院和国家中医药局对于"社会办医"的概念和范围的说法，即"社会资本办医"的范围既包括社会组织开办医疗机构，也包括私人资本开办诊所。主要原因有以下几点：

1. 国务院和国家中医药局的说法权威性更高，说法更符合当前社会办医的实际，尤其是社会办中医的实际。从社会办中医的实际情况来看，2013 年，我国社会办中医机构总量为 39006 个，其中，中医民营医院 678 个，中医类门诊部 1283 个，中医类诊所 37045 个，中医类诊所已经占到社会办中医机构数目的 95%(数据均来自中国卫生统计年鉴)。

中医诊所已经成为"补充公立医疗服务，方便群众就医"的举足轻重的一支力量。因此，"社会办中医"的范围纳入私人诊所是非常必要的。

2.《中国卫生统计年鉴》的范围界定更多的是从统计的便利性、准确性和严谨性出发，并且考虑的是统计数据的整体统一性，因此主要是从"社会办医"的整体出发，综合考虑西医和中医，并未考虑到中医的特点和情况，这当然可以理解。在本书中笔者认为，采用国务院、国家中医药局的说法则更为合理和科学。

3. 从近几年中央、广东省、广州市等对于"鼓励社会资本办医"的相关文件精神来看，其中所提到的"社会办医"和"社会资本办医"的说法都是采用前者的范围界定。笔者认为从严谨性和规范性出发，显然采取国务院、国家中医药局对于"社会办医"的范围界定更为合理。

综上所述，本书中所提到"社会办医"和"社会办中医"是采用了与国家政策相吻合的"社会资本办医"的概念，也就是说本报告中的"社会办中医"包括了民营中医院、中医门诊部和中医诊所。

### (四) 本书将中医类门诊部数据整体归入社会办中医大数据内的缘由

对于中医门诊部，虽然其中有少数属于政府办，但为了便于研究和分析，本书将它归于社会办医的范围，原因如下：

1.《中国卫生统计年鉴》中并没有对中医门诊部对其机构性质进行细分，找不到相应的准确统计数据。

2. 广东省中医药管理局的《广东省中医统计信息汇编》中的数据则比较详细，在汇编数据中有《广东省中医医疗机构分类管理情况》，其中有明确划分中医医院、中医门诊部、中医诊所的管理类型(营利和非营利)，和经济类型(国有、集体、私营、其他)。为了弄清楚中医门诊部中营利性和非营利性的比例关系，笔者从 2008—2013 年的数据分析中发现，以广东省为例，中医门诊部的总量在整个社会办中医的总数中仅占不足 10%，而其中非营利性质的中医门诊部和国有加集体的中医门诊部，在整个社会办中医总数中的比例均不足 2%，由此可以推断，即便中国卫生统计年鉴中没有明确划分中医门诊部的机构性质，但因非营利性质的中医门诊部在总量中的比例偏低，故采用其总数计入社会资本办中医中是不影响总体趋势的。如下表所示：

(1) 2007—2013 年广东省社会办中医的总量及构成情况。

由表 1-1 可知，广东省社会办中医医疗机构包括民营中医院、中医门诊部、中医诊所三大类，其中中医诊所占了绝大部分的社会办中医医疗机构比例，也就是说，目前广东省社会办中医机构主要以中医诊所为主。以 2013 年为例，民营中医院、中医门诊部和中医诊所分别占比 0.53%、6.65% 和 92.82%。根据表 1-1 还可知，中医门诊部的总量在整个社会办中医的总数中仅占不足 10%，民营中医院占比更是微乎其微。

(2) 2007—2013 年广东省公立中医门诊部的总量及占比情况。

由表 1-2 可知，广东省非营利性中医门诊部的数量呈总体下降趋势，占社会办中医机构总量比例也是逐年下降，到 2013 年，已经下降至 1.46%。由于，非营利性中医门诊部多为公立中医门诊部，也就是说，2013 年，广东省公立中医门诊部仅占社会办中医机构总量的 1.46%，不足 2%。

表 1-1　　　　　　　**2007—2013 年广东省社会办中医的总量及构成情况**

| 年份 | 社会办中医医疗机构数量(个)及构成(%) | | | | | | |
|---|---|---|---|---|---|---|---|
| | 合计 | 民营中医院 | 占比 | 中医门诊部 | 占比 | 中医诊所 | 占比 |
| 2007 | 1748 | 11 | 0.63% | 68 | 3.89% | 1669 | 95.48% |
| 2008 | 1428 | 11 | 0.77% | 31 | 2.17% | 1386 | 97.06% |
| 2009 | 1508 | 11 | 0.73% | 71 | 4.71% | 1426 | 94.56% |
| 2010 | 1556 | 12 | 0.77% | 85 | 5.46% | 1459 | 93.77% |
| 2011 | 1740 | 11 | 0.63% | 90 | 5.17% | 1639 | 94.20% |
| 2012 | 1971 | 10 | 0.51% | 120 | 6.09% | 1841 | 93.40% |
| 2013 | 2060 | 11 | 0.53% | 137 | 6.65% | 1912 | 92.82% |

表 1-2　　　　　　**2007—2013 年广东省非营利性中医门诊部的总量及占比情况**

| 年份 | 非营利性中医门诊部 | |
|---|---|---|
| | 总量 | 占社会办中医机构总量比例 |
| 2007 | 67 | 3.83% |
| 2008 | 39 | 2.73% |
| 2009 | 36 | 2.39% |
| 2010 | 36 | 2.31% |
| 2011 | 37 | 2.13% |
| 2012 | 34 | 1.73% |
| 2013 | 30 | 1.46% |

综上所述，两点特别说明：一是社会办中医机构均指能进行诊断和治疗的医疗机构，而不包括非医疗性的一般健康服务性机构。二是在"中医门诊部"统计项目中，虽然其中有一部分属于公立中医医院举办，但因为《中国卫生统计年鉴》中并没有按公立和非公立进行细分，而且根据广东的情况测算，公立中医医院所办的中医门诊部的比例只占 2% 左右，因此，在本书中"中医门诊部"的统计数据采用总数计量评价。

## 二、中医服务机构的社会形态与发展演变

回顾中医发展的历史可知，我国传统中医的社会经营状况都是全社会资本举办中医的，大致分为两种形态：官方的、慈善等社会组织和个体的。社会办中医是一种符合中国文化传统和民俗习惯的行医方式，社会办中医有助于中医的自主发展。

(一)古代中医家、医疗机构、中药市场发展的历史回顾

自古至今，我国中医药发展从个体零散行医逐渐发展为形体不同的学术团体；医疗机构从无到有，从小规模到大规模；医与药由原来的不分家到逐渐分离发展，成为相对独立的医疗行业和中药行业。

西周以来就存在职业医生，如食医、疾医、疡医、兽医等。医学教育的方式仍以家世传承与师徒传承为主。各个时期出现著名的个体医生，如战国时期的"名医扁鹊"，西汉名医淳于意，东汉名医张仲景，晋代岭南名医葛洪，唐代名医昝殷等。到了宋金元时期，个体名医辈出，形成了医家学派，出现了学术争鸣，后世四库全书称之为"医之门户分于金元"。这个时期，中医发展形成了多个学术流派，如刘完素的"河间学派"、张元素的"易水学派"、李杲的"补土派"等。明清时期是中医学发展的高峰和鼎盛时期，明代温补学派兴起，清代温病学说盛行，临床各科均出现了大批医家医著。明代隆庆二年（1568），我国出现了最早的民间医学学术团体"一体堂宅仁医会"。医会的宗旨在于探讨医药学术，要求会员深入研究《内经》及四家学术之奥秘，提高医疗技术；讲求医德修养，深戒徇私谋利，会员间真诚相待，存善去过，团结互助，患难相济。

建安年间（公元196—219年）产生中医坐堂医诊所的雏形。张仲景任长沙太守，在他的公堂上摆一张茶几，除了处理公务还为百姓看病，成为后世中医门诊"坐堂医"之开端。至汉代，中国就出现了"医院"的概念。西汉元始二年（公元2年），黄河一带发生旱灾，瘟疫流行，皇帝刘衍选了适中的地方和较大的屋子，设置许多医生和药物，免费给老百姓治病。这可能是我国历史上第一个公立的临时时疫医院。南齐永明九年（公元491年），吴兴一带大水，疫病流行，"竟陵八友"之一的"竟陵王"萧子良拿出自己的住宅，设医置药，收治贫民患者。这可能是中国最早的私立慈善医院。公元510年，第一个由政府管辖的"医院"建立——病坊，其大多设在庙宇里，由僧、尼料理事务。北宋元祐四年（公元1089年），苏东坡出任杭州太守，他拨出官缗2000贯，自己捐献50两私银和公家的经费合起来在众安桥建了一所名叫"安乐坊"的病坊，这是中国历史上最早的公私合资医院，也是当时全国最大的面向民众的医院。宋代出现了官办的"翰林医官院"，和私人出资举办的"养济院"，它们都是供四方宾旅病患者疗养之处。南宋淳祐七年（1247年），宋理宗颁布诏令在临安设立"慈幼局"，"慈幼局"是宋代收养弃婴的机构，也兼治疗贫民疾病。清代医院沿袭宋明旧制，凡直省、州、县均设立养济院，并有私人捐资兴办的医院"普济堂"。普济堂有民办，也有官办，民办也得到了官家的支持和鼓励。

南北朝以前，药铺、药摊由医生兼营，中药店同时亦是行医之所，医药并不分家。比较有名的药店有：东晋（317—420年）年间在广州创建的海辐禅院，禅院后有医僧问病售药。隋朝时（581—618年）生产的"金汁水"，治疗小儿热证发烧有很高的疗效而远近驰名。在南北朝时期，则出现了由药商独立经营的药铺，医业和药业开始有了分工。宋代民间中医药兴盛，前医后药模式鼎盛一时。民间中医药业在明清两代已发展到相当规模，药店以药行等形式开设较为普遍，并开始有了药厂。由于商品经济的发展，中成药的生产渐趋发达，一些药店竞相制销成药。部分药店延续至今，成为著名的中华老字号，如1840年前开设的较著名药店有陈李济（广州）、同仁堂（北京）、广生堂（沈阳）、敬修堂（广州）

等。明清时期，全国药材交流市场初步形成，河南禹州历来药业发达，在那里出现了最早的药材交流市场，以后又有百泉、祁州、樟树等药市形成。

### (二) 中医医疗机构发展变化历程和政策回顾[1]

新中国成立后，中医医疗的办医格局发生过几场较大的变化，每一个阶段都具有典型的卫生经济特征。

**1. 公私关系调整阶段**

1951 年 4 月 4 日，卫生部发布了《关于调整医药卫生事业中公私关系的决定》："为了调整卫生事业中的公私关系，国家作出如下规定：一、促进公立的、私立的和公私合营的医疗机构互助合作，不得有所歧视；二、各医疗机构都要接受卫生防疫和战勤任务；三、公私药厂在同一计划下进行合理的分工。"这一决定成为中国医药卫生发展史上的一个重要的分水岭，在此之后公立医疗机构成为市场主导，私立医疗机构逐渐消失。

为了适应新形势的需要，这个时期出现了"联合诊所"的形式，也就是个体开业医生自愿组织起来联合开业，区别于过去的个体开业形式。1951 年 8 月 4 日，卫生部制定发布了《关于组织联合医疗机构的实施办法》。到 1957 年，据统计，全国市区有联合医院 77 所，联合诊所 3546 所，联合妇幼保健所 619 所；在县区，有联合医院 320 所，联合诊所 53034 所，联合妇幼保健所 142 所[1]。这一时期，联合医疗机构发展蓬勃，业务好的，发展成为联合医院，现在有些城市中的区医院或街道卫生院就是由联合医院(诊所)演变而来的。

随着我国医疗卫生事业的发展，城市中的市级医院都由国家办，部分区级医院和多数的街道、地段卫生院、乡镇卫生院由集体办，还有散的个人开业和坐堂行医只作为补充形式而存在。到了 1958 年，私人开业医生只剩下 4.1 万人，占全国卫生人员的 2.7%。1962 年 5 月 18 日，卫生部在总结经验的基础上，制定发布了《农村联合医疗机构和开业医生暂行管理办法(草案)》，其中明确规定："个体开业医生是独立脑力劳动者，是社会主义卫生事业的补充……可允许极少数适合开业的医生个体开业。"阐明了我国在当时条件下允许和保护个体开业医生存在的政策及其在发展社会主义医疗卫生事业中的作用，揭示了我国医疗卫生事业全民、集体、个人三种所有制长期并存的客观必然性。到 1965 年底，全国城乡共有各科开业人员 4.4 万余人。

**2. 追求全民所有制阶段**

20 世纪 60—70 年代，我国医疗卫生事业片面追求纯全民所有制，砍掉了大批集体所有制的医院和个体开业机构。1966 年后的 10 年期间，个体开业医生遭遇打击，我国医疗卫生事业片面追求纯全民所有制，砍掉了大批集体所有制的医院和个体开业医生，当时全国只剩下 1900 名个体人员(主要是中医)能挂牌行医，集体所有制医疗卫生机构人员比例下降到 20%左右，形成了"独家办"、"一刀切"的垄断局面。

**3. 个体医学复兴阶段**

进入 20 世纪 80 年代后的改革开放时期，社会办医又重新得到了政府的肯定和支持。1978 年解放思想，改革开放，卫生工作重点也在转移。这个时期开始许多地方陆续出现了个体开业行医剧增的情况，如四川从 1978 年的 3800 人，到 1979 年底已有 6900 人。

1980 年 8 月，四川向国务院递交了《关于允许个体开业行医问题的请示报告》，1980 年 9 月卫生部以（80）卫办字第 141 号文印发了经国务院批准的《关于允许个体开业行医问题的请示报告》。①

由于国家采取了一系列政策肯定和支持了个体办医与集体办医，到 1984 年，我国城乡出现了国家、集体、个体三种办医形式并存的发展局面。全国个体开业行医人数由 1981 年的 1.8 万增加到 1985 年的 11.7 万，1989 年增至 16.6 万，占全国卫生人员的 3.5%。

**4. 社会办医繁荣阶段**

随着医疗卫生市场的需求量进一步扩大，中国社会办医的种类也出现新的发展。1983 年，改革开放后，中国第一家民营股份制医院"广州益寿医院"在广州开业，实行由董事会领导的院长负责制。1994 年，国务院颁发《医疗机构管理条例》，明确提出："国家扶持医疗机构的发展，鼓励多种形式兴办医疗就。"这是新中国第一个允许私人设置医疗机构的文件。1995 年，吉林市创伤医院通过吉林省卫生厅等级医院评审，获评二级甲等综合医院，这是中国第一批获得等级评定的民营医院之一。

1997 年，国务院下发[1997]3 号文《关于卫生改革与发展的决定》提出："举办医疗机构要以国家、集体为主，其他社会力量和个人为补充。"第一次确定了民营医院在卫生系统中的地位。

1998 年，凤凰医疗集团成立，由 6 所直营医院和 2 家管理公司组成，下属 7 家一级医院和 28 家社区医疗机构，成为民营医疗集团化发展实行连锁经营的先驱之一。

**5. 社会办医改制阶段**

在民营医疗机构蓬勃发展的时间，也出现了公立医院和国有企事业医院等社会办医改制的趋势。1999 年，中共中央十五届四中全会通过《中共中央关于国有企业改革和发展若干重大问题的决定》，提出位于城市的企业要逐步把所办的学校、医院和其他社会服务机构移交给地方政府统筹管理，进行社会化剥离。这成为国有的企业医院剥离的标志性文件。

2000 年宿迁市大方位启动公立医院股份制改造，在 135 家公立医院中，有 133 家完成产权制度的改革，国有资本退出。宿迁成为全国第一个大规模去国有化、实现管办分离的标志性地级市。

2002 年，国资委等 8 部委出台了《国有大中型企业主辅分离改制分流》（859 号文件），提出带资分流和改制分流（包括员工持股、引进社会资本股份制改造）成为企业医院具体改制的里程碑文件。

2003 年，广州祈福医院通过美国 JCI 认证，成为中国第一家获得国际医疗认证的机构，标志着民营医院在管理标准和规范化上开始与国际接轨。

2004 年，北京三博脑科医院成立，有 270 多张病床，年手术量 3000 多台，成为专家办院的成功典范。

2005 年，卫生部发布《医师外出会诊管理暂行规定》从当年 7 月 1 日正式实施，民营

---

① 陈海峰：《中国卫生保健》，人民卫生出版社 1985 年版，第 65~66 页。

医院的专家来源直接受到限制。

2006 年，杭州市整形医院以 8000 万的溢价改制，成为中信集团的全资子公司。是中国第一家以竞标拍卖形式改制的医院。

2006 年，国家工商管理总局和卫生部联合发布，从 2007 年 1 月 1 日开始执行《医疗广告管理办法》提出 8 准 8 不准。

2008 年，厦门长庚医院成立，成为首家境外医疗业内资本投资大陆的医院。

回顾新中国社会办医发展的曲折历程，不难发现，社会办医，特别是个体医的兴衰变化与执政者对社会主义制度的认识和思想解放是密切相关的。片面地追求全民所有制公立医院大包大揽，或者是过度的私有市场化，都是不符合中国国情和社会主义市场经济发展的宗旨的。

**6. 新医改后：鼓励和引导社会办医，形成多元办医格局**

2009 年中共中央、国务院发布《关于深化医药卫生体制改革的意见》（中发［2009］6 号），提出到 2020 年形成多元办医格局的明确目标。标志着新医改的开启。

2010 年国务院、发改委、卫生部、财政部等六部委联合发布的《关于进一步鼓励和引导社会资本举办医疗机构意见的通知》（国发办［2010］58 号），指出要"完善和落实优惠政策，消除阻碍非公立医疗机构发展的障碍，确保非公立医疗机构在准入、执业等方面与公立医疗机构享受同等待遇，促进非公立医疗机构持续健康发展"。这个 58 号文，成为政府鼓励社会办医的细化性文件，彰显出国家发展非公立医疗的决心。

2011 年 11 月，上海市社会医疗机构协会，宣布各级各类非公立医疗机构可以采取自由报名，参加星级医院评审。

2012 年 6 月，上海禾新医院成立，它是台湾联新国际医疗集团化在大陆的旗舰医院。也是两岸签署经济合作框架协议（ECFA）后成立的首家台资独资医院。

2012 年 3 月，国务院《"十二五"期间深化医药卫生体制改革规划暨实施方案》中提出，大力发展非公立医疗机构，2015 年非公立医疗机构床位数和服务量达到总量的 20% 左右。

2012 年 4 月，卫生部下发《关于社会资本举办医疗机构经营性质的通知》（卫医政发［2012］26 号）指出，社会资本可以按照经营目的，自主申办营利性或非营利性医疗机构。同时 2000 年的《关于城镇医疗机构分类管理的实施意见》中"城镇个体诊所、股份制、股份合作制、中外合资合作医疗机构一般定位营利性医疗机构"的规定不再适用。

2012 年 5 月，卫生部办公厅下发《关于确定社会资本举办医院级别的通知》（卫办医政函［2012］452 号）提出，为加强管理，确保设置审批医院按照规定开展诊疗活动，要求各地卫生行政部门：一、在设置审批社会资本举办的医院时就要及时确定其级别，并在《设置医疗机构批准书》"其他"栏目中予以明确；二、对于未定级的社会资本举办的医院，要紧扣完成定级工作；三、要加强指导和管理，确保各级各类医院根据其级别和技术能力，按照规定开展诊疗活动，合理发挥其在医疗服务体系中的功能和作用。

2012 年 8 月，卫生部《关于做好区域规划和医疗机构规划，促进非公立医疗机构发展的通知》（卫规财发［2012］47 号）提出，要将政府主导与市场机制相结合，充分发挥医疗卫生服务体系的整体功能，实现公平与效率的统一，明确了政府的责任是维护基本医疗卫生的公益性，同时，注重发挥市场机制作用，鼓励社会力量参与，促进有序竞争，提高医疗卫生服务效率、质量、水平。到2015年，非公立医疗机构床位数与服务量要达到总量的20%左右。实现非公立医疗机构与公立医疗机构协调发展。同时还提出，要给非公立医疗机构留出足够的发展空间，拓宽社会资本举办医疗机构的准入范围。

2013年，国务院颁布了《国务院关于促进健康服务业发展的若干意见》(国发〔2013〕40号)，明确了要以"政府引导、市场驱动"为原则，强调了市场在资源配置中的作用。

2014年，国家发改委、卫计委、人力资源与社会保障部发布了《关于非公立医疗机构医疗服务实行市场调节价有关问题的通知》(发改价格〔2014〕503号)，第一次明确提出非公立医疗机构服务机构可以由市场决定。

2015年5月国务院办公厅印发《中医药健康服务发展规划(2015—2020)》明确了七项重点任务：一是大力发展中医养生保健服务，职称中医养生保健机构发展，规范中医养生保健服务，开展中医特色健康管理；二是加快发展中医医疗服务，鼓励社会化力量提供中医医疗服务，创新中医医疗机构服务模式；三是职称发展中医特色康复服务，促进中医特色康复服务机构发展，拓展中医特色康复服务能力；四是积极发展中医药健康养老，发展中医药特色医疗机构，促进中医药与养老服务结合；五是培育发展中医药武汉和健康旅游产业；六是积极促进中医药健康服务相关支撑产业发展，支持相关健康产品研发、制造和应用，促进中药制药可持续发展，大量发展第三方服务；七是大力推进中医药服务贸易，吸引境外来华消费，推动中医药健康服务走出去。

2015年5月国务院办公厅印发《关于城市公立医院综合改革试点的指导意见》，提出构建各类医疗机构协同发展的服务体系。优化城市公立医院规划布局，推进社会力量参与公立医院改革，强化分工协作机制，加强人才队伍培养和提升服务能力。

自1951年至今的60多年中，办医的形式逐渐由个体民办为主转变为以公办医疗机构为主，尤其是在1966年后的10年期间，个体开业医生遭遇打击，在国内医疗机构形成了"独家办"、"一刀切"的公办垄断的局面。1978年，解放思想、改革开放，国家采取了一系列政策肯定和支持了个体办医与集体办医，在经历了近20年的抑制后，社会办医重新获得了生存和发展的空间，也让中医逐渐获得了固本回元的发展机遇。

# 三、社会办中医问题提出的背景

## (一)卫生总费用及其筹资结构的变化趋势

卫生总费用包括政府卫生支出、社会卫生支出以及个人卫生支出。卫生总费用占GDP比重指某年卫生总费用与同期国内生产总值(GDP)之比，是用来反映一定时期国家对卫生事业的资金投入力度，以及政府和全社会对卫生对居民健康的重视程度。

如表1-3所示，从绝对数量来说，改革开放以来，我国卫生总费和人均卫生费用均呈上升趋势，从1978年的110.21亿元上升到2013年31868.95亿元，增加了289倍。从相对数量来说，自1978年以来，我国卫生总费用的构成比例变化中，政府卫生支出成U形变化(1978年：32.2%，2000年：15.5%，2012年：30.0%)；个人卫生支出成倒U形变化

表 1-3　　　　　　　　　　1978—2013 年我国卫生总费用构成情况

| 年份 | 卫生总费用/亿元 | 政府支出/亿元 | 社会支出/亿元 | 个人支出/亿元 | 政府卫生支出占卫生总费用比例/% | 社会卫生支出占卫生总费用比例/% | 个人卫生支出占卫生总费用比例/% |
|---|---|---|---|---|---|---|---|
| 1978 | 110.21 | 35.44 | 52.25 | 22.52 | 32.2 | 47.4 | 20.4 |
| 1979 | 126.19 | 40.64 | 59.88 | 25.67 | 32.2 | 47.5 | 20.3 |
| 1980 | 143.23 | 51.91 | 60.97 | 30.35 | 36.2 | 42.6 | 21.2 |
| 1981 | 160.12 | 59.67 | 62.43 | 38.02 | 37.3 | 39.0 | 23.7 |
| 1982 | 177.53 | 68.99 | 70.11 | 38.43 | 38.9 | 39.5 | 21.6 |
| 1983 | 207.42 | 77.63 | 64.55 | 65.24 | 37.4 | 31.1 | 31.5 |
| 1984 | 242.07 | 89.46 | 73.61 | 79.00 | 37.0 | 30.4 | 32.6 |
| 1985 | 279.00 | 107.65 | 91.96 | 79.39 | 38.6 | 33.0 | 28.5 |
| 1986 | 315.90 | 122.23 | 110.35 | 83.32 | 38.7 | 34.9 | 26.4 |
| 1987 | 379.58 | 127.28 | 137.25 | 115.05 | 33.5 | 36.2 | 30.3 |
| 1988 | 488.04 | 145.39 | 189.99 | 152.66 | 29.8 | 38.9 | 31.3 |
| 1989 | 615.50 | 167.83 | 237.84 | 209.83 | 27.3 | 38.6 | 34.1 |
| 1990 | 747.39 | 187.28 | 293.10 | 267.01 | 25.1 | 39.2 | 35.7 |
| 1991 | 893.49 | 204.05 | 354.41 | 335.03 | 22.8 | 39.7 | 37.5 |
| 1992 | 1096.86 | 228.61 | 431.55 | 436.70 | 20.8 | 39.3 | 39.8 |
| 1993 | 1377.78 | 272.06 | 524.75 | 580.97 | 19.7 | 38.1 | 42.2 |
| 1994 | 1761.24 | 342.28 | 644.91 | 774.05 | 19.4 | 36.6 | 43.9 |
| 1995 | 2155.13 | 387.34 | 767.81 | 999.98 | 18.0 | 35.6 | 46.4 |
| 1996 | 2709.42 | 461.61 | 875.66 | 1372.15 | 17.0 | 32.3 | 50.6 |
| 1997 | 3196.71 | 523.56 | 984.06 | 1689.09 | 16.4 | 30.8 | 52.8 |
| 1998 | 3678.72 | 590.06 | 1071.03 | 2017.63 | 16.0 | 29.1 | 54.8 |
| 1999 | 4047.50 | 640.96 | 1145.99 | 2260.55 | 15.8 | 28.3 | 55.9 |
| 2000 | 4586.63 | 709.52 | 1171.94 | 2705.17 | 15.5 | 25.6 | 59.0 |
| 2001 | 5025.93 | 800.61 | 1211.43 | 3013.89 | 15.9 | 24.1 | 60.0 |
| 2002 | 5790.03 | 908.51 | 1539.38 | 3342.14 | 15.7 | 26.6 | 57.7 |
| 2003 | 6584.10 | 1116.94 | 1788.50 | 3678.66 | 17.0 | 27.2 | 55.9 |
| 2004 | 7590.29 | 1293.58 | 2225.35 | 4071.35 | 17.0 | 29.3 | 53.6 |
| 2005 | 8659.91 | 1552.53 | 2586.41 | 4520.98 | 17.9 | 29.9 | 52.2 |
| 2006 | 9843.34 | 1778.86 | 3210.92 | 4853.56 | 18.1 | 32.6 | 49.3 |

| 年份 | 卫生总费用/亿元 | 政府支出/亿元 | 社会支出/亿元 | 个人支出/亿元 | 政府卫生支出占卫生总费用比例/% | 社会卫生支出占卫生总费用比例/% | 个人卫生支出占卫生总费用比例/% |
|------|------|------|------|------|------|------|------|
| 2007 | 11573.97 | 2581.58 | 3893.72 | 5098.66 | 22.3 | 33.6 | 44.1 |
| 2008 | 14535.40 | 3593.94 | 5065.60 | 5875.86 | 24.7 | 34.9 | 40.4 |
| 2009 | 17541.92 | 4816.26 | 6154.49 | 6571.16 | 27.5 | 35.1 | 37.5 |
| 2010 | 19980.39 | 5732.49 | 7196.61 | 7051.29 | 28.7 | 36.0 | 35.3 |
| 2011 | 24345.91 | 7464.18 | 8416.45 | 8465.28 | 30.7 | 34.6 | 34.8 |
| 2012 | 27846.84 | 8365.98 | 9916.31 | 9564.55 | 30.0 | 35.6 | 34.3 |
| 2013 | 31868.95 | 9545.81 | 11393.79 | 10729.34 | 30.1 | 36.0 | 33.9 |

资料来源：2014 年《中国卫生统计年鉴》

(1978 年：20.4%，2000 年：59.0%，2012 年：34.3%)；社会卫生支出则基本保持为三成左右(1978 年：47.4%，2000 年：25.6%，2012 年：35.6%)。近十几年以来，政府在卫生筹资中的投入持续增大，大大降低了个人现金卫生支出的负担。遗憾的是，社会卫生支出的增长速度相对缓慢，甚至还没恢复到 1990 年的相对水平(39.22%)。其中，2000 年是中国政府卫生投入严重不足的一年，政府卫生支出仅占卫生总费用的 15.5%，而个人现金卫生支出高达 59.0%。在政府卫生投入有限的情况下，要缓解"看病贵"问题的一个有效方法就是增加社会卫生支出，其重要的途径之一就是推进社会办医。

### (二)疾病谱和死亡谱的变化导致疾病负担加重

随着人口老龄化、生活方式以及生活环境的改变，我国疾病谱发生了根本性变化。过去 20 年内，中国儿童早死率下降 80%；传染性疾病、妊娠期疾病、新生儿疾病和营养相关疾病在各年龄段均明显减少。目前的疾病负担主要是心血管疾病、肺癌和慢性阻塞性肺疾病、交通意外损伤及精神障碍和骨骼肌肉疾病等导致慢性残疾的主要疾病。中国医学科学院、北京协和医学院基础医学研究所杨功焕教授等对 2010 年全球疾病负担、伤害及危险因素研究(GBD2010)中我国数据进行分析后发现，城市化、收入增加和老龄化导致中国非传染性疾病快速增加；卒中、缺血性心脏病和慢性阻塞性肺疾病(COPD)是 2010 年国人死亡的主要原因。研究结果显示，2010 年我国的首位死因为卒中(170 万人死亡)，其次是缺血性心脏病(94.87 万人死亡)和 COPD(93.4 万人死亡)。

慢性病给民众带来的健康威胁日益加重，不仅成为重要的公共卫生问题，更对经济社会发展造成严重的负担。最新数据显示，2010 年全国慢性病防治费用筹资总额为 12910.77 亿元，占经常性卫生总费用的比重为 69.98%，占 GDP 比重为 3.22%，可见慢性病防治占用了大量卫生资源[2]。越来越多的研究结果显示，不良饮食习惯与不健康生活方式正成为影响国民健康的首位危险因素。近年来，个人行为方式和生活习惯导致的疾病负担逐步增加，最常见的不良生活习惯包括水果摄入量低、高盐和低谷物饮食、吸烟、饮酒和缺乏运动。此外，老龄化导致我国慢性残疾率升高，老年人精神障碍、肌肉骨骼疾病、神经系统疾病以及视力和听力丧失负担日益增重。中国作为发展中国家，原来的传染病问题依然存在，同时也出现了发达国家面临的慢性病问题。面对如此沉重的疾病负担，光靠政府的卫生投入，是远远不够的，必须鼓励社会资本真正参与进来。

（三）当代医学发展的困境使得人们更加重视中医药的整体观、系统观

现代医学产生于实验医学时代，其突出特点是强调分析和还原，但整体综合显得不足。中医学产生于经验医学时代，强调整体观和系统观。西医的缺陷恰好是中医的优势之所在。中医药"天人合一"的系统论、整体论的生命科学理论、辨证论治的治疗方法和以"治未病"为指导的综合调理养生保健理论等特点，使得它在处理环境与人的和谐关系、当代生命科学前沿探索、应对当代面临的以非传染性慢性病等复杂疾病为主的健康挑战、实现医学模式的调整和转变等方面，发挥着不可替代的重要作用，正愈来愈显示出强大的生命力。

现代医学的医疗危机背后恰恰凸显了中医优势。中医有三大优势：发挥医生的主观能动性，发挥病人的主观能动性，发挥周围环境的能动性。中医学是一门"究天人之际，通健病之变，循生生之道，谋天人合德"的健康生态智慧学。中医药是为人类生命的健康、发展、进化服务的方法、技术、工具，其对象是天人之际中人的"生生之气"的"健病之变"，不局限为疾病实体；其任务是"养生莫若知本和治病必求于本"。中医药在治病、诊断疾病上不如西医，在疾病医学上不如西医，但是从健康医学、生态医学角度上来说，却代表了医学未来的发展方向。因此，唯有中西医结合，才能克服西医为主导的医学面临的困境，使医学更好地为人类的健康服务[3]。目前，中医药学的蓬勃发展和它与现代医学的汇聚和互补已经成为迅速发展的时代潮流。这一潮流不仅成为医学科学发展的强大推动力量，而且也已成为临床实践中提高医疗保健水平、降低医疗费用和社会成本的有效手段。

（四）大健康产业开始起步，增长迅速，对中医养生保健的需求更高

当今医学界，单因单病的生物医学传统模式逐渐力不从心，已向多因多病的"生物-社会-心理-环境"大健康模式转变，一个人的健康不能光靠医生、药品，更需要自我管理。大健康模式就是在这个大背景下应运而生。大健康是根据时代发展、社会需求与疾病谱的改变，提出的一种全局健康理念。它围绕着人的衣食住行以及人的生老病死，关注各类影响健康的危险因素和误区，提倡自我健康管理，是在对生命全过程全面呵护的理念指导下提出来的。它追求的不仅是个体身体健康，还包含精神、心理、生理、社会、环境、道德等方面的完全健康。提倡的不仅有科学的健康生活，更有正确的健康消费等。它的范畴涉及各类与健康相关的信息、产品和服务，也涉及各类组织为了满足社会的健康需求所采取的行动。

大健康服务业以维护和促进人民群众身心健康为目标，主要包括医疗护理、康复保健、健身养生等领域，是现代服务业的重要内容和薄弱环节。大健康产业涉及药品、医疗器械、保健用品、保健食品、健身产品等支撑产业，覆盖面广，产业链长。未来我国医疗

卫生健康产业发展重点将从以治疗为主转为预防为主，以传染病预防为主转变为以慢性病预防为主。目前，我国大健康产业前景巨大。据估算，2013 年我国大健康产业规模预计接近 2 万亿元，到 2016 年，规模预计将接近 3 万亿元，达到全球第一。从全球的情况看，健康服务是美国第一大产业，2009 年就占美国国民生产总值的 17.6%；美国 2011 年大健康相关人均消费为 100 美元，而我国同期人均消费值仅为 7 美元。由此可以预测中国健康产业的市场发展潜力巨大。

# 四、加快社会办中医的必要性

社会办医和社会办中医历经 60 多年的沧桑变化，兴衰起伏，今天又被重新确定为国家卫生改革的重要战略，这不仅与世界卫生事业和医疗保障发展的趋势、我国的实际国情以及中医药发展的特点等背景有关，而且是满足人民群众日益增长的健康需求，建设小康社会，提高人民幸福感的必然要求。

（一）增加社会资本办医是扩大服务供给，调整卫生筹资结构的必然要求

卫生总费用由政府卫生支出、社会卫生支出以及个人卫生支出三部分构成，三者之比反映了卫生总费用的筹资结构，回顾中国近 36 年的卫生总费用构成变化的统计数据，不难发现，1987 年以前，政府的卫生支出约占总费用的 1/3 以上，而在 1988—2010 年 28 年间，政府卫生支出下降到 1/5 左右，而同期个人卫生支出占卫生总费用的比例从 1/5 上涨到 1/2 以上（中国卫生统计年鉴），"看病贵"成了群众最普遍的感受。在政府投入减少和个人支出增加的同时，社会卫生支出占卫生总费用的比例也有所减少，相对于政府最近大幅增加卫生投入而言，社会卫生投入还没有恢复到 20 世纪 70 年代的占比。因此，在政府卫生投入有限的情况下，要增加卫生服务提供总量的有效方法就是增加社会资本的投入。

社会办中医有助于弥补政府对中医药事业投入不足。统计显示，尽管近十几年我国中医事业费保持持续增长的势头，但占国家财政支出比重却由 1998 年的 0.17% 下降到 2006 年的 0.12%，年平均增长率为 -4.26%，呈下降趋势；中医事业费占全部卫生事业费的比例由 2001 年的 8.87% 下降到 2009 年的 6.6%，年平均增长率为 -5.51%。政府对中医医院财政投入的增长速度和人均水平都远低于综合医院。2004—2009 年，中医医院人均累计少获得财政补助 0.81 万元，院均累计少获得财政补助 607.1 万元。（引文来自百度文档《关于中医药事业财政投入的思考》）全国政协委员、国家中医药管理局对台港澳交流合作中心主任杨金生在 2014 年两会上对媒体表示，目前财政投入西医高于中医药 1 倍多。以医院年均财政补助为例进行比较，综合医院达到 1572.74 万元，而中医医院仅为 662.90 万元。地方统计数据显示，中央和甘肃省两级政府对当地医疗卫生的投入为 74 亿元，其中对中医投入仅有 4 亿元；中央和江苏省两级政府对当地医疗卫生的投入为 30 亿元，其中对中医投入只有 2 亿元[6]。政府投入不足，严重影响公立中医院的生存与可持续发展。因此，推进社会办中医可以在一定程度上弥补政府对公立中医院投入不足的情况下增加中医药服务的社会总量。

（二）社会办中医药在缓解"看病难、看病贵"方面大有可为

看病贵、看病难是一个世界性难题。我国人均医疗费用约为美国的 1/30，底子薄，基础差，城乡发展不均衡。在有限资源条件下，要满足 13 亿群众多样化的医疗保健需求，必须走出一条中国式道路，用中国式办法解决好医改这个世界性难题[4]。推进社会办中医正是中国式医改道路的有益探索。

随着人口老龄化、生活方式以及生活环境的改变，我国疾病谱发生了根本性变化。据《中国卫生统计年鉴》，目前城乡居民主要疾病的死亡率排在前几位的是恶性肿瘤、心脏病和脑血管疾病。越来越多的研究结果显示，不良饮食习惯与不健康的生活方式正成为影响国民健康的首位危险因素。这些慢性致死性疾病不仅给民众健康带来严重的威胁，而且给家庭和社会带来沉重的疾病负担。统计显示，2010 年全国慢性病防治费用筹资总额为 12910.77 亿元，占经常性卫生总费用的比重的 69.98%，占 GDP 比重的 3.22%，慢性病防治占用了大量的卫生资源[2]。面对疾病负担如此沉重的慢性疾病，效率最高的方法就是预防第一，早诊断、将治疗关卡前移，而中医药"治未病"的综合调理养生保健理论和适宜技术在防治非传染性慢性疾病方面具有简便廉效的独特优势。

鼓励社会办中医，在缓解"看病难、看病贵"方面大有可为。科技部、卫生部、国家中医药管理局、国家食品药品监督管理局等国务院 16 个部门联合发布的《中医药创新发展规划纲要（2006—2020 年）》中明确指出，解决我国广大民众"看病难，看病贵"的问题，需要充分发挥中医药的医疗保健作用。鼓励社会办中医，方便老百姓在家门口就能看上病，而且诊疗费用相对便宜。

鼓励社会办中医，有助于中医药参与社区卫生服务。作为基层的医疗机构，社区卫生服务机构肩负着居民健康"守门人"的使命。中医药历史悠久，在预防、保健、康复、治疗等方面具有独特的优势，如运用中医药养生保健理论指导社区居民开展养生保健，运用中医药手段促进中风后遗症、伤残等疾病的康复，运用中医药知识开展优生优育、孕产妇保健的咨询，普及推广中医药食疗、养生保健体育运动等方面具有很好的民众基础。把中医药适宜技术纳入新农合医疗报销范围是一个有益的尝试。从新农合试点地区中西医两种治疗方式费用分析来看，中医药参与新农合医疗有助于诊疗费用的降低，减轻农民的疾病经济负担，许多地区中医处方平均为 6～8 元，每一门诊人次比西医便宜 20%～30%，四川省通江、广安等 4 个试点县因中医药的推广使用，一年就能为就诊的农民节省近 2000 万元[7]。

（三）社会办中医有利于满足人民群众多层次、多元化的医疗服务需求

随着社会经济的发展和国民对幸福生活更高价值的追求，以及社会阶层的分化，国民对健康与医疗的需求也逐渐呈现出多层次和多元化的需求变化，从能活命向要长寿、从无疾病向身体强健、从被动的治病向主动的早期预防，从疾病康复向养生和健康促进，从规范程式化的治疗向因人而异的个性化治疗转变，医疗卫生服务也逐渐向精细化、舒适化、高端化方向发展。然而，主要担负基本医疗服务的公立医院不可能满足不同阶层的多元化需求，而各类各级社会办中医提供的多样化便捷的服务为解决这一难题提供了可能。

社会办中医有助于分流和减轻公立中医院的工作负荷。近5年来全国中医医疗服务量在全国医疗服务总量中的比例逐年增大，门诊服务量占比由2008年的14.3%增加至2013年的15.4%，住院服务量占比由9.7%增至11.9%[5]，社会办中医有助于分级诊疗制度的建立和完善，缓解公立中医院"耗时长"和"看病难"的问题。社会办中医的服务机构大多数是具有一技之长的诊所和对某些疾病具有诊疗优势的门诊部，因此，社会办中医有助于细化中医药医疗服务市场和服务产品，不仅方便了群众就近诊疗，而且增加了群众就医的选择性。

### (四) 社会办中医有利于建立医疗服务市场的竞争机制

自从公立中医院成为中医发展的主力军之后，城市大医院和中医综合医院诊疗量急剧增加，医师日均工作负荷已经超过规定上线，在门诊量超万人的中医医院数目不断增加的同时，中医药处方率和中医药专业技术的使用强度反而日渐式微，中医服务领域缩小，功能下降，传统中医药技术的优势受到现代医学诊疗技术的挤压而萎缩退化，在许多临床科室和疾病治疗中，中医药甚至被边缘化。增加社会办中医机构的总量及其扩大社会办中医的服务占比，对于复兴传统中医，继承与发扬中医药特色与优势技术，促进公立中医医院改革都具有积极的意义[8]。多种形式、各具特色和机制灵活的社会办中医将有助于中医服务市场竞争机制的形成，促进中医药人才的合理流动。

## 五、加快社会办中医的可行性

### (一) 政策支持与规范管理给社会办中医保驾护航

《中共中央国务院关于深化医药卫生体制改革的意见》（中发[2009]6号）提出，加快形成多元化办医格局，鼓励民营资本举办非营利性医院。2010年11月发展改革委、卫生部、财政部、商务部、人力资源社会保障部联合发布《关于进一步鼓励和引导社会资本举办医疗机构意见的通知》（国办发[2010]58号），以下简称《社会办医》。《社会办医》重申，坚持公立医疗机构为主导、非公立医疗机构共同发展，加快形成多元化办医格局，是医药卫生体制改革的基本原则和方向，并分三个方面颁布了24条具体鼓励措施。2012年7月，卫生部发出《关于做好区域卫生规划和医疗机构设置规划促进非公立医疗机构发展的通知》（简称《医疗机构设置规划》），扫除了"区域卫生规划"对社会资本办医进行前置审批的"玻璃门"政策障碍。2013年9月，《国务院关于促进健康服务业发展的若干意见》（国发[2013]40号）指出"要广泛动员社会力量，多措并举发展健康服务业"，并对医疗健康行业的发展提出了一个宏伟目标——"力争到2020年，基本建立覆盖全生命周期、内涵丰富、结构合理的健康服务业体系，健康服务业总规模达到8万亿元以上。"这一政策的出台，吸引了大量社会资本进入"大健康"产业，为"大健康"产业的蓬勃发展注入了活力。2013年11月12日，中国共产党第十八届中央委员会第三次全体会议通过《中共中央关于全面深化改革若干重大问题的决定公布》（简称《决定》）。《决定》重申"鼓励社会办医，优先支持举办非营利性医疗机构"；指出"社会资金可直接投向资源稀缺及满足多元需求服务领域，多种形式参与公立医院改制重组"；"允许医师多点执业，允许民办医疗机构纳入医保定点范围"。2014 年 1 月，国家卫生和计划生育委员会(以下简称国家卫计委)和国家中医药管理局联合印发了《关于加快发展社会办医的若干意见》，要求各级卫生计生、中医药行政管理部门要转变政府职能，认真履行部门职责，强化行业指导，将社会办医纳入区域卫生规划统筹考虑；优先支持社会资本举办非营利性医疗机构，加快形成以非营利性医疗机构为主体、营利性医疗机构为补充的社会办医体系；持续提高社会办医的管理和质量水平，引导非公立医疗机构向规模化、多层次方向发展，实现公立和非公立医疗机构分工协作、共同发展。2015 年《政府工作报告》明确"创新社会办医机制"。2015 年 3 月 25 日举行的国务院常务会议提出，有序放宽社会力量办医准入，在医保定点、职称评定、等级评审等方面给予同等待遇；落实医师多点执业政策。减少合资合作医疗机构的外资持股比例限制。

除了来自政府鼓励社会办医的宏观政策支持，国家中医药管理局也出台若干鼓励社会办中医的行业政策。近年来国家中医药管理局和各地主管部门出台了一系列突出中医药特色优势的引导鼓励政策，如保留中药饮片加成政策、调整中医医疗服务价格政策、基层中医药服务能力提升政策等，从不同角度激励中医医疗机构充分发挥中医药的特色优势，同时中医医疗机构也引入现代医院管理制度，优化中医药服务，吸引大量患者就医。

上述政府宏观政策支持和行业政策规范管理鼓励社会办中医，为基层中医药发展带来生机和活力。

### (二)中医药具有广泛和深厚的群众基础

中医药作为我国具有原创优势的医学科学和独具特色的医疗卫生资源，具有广泛和深厚的群众基础，是中国特色社会主义医药卫生事业不可或缺的重要组成部分。群众基础是中医药存在和发展的生命线。老百姓因为文化传统、生活习惯和信任度等方面对中医药有着十分深厚的感情，对基层医疗机构有着实际需求，特别是中医药方面需求的人很多。但长久以来，基层中医药服务网络不健全、基础设施条件差，加上许多优秀人才不愿选择和从事中医药专业，更不愿意到条件较为艰苦的基层工作，导致从业人员匮乏。这些问题在一定程度上阻碍了中医发展的步伐，也拉远了中医药与老百姓的差距。为此，国家中医药管理局、卫生部、人力资源社会保障部、国家食品药品监管局等于 2012 年 10 月联合启动实施了"基层中医药服务能力提升工程"，明确提出到 2015 年进一步提升中医药服务能力，基本建立基层中医药服务网络，让百姓在家门口就能享受到优质、便捷的中医药服务。

目前，中医药发展有着良好的社会基础。全国各省、市行政区域，基本都设立了设施较为完善的中医医疗机构。在医疗卫生体制改革中，中医药医疗服务已纳入基本医疗保险。在社区卫生服务中，中医药服务已成为适合中国国情和具有服务特色的服务方法。在农村，中医药适宜技术在县、乡、村三级卫生医疗服务网中的推广工作取得了明显成效，中医承担了近三分之一的门诊服务量和近四分之一的住院服务量。在 100 多万乡村医生中有 50%以上的医生运用中西医两种方法和药物防治疾病。中医药作为一种文化已经深深地渗入中国老百姓的日常生活当中，很多人自觉不自觉地运用中医药的理念和方法进行养生保健和延年益寿[9]。

**(三)社会有大量闲散资本,投资中医药有经济效益又有社会效益**

社会资本有投资的需求,也有慈善和社会公益的需求。中国近代公益事业在短短十年中之所以能取得如此巨大的成功,"希望工程"、"爱心基金会"、"中华慈善总会"等所以能让国内外人士耳熟能详,一个重要的原因和标志就是它得到了广大民众的大规模、积极主动的参与。现代社会筹资的辐射面更广。没有广泛的社会参与,公益事业也就失去了立足之本,成为无源之水无本之木。从现实来看,在国外,无论是发展公共卫生服务、解决就业、扶助贫困、促进弱势群体的自主性成长还是改进和完善社会服务、促进社会公平与社会包容等方面,社会资本都发挥了重要作用。

社会资本投资健康产业,不仅具有经济效应,而且具有社会效应。社会资本投资中医药产业,不是没有钱赚,而是不但可以赚钱,还赚取社会尊重与社会声望。社会资本办医,一开始可能并不一定赚钱,但肯定可以赚取社会尊重与社会声望等社会效应;然后通过社会效益,推动经济效益,形成一个以社会效益促进经济效益,以经济效应促进社会效益的良性循环。而且,社会资本投资办医,不像社会资本投资股市或投资商业等领域面临巨大的市场风险。这对于吸引社会资本进入中医药行业来说,也是一个优势。

## 参考文献

[1]陈绍福,王培舟.2012.社会科学文献出版社.民营医院蓝皮书中国民营医院发展报告(1984—2012).

[2]翟铁民,柴培培,魏强,等.我国慢性非传染性疾病卫生费用与筹资分析[J].中国卫生经济,2014,33(2):14-17.

[3]陆广莘.以中西医结合化解现代医学困境[N].中国中医药报,2014-8-4,3.

[4]张伯礼.中西医并重,坚定不移推进医改[N].中国中医药报,2014-3-13,3.

[5]陈珞珈,郑格琳.我国中药产业的大势与前景[N].中国中医药报,2015-1-15,5.

[6]"大健康"盼望"大中医"发力,中华工商时报,2014-5-30,http://health.people.com.cn/n/2014/0530/c375016-25085675.html.

[7]王绚璇.中医药参与新农合的途径与模式研究[D].湖北中医药大学,2012.

[8]张丽敏.社会办医是深化公立医院改革的关键——访全国政协常委、全国政协教科文卫体委员会副主任黄洁夫[DB/OL].http://www.cet.com.cn/ycpd/xwk/1127630.shtml,2014-3-7/2015-4-22.

[9]李泽庚,段志祥.发挥中医药特色优势,推动中医可持续发展[J].安徽卫生职业技术学院学报,2008,(3).

(庞震苗、陈凯佳、张彩霞)

# 第二部分　社会办中医的政策研究

## 一、国家关于社会办医的政策回顾

2009 年 3 月中共中央，国务院《关于深化医药卫生体制改革的意见》中提出应鼓励和引导社会资本发展医疗卫生事业。积极促进非公立医疗卫生机构发展，形成投资主体多元化、投资方式多样化的办医体制，抓紧制定和完善有关政策法规。现将新医改以来关于社会办医，尤其是社会办中医的政策归纳如下，见表 2-1。

表 2-1　　　　　　　　　　2009—2015 年与社会办医相关的文件政策

| 序号 | 文号 | 文件名称 | 文件要点 |
|---|---|---|---|
| 1 | 国发〔2009〕12 号 | 《医药卫生体制改革近期重点实施方案（2009—2011 年）的通知》 | 1. 鼓励开办诊所或个体行医；2. 主张把部分公立医院转制为民营医疗机构；3. 民营医院与公立医院在医保、科研、职称和继续教育等方面，享受同等待遇；4. 政府购买非公立医疗机构的服务 |
| 2 | 国发〔2009〕22 号 | 《关于扶持和促进中医药事业发展的若干意见》 | 1. 鼓励中医开办中医诊所或个体行医；2. 允许符合条件药店举办中医坐堂医诊所 |
| 3 | 国办发〔2010〕58 号 | 《关于进一步鼓励和引导社会资本举办医疗机构意见的通知》 | 1. 放宽社会资本举办医疗机构的准入范围；2. 鼓励社会资本参与公立医院改制；3. 允许外资举办医疗机构，简化了外资办医审批程序；4. 非公立医疗机构可纳入医保定点范围；5. 在税收、价格、科研、用人、设备、土地等方面提供政策支持 |
| 4 | 国办发〔2011〕10 号 | 《国务院办公厅关于印发 2011 年公立医院改革试点工作安排的通知》 | 1. 细化社会办医的政策措施；2. 给非公立医疗机构留出合理发展空间；3. 控制公立医院特需服务规模；4. 鼓励医务人员在公立和非公立医疗机构间合理流动 |
| 5 | 国中医药规财发〔2011〕49 号 | 《关于印发中医药事业发展"十二五"规划的通知》 | 1. 鼓励社会资本举办中医医疗机构；2. 鼓励开办中医诊所或个体行医；3. 积极推动中医门诊部、中医诊所规范建设和连锁发展；4. 探索中医多点执业的方法 |

| 序号 | 文号 | 文件名称 | 文件要点 |
|---|---|---|---|
| 6 | 国发〔2012〕11号 | 《"十二五"期间深化医药卫生体制改革规划暨实施方案的通知》 | 1. 鼓励药店提供中医坐堂诊疗服务；2. 鼓励非公立医疗机构向高水平、规模化的大型医疗集团发展；3. 2015年非公立医疗机构床位数和服务量达到总量的20%左右 |
| 7 | 卫规财发〔2012〕47号 | 《关于做好区域卫生规划和医疗机构设置规划促进非公立医疗机构发展的通知》 | 1. 在符合准入标准的条件下，优先考虑由社会资本举办；2. 引导社会资本进入医疗服务的薄弱领域；3. 加强非公立医疗机构与公立医院之间的分工协作和双向转诊关系 |
| 8 | 国发〔2012〕57号 | 《关于印发卫生事业发展"十二五"规划的通知》 | 1. 放宽社会办医的准入范围；2. 鼓励社会资本参与公立医院的改制；3. 提出到2015年，非公立医疗机构床位数和服务量均达到医疗机构总数的20%左右 |
| 9 | 国发〔2013〕40号 | 《关于促进健康服务业发展的若干意见》 | 1. 鼓励多种形式投资医疗服务业；2. 进一步放宽中外合资、合作、独资办医条件；3. 对出资举办非营利性医疗机构的非公经济主体的上下游产业链项目，给予政策扶持 |
| 10 | 国发〔2013〕54号 | 《关于加快发展社会办医的若干意见》 | 1. 控制公立医院的发展规模，为社会办医留出足够空间；2. 放宽社会办医的门槛；3. 鼓励社会办医，鼓励举办中医坐堂诊所；4. 允许医师多点执业；5. 加强对非公立医疗机构的监管 |
| 11 | 十八届中央委员会第三次全体会议 | 《中共中央关于全面深化改革若干重大问题的决定公布》 | 1. 鼓励向资源稀缺及满足多元需求服务领域投资；2. 多种形式参与公立医院改制重组；3. 允许医师多点执业；4. 允许民办医疗机构纳入医保定点范围 |
| 12 | 征求意见稿 | 《中华人民共和国中医药法》 | 1. 支持组织、个人捐助中医药事业；2. 公立医院与非公立医院在准入、执业等方面享有同等权利 |
| 13 | 国办发〔2014〕24号 | 《关于印发深化医药卫生体制改革2014年重点工作任务的通知》 | 1. 减少外资在合资合作医疗机构的持股比例限制；2. 将港澳台同胞在内地设立独资医院的地域范围扩大到全国；3. 其他境外资本可在自由贸易试验区等特定区域设立独资医疗机构；4. 非公立医疗机构医疗服务价格实行市场调节；5. 推动社会办医试点工作 |
| 14 | 发改价格〔2014〕503号 | 《关于非公立医疗机构医疗服务实行市场调节价有关问题的通知》 | 1. 非公立医疗机构医疗服务价格实行市场调节；2. 鼓励非公立医疗机构提供形式多样的医疗服务；3. 建立医疗保险经办机构与定点非公立医疗机构的谈判机制 |

### (一)2009—2015年国家社会办中医政策的分析

#### 1. 放宽社会办医的准入条件

鼓励和支持社会资本举办各类医疗机构。社会资本可按照经营目的,自主申办营利性或非营利性医疗机构。在卫生区域规划方面,要将社会办医纳入区域卫生规划统筹考虑,在区域卫生规划和医疗机构设置规划中为非公立医疗机构留出足够空间,并优先满足非营利性医疗机构需求。在调整和新增医疗卫生资源时,在符合准入标准的条件下,优先考虑由社会资本举办医疗机构。对公立医院的规模进行限定,为社会办医提供发展空间。在公立医院改革方面,允许社会资本通过多种形式参与公立医院改制重组。社会力量举办的中医医疗机构与政府举办的中医医疗机构在准入、执业等方面享有同等权利。

加快形成多元办医格局。鼓励企业、慈善机构、基金会、商业保险机构等以出资新建、参与改制、托管、公办民营等多种形式投资医疗服务业。非公立医疗机构和公立医疗机构在市场准入、医疗保险定点、重点专科建设、职称评定、学术地位、等级评审、技术准入等方面享有同等待遇。优化医疗服务资源配置,引导非公立医疗机构向高水平、规模化方向发展,鼓励发展专业性医疗管理集团。

放宽服务领域的要求。凡是法律法规没有明令禁入的领域,都要向社会资本开放。鼓励社会资本直接投向资源稀缺及满足多元需求服务领域,举办康复医院、老年病医院、护理院、临终关怀医院等医疗机构,鼓励社会资本举办高水平、规模化的大型医疗机构或向医院集团化发展。积极发展中医类别医疗机构,鼓励社会资本举办中医专科医院。鼓励有资质的中医专业技术人员特别是名老中医开办中医诊所或个体行医,允许符合条件的药品零售企业举办中医坐堂诊所。

放宽举办主体的要求。允许境外医疗机构、企业、和其他经济组织在我国境内与我国医疗机构、企业和其他经济组织以合资或合作形式设立医疗机构。进一步放宽境外资本在内地设立独资医院的范围,将我国香港、澳门和台湾服务提供者在内地设立独资医院的地域范围扩大到全国地级以上城市;其他具备条件的境外资本可在中国(上海)自由贸易试验区等特定区域设立独资医疗机构。合理设定中外合资、合作医疗机构境外资本股权比例要求,并将审批权限下放到省级。

简化并规范审批程序。非公立医疗机构与公立医疗机构在设置审批、运行发展等方面享受同等对待的政策,规定不得设置法律法规等规范以外的歧视性限制条件。对具备相应资质的非公立医疗机构,应按照规定予以批准,加快办理审批手续,简化审批流程,提高审批效率。

#### 2. 优化社会办医的执业环境

加强规划布局和用地保障。各级政府要在土地利用总体规划和城乡规划中统筹考虑健康服务业发展需要,扩大健康服务业用地供给,优先保障非营利性机构用地。新建居住区和社区要按相关规定在公共服务设施中保障医疗卫生、文化体育、社区服务等健康服务业相关设施的配套。支持利用以划拨方式取得的存量房产和原有土地兴办健康服务业,土地用途和使用权人可暂不变更。连续经营一年以上、符合划拨用地目录的健康服务项目可按划拨土地办理用地手续;不符合划拨用地目录的,可采取协议出让方式办理用地手续。社会资本举办的非营利性医疗机构享受与公立医疗机构相同的土地使用政策。

优化投融资引导政策。鼓励金融机构按照风险可控、商业可持续原则加大对健康服务业的支持力度，创新适合健康服务业特点的金融产品和服务方式，扩大业务规模。积极支持符合条件的健康服务企业上市融资和发行债券。鼓励各类创业投资机构和融资担保机构对健康服务领域创新型新业态、小微企业开展业务。政府引导、推动设立由金融和产业资本共同筹资的健康产业投资基金。

落实非公立医疗机构的税收和价格政策。社会资本举办的非营利性医疗机构按国家规定享受税收优惠政策，提供的医疗服务和药品要执行政府规定的相关价格政策。营利性医疗机构按国家规定缴纳企业所得税，提供的医疗服务实行自主定价，免征营业税。

支持重点专科建设。各级卫生计生、中医药行政管理部门应当加强对非公立医疗机构临床专科能力建设的指导，将其统一纳入临床重点专科建设规划，非公立医疗机构获得国家和省市级重点专科建设项目的，在资金分配等方面给予同等对待。

将符合条件的非公立医疗机构纳入医保定点范围。只要符合医保定点相关规定，就应按程序将其纳入城镇基本医疗保险、新型农村合作医疗、医疗救助、工伤保险、生育保险等社会保障的定点服务范围，规定不得将投资主体性质作为医疗机构申请成为医保定点机构的审核条件。

支持引进和培养人才。将非公立医疗机构所需人才纳入当地人才引进总体规划，享有当地政府规定的引进各类人才的同等优惠政策。在引进高层次人才以及开展继续医学教育、全科医生培养、住院医师规范化培训、新技术技能培训等方面，要对非公立医疗机构一视同仁。鼓励职业医师多点执业，医务人员可在不同举办主体医疗机构之间有序流动。

改善外部学术环境，支持提升学术地位。非公立医疗机构在技术职称考评、科研课题招标及成果鉴定、临床重点学科建设、医学院校临床教学基地及住院医师规范化培训基地资格认定等方面享有与公立医疗机构同等待遇。协调支持将具备较高管理能力和专业技术水平的非营利性医院优先纳入医学高等院校教学医院范围。鼓励大型公立医疗机构对口支援非公立医疗机构。

支持非公立医疗机构配置大型设备。支持非公立医疗机构按照批准的执业范围、医院等级、服务人口数量等，合理配备大型医用设备。各地制定和调整大型医用设备配置规划应当充分考虑当地非公立医疗机构的发展需要，合理预留空间。积极引导和支持区域内医疗机构按照国家有关规定联合建立区域性大型医用设备检查中心，形成共建、共用、共享和共管机制，促进资源充分合理利用，推进二级以上医疗机构检验对所有医疗机构开放。

完善配套支持政策。各级卫生计生、中医药行政管理部门要加强与有关部门的协调和沟通，允许非公立医疗机构纳入医保定点范围，完善规划布局和用地保障，优化投融资引导政策，完善财税价格政策，非公立医疗机构医疗服务价格实行市场调节价，发挥非公立医疗机构在提供基本公共卫生和医疗服务中的作用，建立健全政府购买社会服务机制。

**3. 促进非公立医疗机构健康发展**

引导非公立医疗机构规范执业，依法严厉打击非法行医活动和医疗欺诈行为。制定中医预防保健服务机构、人员准入条件和服务规范，加强引导和管理。规范非公立医疗机构医疗广告发布行为，严禁发布虚假、违法医疗广告。要求非公立医疗机构守法经营，非公立医疗机构要按照临床必需的原则为患者提供适当的服务，严禁诱导医疗和过度医疗。加强对非公立医疗机构的监管，以规范非公立医疗机构的服务行为、提高服务质量和提升服务水平为核心，保证医疗质量和医疗安全。支持非公立医疗机构成立独立的行业协会，推动行业自律和医德医风建设。

促进非公立医疗机构守法经营。非公立医疗机构要严格按照登记的经营性质开展经营活动，使用税务部门监制的符合医疗卫生行业特点的票据，执行国家规定的财务会计制度，依法进行会计核算和财务管理，并接受相关部门的监督检查。非营利性医疗机构所得收入除规定的合理支出外，只能用于医疗机构的继续发展。对违反经营目的、收支结余用于分红或变相分红的，卫生部门要责令限期改正；情节严重的，按规定责令停止执业，并依法追究法律责任。营利性医疗机构所得收益可用于投资者经济回报。非公立医疗机构要按照临床必需的原则为患者提供适当的服务，严禁诱导医疗和过度医疗。对不当谋利、损害患者合法权益的，卫生部门要依法惩处并追究法律责任

加强对非公立医疗机构的技术指导。有关部门要按照非公立医疗机构等级，将其纳入行业培训等日常指导范围。注重医疗卫生专业技术人才继续教育、技能人才职业技能培训、全科医生培养培训和住院医师规范化培训等专业人员教育培训。要考虑非公立医疗机构的人才需求，统筹安排。

### 4. 全面发展中医药医疗保健服务

提升中医健康服务能力。充分发挥中医医疗预防保健特色优势，提升基层中医药服务能力，力争使所有社区卫生服务机构、乡镇卫生院和70%的村卫生室具备中医药服务能力。推动医疗机构开展中医医疗预防保健服务，鼓励零售药店提供中医坐堂诊疗服务。开发中医诊疗、中医药养生保健仪器设备。

积极促进非公立中医医疗机构发展，形成投资主体多元化、投资方式多样化的办医格局。鼓励有资质的中医专业技术人员特别是名老中医开办中医诊所或个体行医，允许符合条件的药品零售企业举办中医坐堂医诊所。非公立中医医疗机构在医保定点、科研立项、职称评定和继续教育等方面，与公立中医医疗机构享受同等待遇，对其在服务准入、监督管理等方面一视同仁。

鼓励社会资本举办中医医疗机构，积极推动中医门诊部、中医诊所规范建设和连锁发展，鼓励中医专业技术人员开办中医诊所或个体行医，允许药品零售企业举办中医坐堂医诊所，探索中医执业医师多点执业的方法和形式。非公立中医医疗机构在医保定点、科研立项、职称评定和继续教育等方面，与公立中医医疗机构享受同等待遇，对其在服务准入、监督管理等方面一视同仁。

### （二）社会办中医存在的问题

#### 1. 缺少系统的社会办中医的法律法规

中医在疾病预防和保健方面起着不可替代的作用，在国家鼓励社会资本投资的领域，如康复医院、老年病和慢性病诊疗机构等也是中医的优势所在。尽管国家鼓励和支持社会办中医，但社会办中医缺乏系统法律法规，对社会办中医的发展缺乏指导意义；将中医放入社会办医的大背景下，没有体现中医特色，不利于非公立中医医疗机构的发展。

**2. 政策设计上存在隐形障碍**

在人事方面，公立大医院拥有优质的医师资源，非公立医疗机构名医少，技术质量不高，很难留住病人。而现有人事管理制度一定程度上阻碍了人员之间流动，尽管一些政策中提出鼓励医师多点执业，但是相关配套措施并不完善，医师在申请多点执业是存在隐形障碍，使得大部分医生无法正常流动。现有政策关于土地资源配置也不利于社会办医。城市中绝大部分人口聚集区的土地已被公立医院占据，不利于社会办医的健康成长和发展。在科研、人才培养方面，非公立医疗机构与公立医疗机构享有同等待遇，但非公立医疗机构发展规模小，势力薄弱，很难形成医教研一体的医疗机构。而公立大医院根基牢靠，占有了大部分医疗市场，形成先入为主的优势，因此即便在土地、税收、人才培养、科研、大型设备配置等方面与公立医院享有同等待遇，但对非公立医疗机构来说仍然存在隐形障碍。

**3. 政策执行存在的困难**

一些政策表述不清楚，尤其在鼓励社会办中医方面，缺少定性、定量的规定导致地方执行困难。各地区社会、经济、卫生状况的不同，降低了政策的适应性。在政策的审批方面，开办非公立医疗机构需要多部门的协调，审批环节多，手续杂，时间长。社会监督的缺失，也会导致政策执行的偏差。

## （三）建议

(1) 因地制宜，发挥地方自主性，合理选择区域社会办医发展模式；

(2) 明确非公立医疗机构的定位，完善分类管理政策，尽可能消除政策障碍；

(3) 鼓励和引导社会办中医，结合中医特色制定系统的政策；

(4) 强化政策执行的督导和考核评估，促进社会办医发展政策的真正落实。

# 二、各地政府关于社会办中医的政策回顾

各地政府卫生行政部门在国家发改委、卫生部等出台的文件政策指导之下，对社会办医的规划与准入、人才支持与培养、用地、医保、税收等可持续发展各方面都制定了相应的优惠政策，放宽了社会办医的条件限制。但根据各省市社会办医现状与经济发展水平的不同，获得的效果也不尽相同。

## （一）规划与准入

在规划与准入方面，社会办医疗机构纳入各省市的医疗机构总体设置规划中，给非公立医疗机构预留出更多的发展空间。进一步放宽社会资本举办医疗机构的准入范围。其中包括鼓励和支持社会资本举办各类医疗机构，鼓励社会资本参与公立医院改制重组，以及支持境外资本举办或参与举办医疗机构。社会资本可自主申办营利性或非营利性医疗机构。

深圳市对中医坐堂医诊所负责人资质要求，从 2009 年要求的中医类别的主治医师降低为工作 5 年以上的中医类别医师，这为没有主治职称的中医师打开了大门。发挥中医中

药服务优势，降低设置中医馆的门槛，吸引社会办中医——只要求中医馆三个以上中医临床科室，提供中医特色诊疗服务，但不要求设置急诊科和西医检验设备。在准入方面，全面放开医疗服务市场，简便设置医疗机构的手续。包括港澳台地区在内的能独立承担民事责任的法人和个人都可在深圳申请设置医疗机构。实现医疗机构的主体资格登记与经营资格许可分离。医疗机构设置人可进入或退出医疗服务市场，实现资本合理流动，理顺社会资本进入和退出机制。

上海自由贸易试验区允许外商独资医疗机构经中国政府主管部门批准，以独资形式设置的营利性医疗机构。加强中医药科技、教育和医疗的对外合作交流，推进各项中医药国际合作项目。在海峡两岸经济合作框架协议（ECFA）、内地与港澳更紧密经贸关系安排（CEPA）框架下，支持我国台湾地区和香港、澳门特别行政区的资本在本市设立合资、合作、独资医疗机构，按照有关规定予以享受优先支持政策。

温州市采取行政划拨方式向非营利性医疗机构提供用地；还设置了优惠的投资回报机制，民办非营利性医疗机构可以从收支结余中提取以总投资为基数的银行一年期贷款基准利率2倍利息作为回报；机构歇业，举办者可获得资产增值部分10%的一次性奖励；非营利性非公立医疗机构享有与公立医疗机构同等的税费优惠政策。融资政策方面，温州专门成立卫生发展投资集团有限公司，为民办医院提供贷款担保服务；明确规定营利性民办医疗机构可以通过以有偿出让方式取得的土地、产权清晰的房产等固定资产申请抵押贷款，民办医院也可以其收费权、知识产权作质押进行融资；鼓励金融机构为民办医疗机构提供用于扩大和改善办医条件的信贷支持；允许符合条件的民办医疗机构依照国家有关政策发行企业债券、集合债和公司债等方式融资[1]。产权方面，民办医疗机构投入的资产属于举办者所有，产权、股权份额可转让、继承、赠予；分类管理方面，非营利性民办医院按民办事业单位法人由民政部门登记管理，营利性民办医院按企业法人由工商部门管理，民办医疗机构能够享受事业单位的待遇；医院产权的创新管理，是落实温州市以发展非营利性社会医疗机构为主体政策的重要措施之一，因为产权性质的明确，也为温州市创新回报制度奠定了良好的基础，举办非营利性民办医疗机构积极主动性低和发展后劲缺乏等问题迎刃而解。

四川省在投资额度方面对境内社会办医疗机构没有明确的投资额限定，但要求中外合资合作医疗机构投资总额原则上不得低于2000万元人民币，且中方在中外合资、合作医疗机构中所占的股权比例或权益不得低于10%[2]，该项标准低于国家层面的要求[3]。逐步放宽境外资本到川办医限制，2011年《关于进一步鼓励和引导社会资本举办医疗机构实施细则》提到鼓励境外资本以合资、合作等形式在我省举办医疗机构，并逐步取消境外资本在我省举办医疗机构的股权比例限制。但尚不允许以独资形式设立医院。但是，2012年《四川省中外合资合作医疗机构管理办法》的颁布，开放了社会办医条件，允许香港资金在成都市以独资形式设立医院。

江苏省宿迁沭阳县对民营医院建设用地按社会事业划拨土地，免收所有规费，县财政每年按照每个乡镇医院不低于20万元的标准，建立乡镇医院"以奖代投"发展专项奖励基金，列入年度财政预算[4]。

## （二）人才支持与培养

在人才培养方面，各省市都开始推动医生多点执业工作，制定社会办医疗机构的医务人员职称晋升培养方案，强调与公立医院享有同等科研评审待遇。

北京市对医师多点执业制定详细的管理政策。政策允许取得医师执业证书，且具有中级及以上专业技术职务任职资格，定期考核合格的医师可以在北京市内2个以上医疗机构依法开展诊疗活动。规定申请多点执业的医师本人必须购买医疗责任保险。此外，还开辟社会资本举办医疗机构卫生专业技术人员职称考试与评审渠道，凡在北京地区社会资本举办的医疗机构内工作，与单位确立了人事、劳动关系的卫生专业技术人员，不论户籍、人事档案是否在京，不受单位职务数额和结构比例限制，只要符合申报条件，均可自主参加职称考试与评审。且评审要求在对科研学术方面有所降低，满足担任相关职位年数的即可参加评审。

天津市政府对全市的医疗机构人员进行统一管理，公立医疗机构人员和社会办医疗机构人员的相关培训事项纳入全市统一规划中，包括：职称晋升、专业技术培训、全科医师培训、住院医师培训。

温州市在人才方面出台的政策详细实在，突破公立医疗机构"单位人"执业地点的限制，从医保、编制、工资待遇、发展空间等多个方面解除流动到社会医疗机构医务人员的后顾之忧，这种人才管理的创新，给社会办医的推动和发展注入了充满活力的新鲜血液。公立医疗机构正式在编人员应聘到民办医院后，可经简易程序重聘为公办医疗机构正式在编人员；民办医疗机构卫技人员、中层以上行政管理人员可按公办医疗机构同类人员标准参加事业单位社保，政府以奖励的方式对民营医疗机构进行补助；卫技人员在公办、民办医疗机构工作年限连续计算；民办医疗机构卫技人员工资水平不得低于公办医疗机构卫技人员工资的70%。

厦门市鼓励医务人员在公立和非公立医疗机构之间合理流动，有关单位和部门可按有关规定办理执业变更、人事劳动关系衔接、社会保险关系转移、档案转接等手续。制定出台《厦门市医师多点执业管理办法（试行）》，推进医师开展多点执业活动，促进我市医学技术人才更好地为人民群众健康服务。符合条件的执业医师经卫生行政部门注册后，可受聘在2个以上、3个以内（含3个）的医疗机构（含非公立医疗机构）依法开展诊疗活动，医师多点执业地域范围仅限厦门市辖区内，实行医师多点执业的第一执业地点必须是二级甲等以上（含二级甲等）医疗机构，鼓励医师在基层医疗机构、非公立医疗机构注册第二、第三执业地点。其中，在《关于开展有资质人员依法开办个体诊所试点工作的通知》中，最新的标准已经提升至对具体的职称和工作单位都有了规定。除了"离职或退休"、"具备执业医师证书"、"医疗、保健机构中累计执业满5年"等"老三样"外，"副高以上专业技术职务任职资格"、"二级甲等以上医院工作时间累计满3年"等成为新的标杆。与此同时，《执业医师法》中被广为诟病的对中医的压制，也在此次通知中得到了"平反"，因为试点也鼓励符合条件的名老中医开办中医诊所。

四川省一直主张优化社会办医疗机构的用人环境，从2011年"鼓励医务人员在公立和非公立医疗机构间合理流动"过渡到2014年要求市级卫生行政部门每年提供不少于20个社会办医疗机构医务人员到市属大型综合医院进修的名额。加大推进医师多点执业力度，鼓励三级甲等医院与本行政区域内的社会办医疗机构签订医师多点执业协议，每家医院每年至少派出 10 名主任医师到社会办医疗机构执业。积极推进境外符合条件的单位和个人来川办医和执业。

河南省结合其高等教育特点，在人才培养方面积极探索降分录取、定向就业、政府补助等办法，为农村定向培养中医药本、专科人才，缓解了中医人才的供给状况。

### （三）可持续发展

各地在用地、医保、税收方面也出台了相应政策扶持，但是总体来看，缺乏具体操作配套政策，实施效果有待改进。

深圳市关于推进社会办医在财政投入和奖励方面有所突破。在财政投入方面，除了对非公立医疗机构提供的基本医疗服务和承担的公共卫生工作给予财政补助、税收奖励。还对社会办三级医院取得市级医学重点学科资格的，按照每年每学科 70 万元的标准享受医学重点学科财政补助政策。在奖励方面，鼓励社会办医提供高水平医疗服务。如社会办三级医院取得三级乙等和三级甲等资质的，分别一次性给予 1000 万元和 2000 万元的奖励。在医保方面，取消社保定点机构和药店的数量限制，只要综合评分达到 85 分的机构和药店就可以申请为社保定点，即中医坐堂医诊所、中医馆也可申请医保定点，提高其服务竞争力。社会办三级医院经核定后，开业即可享受医保定点资格。在税收方面，社会办三级医院缴纳的企业所得税，每年按照上一年度纳税额的 40% 予以奖励。

深圳市虽降低了社会办中医的门槛，但提高了监管力度，主要体现在：规范中医医疗市场秩序，规定中医馆、中医坐堂医诊所应通过"望、闻、问、切"及辨证施治开展医疗诊疗活动，完全采用传统的中医疗法。非医疗机构不得以"中医治疗"的名义开展推拿、按摩、刮痧、拔罐和美容等活动。制定并实施《深圳经济特区中医药系列标准与规范》，促使中医中药服务信息化、规范化、标准化。对门诊医师每日接诊人数进行限制，明确医生与患者的权利与义务。医疗机构购买医疗保险，医疗纠纷由保险公司负责调解，卫生行政部门不承担调解。对医疗机构进行量化分级管理和累计积分制度。

浙江省卫生厅联合省财政厅率先在全国，以政府财政拨款的形式，资助全省 15 家有专科特色的民营医院进行学科建设。首年资助 500 万元，整个项目持续三年[5]。杭州市[6]对达到 200 张以上的非营利性综合医院（中医医院）和 100 张以上的非营利性专科医院，在经考核验收后，年床位使用率大于 70% 的按其投资额的 10% 给予一次性补助。宁波市[7]对新建的民营医院首次申报时核定床位内的实际开放床位数，按每张 4 万元给予一次性奖励补助；对已建医院核定床位内新增的实际开放床位数，按每张 2 万元给一次性奖励补助。

重庆市设立中医药科技奖，周期为 1 年，奖励项目分为一、二、三等奖，授予市内在中医药领域的基础研究、应用研究和开发研究中取得优秀成果的集体和个人[8]。重庆垫江县还在体制机制上保障了中医优先发展，在医保上落实了中医倾斜政策，降低了中医医院报销"门槛"，提高了 10% 的中医药报销比例，对于采用中医方法、疗效确切、能够降低百姓和医保费用的单位及病种，财政给予专项补助[9]。

福建省政府在医保报销方面，提出了提高中医药报销比例降低起付线的优惠政策，根据影响城乡居民健康的各种因素和主要健康问题，充分发挥中医药在基本医疗、健康服务以及提高出生人口素质等方面的优势和作用，完善公立医院对口帮扶基层社会办医机制，支持公立医院在医院管理、医疗技术、人才培养等方面与社会办医进行对口帮扶。让更多的民营企业家看到在基层兴办卫生机构的益处。

河北省建立社会办医联系点，凭借河北省环京津的地理位置，更好推进民营医院与北京、天津的医疗资源合作，确定石家庄市、秦皇岛市北戴河新区和河北燕达医院为河北省推进社会办医联系点。石家庄市作为全面推进社会办医工作的联系点，秦皇岛市北戴河新区重点推进"北戴河国际健康城"谋划建设，河北燕达医院重点推进与北京朝阳医院等合作。各联系点定期总结经验，提出政策建议，为全省社会办医提供借鉴。有关部门要支持联系点开展社会办医工作，帮助联系点解决社会办医中遇到的困难和问题，在规划、人才、土地、价格、财税、准入和行政审批等方面为社会办医创造宽松环境，邀请联系点有关部门和单位参与相关政策制定、参加国家和省政策培训等活动，在建设项目申请中央投资支持等方面给予优先安排。联系点的建立将更好地推进重点地区和医疗机构社会办医工作的开展。

湖北省多次在地方相关政策与文件中提到与社会办医密切相关的医保和医疗机构医疗执业保险问题，并提出非政府办医疗机构医疗执业保险覆盖率在 2016 年达到 60% 以上，但从目前现有的政策来看，具体配套实施政策滞后。

河南省扩大中医诊疗项目报销范围，降低中医医院及西医医院中医科诊疗费的报销起付线，提高中医药服务费用报销比例，让人民群众从社会化办中医中获得更多利益。

云南省对社会资本举办的各类医疗机构提供的医疗服务免征营业税；纳入基本医疗保险定点医疗机构的范围；中医药报销比例明显高于非报销目录。将民营医疗机构纳入医疗保险定点医疗机构范围是云南省较为领先全国的创新政策。而我国民营医疗机构举步维艰的一个重要原因即是负税过重，难以获得医保定点，非公立医疗机构的长期发展往往受到歧视[10]。云南省的做法有助于针对此问题解决民营医疗机构难以持续性经营的难题。

黑龙江省的监管创新体现在对民营医院的监管职能进行外包，成立了黑龙江省民营医院机构协会。在 2014 年对协会内 3500 家社会医院进行了诚信调查，并公布于社会，很好地做到了社会监管医疗机构新的尝试。同时黑龙江卫生厅还创新性提出中医医院要与养老院等机构加强合作，将中医药康复医疗、养生保健治"未病"的理念融入健康养老全过程，全面提升老年人身心健康和生活质量；鼓励有条件的中医医院开展社区和居家中医药健康养老服务；鼓励社会资本新建以中医药健康养老为主的护理院、养老院、疗养院；鼓励中医医疗机构举办养老康复机构；支持养老机构开展融合中医药健康管理的老年人医疗、护理、养生、康复服务；鼓励有条件的养老机构设立以老年病、慢性病防治为主的中医药诊室或中医馆。

# 三、既往社会办中医政策的评价

公共政策是政策评价存在的基础和依据，同时政策评价也是公共政策的组成部分。对公共政策的评价构成了政策发展不可缺少的重要环节，关系到公共政策的选择、执行、修正和终结。但目前还未形成关于公共政策评价一个统一认同或接受的界定。哈罗德·琼斯（Jones）作为政策科学的创始人之一，在其《决策过程》一书中把七种功能分析类型中的评价功能定义为："对公共政策因果关系所作的事实陈述。"我国学者更多的将公共政策评价视为对政策执行后效果的测度，如台湾学者林水波、张世贤从政策评价的功能性，将其定义为"综合利用某些价值指标判断现行或以往的政策行为，从而提供政策的执行现状及其成果的信息，为该政策的持续、修正或终结提供判断依据"[11]。本书认为公共政策评价的定义为：依据一定的标准和程序，对公共政策的效益、效率、效果及价值进行判断的一种政治行为，目的在于取得有关这些方面的信息，作为决定政策变化、政策改进和制定新政策的依据。

评价针对公共问题而采取的公共政策成功与否，不仅需要衡量其达致预期效果的程度，而且需要评价整个公共政策是否符合一定的社会价值，因此公共政策评价包含了事实性和价值性分析。同时，政策评价一方面为政策决策者提供决定现存政策改进或结束所需的信息，从而提高公共政策的科学性；另一方面也为公共政策应对社会公共问题时需要考虑哪些社会价值提供了标准。具体而言，政策评价具有以下三方面意义：首先，政策评价是衡量政策效果的主要途径。其次，政策评价是政策发展的依据。再次，政策评价是提高政策执行力、政府效率的重要保障。

2009 年是推进社会办医政策的关键一年。同年通过的《关于深化医药卫生体制改革的意见》（简称"新医改方案"）提出鼓励和引导社会资本发展医疗卫生事业，积极促进非公医疗卫生机构发展，形成投资主体多元化、投资方式多样的办医体制。并要求充分发挥包括民族医药在内的中医药在疾病预防控制、应对突发公共卫生事件、医疗服务中的作用。同年又推出《医药卫生体制改革近期重点实施方案（2009—2011 年）的通知》（国发〔2009〕12 号）提出民营医院与公立医院在医保、科研、职称和继续教育等方面，享受同等待遇，鼓励开办诊所或个体行医。《关于扶持和促进中医药事业发展的若按意见》（国发〔2009〕22 号）鼓励中医开办中医诊所或个体行医，允许符合条件药店举办中医坐堂医诊所。同以往进行比较，2009 年的推进社会办医政策无论是从宏观上还是微观上都有着更大力度的推进，因此从公共政策角度讲，2009 年可作为医改政策的一个关键时间点。

因此，为了检验 2009 年新医改政策在鼓励社会办中医方面的实际效果，笔者以 2009 年为时间节点，通过比较新医改前后四年中医类医疗机构在总体机构数、诊疗服务人次数、收入和支出结构、净利润、从业人员数、床位数等卫生指标的增长速度等情况进行对比分析，根据医改前后上述各项指标的增长速度变化的实际情况，对推进社会办中医的政策进行绩效评价，从而发现以往政策在哪些方面取得了实质上的推动作用，哪些方面尚需进一步促进，也能为今后的推进社会办中医政策提供重要的参考和借鉴。为了方便研究，本书中提到的"新医改"，均指 2009 年。

另外，中医类医疗机构的主体有三部分组成，一是中医类医院，数量相对较多，规模较大，这是中医医疗服务的主体核心部分，绝大部分是政府办中医医院，其中社会办中医医院所占的比例较小，2013 年的比例为 22.49%，可看作中医医院的补充服务部分；二是中医类门诊部，数量较少，规模较小，但单个服务能力要高于中医诊所。中医类门诊部绝大部分属于社会办；三是中医类诊所，特点是规模小，数量多，服务灵活，体现了中医的特色，接近民众。从统计年鉴上的分类来看，中医类门诊部和中医类诊所都属于基层医疗部分，而且中医诊所99%以上都属于个体和私营，基本全部可视为社会办中医的大范畴。因此在统计基层社会办中医医疗服务中，就可以用中医类门诊部和中医类诊所来代替，虽有微小误差，但不影响总体统计结果。

## （一）新医改前后全国社会办中医机构数量增长情况

### 1. 新医改前后社会办中医院的增长情况

2006—2013年我国民营中医类医院机构数持续增长，见表2-2。民营中医类医院机构数从大到小依次是民营中医医院、民营中西医结合医院、民营民族医院。民营医院机构数占医院机构数的比例逐年增长。民营中医医院数占中医医院数的比例从2009年的11.56%增长到2013年的22.49%。民营中西医结合医院数占中西医结合医院数的比例从2009年的44.55%增长到2013年的63.69%。民营民族医院数占民族医院数的比例从2009年的6.63%增长到2013年的14.75%。民营中医类医院占同类医疗机构总数的比例从大到小依次为民营中西医结合医院、民营中医医院和民营民族医院。

表2-2　　　　　2006—2013年全国民营中医类医院机构数增长情况

| 年份 | 民营中医医院/个 | 占中医医院数比例/% | 民营中西医结合医院/个 | 占中西医结合医院数比例/% | 民营民族医院/个 | 占民营医院数比例/% |
|---|---|---|---|---|---|---|
| 2006 | 308 | 11.56 | 94 | 44.55 | 13 | 6.63 |
| 2007 | 361 | 13.27 | 119 | 48.57 | 13 | 6.50 |
| 2008 | 364 | 13.54 | 121 | 51.27 | 16 | 8.21 |
| 2009 | 416 | 15.25 | 130 | 53.06 | 16 | 8.38 |
| 2010 | 450 | 16.20 | 142 | 55.47 | 21 | 10.61 |
| 2011 | 513 | 18.12 | 162 | 58.48 | 21 | 10.50 |
| 2012 | 571 | 19.76 | 187 | 59.94 | 23 | 11.06 |
| 2013 | 678 | 22.49 | 228 | 63.69 | 32 | 14.75 |

数据来源：2007—2014年中国卫生统计年鉴

我国民营中医类医院机构数增长率如图2-1所示。除民营民族医医院外，民营中医医院、民营中西医结合医院的增长率总体上呈上升趋势。民营中医类医院机构数的增长率与民营医院机构数的增长率相近。

如图2-2所示，为新医改前后四年民营中医类医院机构增长数情况，可知新医改后民营中医医院、民营中西医结合医院、民营民族医院的机构数增长比新医改前的多。

结合上述数据，2006—2009年民营中医医院数量的年平均增长速度是：

$$P1 = \sqrt[(2009-2006)]{a_{2009}/a_{2006}} - 1 = \sqrt[3]{416/308} - 1 \approx 0.105 = 10.5\%$$

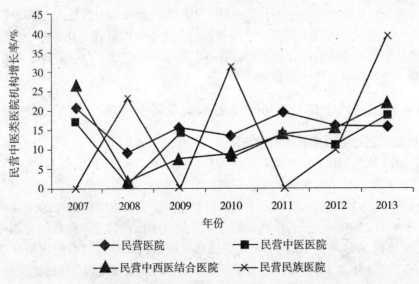

图 2-1  民营中医类医院机构数增长率变化情况

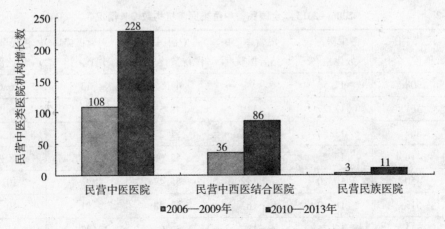

图 2-2  新医改前后民营中医类医院机构增长情况

2009—2013 年民营中医医院数量的年平均增长速度是:

$$P2 = \sqrt[(2013-2009)]{a_{2013}/a_{2009}} - 1 = \sqrt[4]{678/416} - 1 \approx 0.130 = 13.0\%$$

从上述计算可看出,新医改后四年,民营中医医院的年平均增长速度是 13%,要高于新医改前 3 年(2006—2009 年)的 10.5% 的年平均增长速度,因此表明新医改政策推出后对于促进民营中医院数量的增长还是起到了一定的促进作用。

**2. 新医改前后中医类门诊部、中医类诊所的增长情况**

总体上,2006—2013 年中医类门诊部、中医类诊所的机构数量呈上升趋势,见表2-3。中医类门诊部从 2006 年的 768 家增加为 2013 年 1283 家,中医类诊所从 2007 年的 31473 家增加到 2013 年的 36985 家。

表 2-3　　　**2006—2013 年中医类门诊部、中医类诊所机构数变化情况**

| 年份 | 中医类门诊部/个 | 增长率/% | 中医类诊所/个 | 增长率/% |
|---|---|---|---|---|
| 2006 | 768 | | — | |
| 2007 | 839 | 9.24 | 31473 | |
| 2008 | 800 | −4.65 | 29902 | −4.99 |
| 2009 | 866 | 8.25 | 30823 | 3.08 |
| 2010 | 937 | 8.20 | 32496 | 5.43 |
| 2011 | 1113 | 18.78 | 33756 | 3.88 |
| 2012 | 1215 | 9.16 | 34645 | 2.63 |
| 2013 | 1283 | 5.60 | 36985 | 6.75 |

数据来源：2006—2013 年《全国中医药统计摘编》，缺 2006 年中医类诊所机构数

结合上述数据，2006—2009 年中医类门诊部数量的年平均增长速度是：

$$P1 = \sqrt[(2009-2006)]{a_{2009}/a_{2006}} - 1 = \sqrt[3]{866/768} - 1 \approx 0.041 = 4.1\%$$

2009—2013 年中医类门诊部数量的年平均增长速度是：

$$P2 = \sqrt[(2013-2009)]{a_{2013}/a_{2009}} - 1 = \sqrt[4]{1283/866} - 1 \approx 0.103 = 10.3\%$$

从上述计算可以看出，新医改后中医类门诊部的年平均增长速度要比新医改前的年平均增长速度快很多，中医类门诊部机构数新医改前的年平均增长速度为 4.1%，新医改后年平均增长速度为 10.3%。因此，新医改政策对于促进中医类门诊部的数量上起到了非常明显的推动作用。

2007—2009 年中医类诊所的年平均增长速度是：

$$P1 = \sqrt[(2009-2007)]{a_{2009}/a_{2007}} - 1 = \sqrt[2]{30823/31473} - 1 \approx -0.010 = -1.0\%$$

2009—2013 年社会办中医诊所的年平均增长速度是：

$$P2 = \sqrt[(2013-2009)]{a_{2013}/a_{2009}} - 1 = \sqrt[4]{36985/30823} - 1 \approx 0.047 = 4.7\%$$

从上述计算可看出，新医改后 4 年，中医类诊所的年平均增长速度是 4.7%，要大大高于新医改前 2 年(2007—2009 年)的−1.0%的年平均增长速度，扭转了医改前中医类诊所的数量下降趋势。因此表明新医改政策推出后对于促进中医类诊所的发展还是起到了相当的促进作用。

但我们也应看到，中医类诊所的年平均增长速度远不及民营医院和中医类门诊部，不到它们增长率的一半，甚至在新医改前中医类诊所的数量还呈现负增长态势，也从另一个角度印证了"中医诊所的审批难"的说法。而从统计结果可以看出，中医类诊所基本都是由私营和个体的，而且中医类诊所也是社会办中医的关键组成部分，也体现了中医的特点和优势所在。因此，未来的政策还是应该适当向开办中医类诊所的方向适当倾斜，以促进社会办中医机构的更大发展。

**3. 小结**

(1)从总体上看，新医改政策无论是对民营中医院的发展，还是对于基层医疗机构，

如中医类门诊部和中医类诊所数量的扩展都起到了相当的促进作用,政策的实施效果是相当明显的,值得肯定。

(2)具体来看,中医类诊所的年平均增长速度远不及民营医院和中医类门诊部,不到它们增长率的一半,甚至在新医改前中医类诊所的数量还呈现负增长态势,也从另一个角度印证了"中医诊所的审批难"的说法。

## (二)新医改前后全国中医机构诊疗人次增长情况

### 1. 新医改前后中医类医院诊疗人次增长情况

2006—2013 年我国中医类医院诊疗人次持续增长,从 2006 年的 250917247 人次增长到 2013 年的 489524689 人次。其中,中医医院的诊疗人次占比最高,中西医结合医院次之,民族医院占比最低(见表 2-4)。

表 2-4　　　　　　2006—2013 年中医类医院诊疗人次变化情况　　　(单位:人次)

| 年份 | 中医类医院 | 中医医院 | 中西医结合医院 | 民族医院 |
|------|-----------|----------|---------------|----------|
| 2006 | 250917247 | 229119475 | 17161359 | 4636413 |
| 2007 | 279089858 | 253869962 | 20085334 | 5134562 |
| 2008 | 301576412 | 275409405 | 21200731 | 4966276 |
| 2009 | 331327297 | 301458467 | 24499165 | 5369665 |
| 2010 | 360265377 | 327701645 | 27025861 | 5537871 |
| 2011 | 396685146 | 361206068 | 29587754 | 5891324 |
| 2012 | 451202220 | 407051930 | 37690970 | 6459320 |
| 2013 | 489524689 | 437262634 | 44660646 | 7601409 |

数据来源:2006—2013 年《全国中医药统计摘编》,国家中医药管理局规划财务司编写

结合上述数据计算新医改前后诊疗人次的平均发展速度:

(1)中医类医院诊疗人次:

2006—2009 年中医类医院诊疗人次的年平均增长速度是:

$$P1 = \sqrt[(2009-2006)]{a_{2009}/a_{2006}} - 1 = \sqrt[3]{331327297/250917247} - 1 \approx 0.097 = 9.7\%$$

2009—2013 年中医类医院诊疗人次的年平均增长速度是:

$$P2 = \sqrt[(2013-2009)]{a_{2013}/a_{2009}} - 1 = \sqrt[4]{489524689/331327297} - 1 \approx 0.103 = 10.3\%$$

从计算可看出,新医改后中医类医院的诊疗人次从总体上看,年均增长速度为 10.3%,要超过新医改前的 9.7%。不仅增长速度达到了两位数,而且较新医改前还是有所上升的。

(2)中医医院诊疗人次:

2006—2009 年中医医院诊疗人次的平均增长速度是:

$$P1 = \sqrt[(2009-2006)]{a_{2009}/a_{2006}} - 1 = \sqrt[3]{301458467/229119475} - 1 \approx 0.096 = 9.6\%$$

2009—2013年中医类医院诊疗人次的平均增长速度是：

$$P2 = \sqrt[(2013-2009)]{a_{2013}/a_{2009}} - 1 = \sqrt[4]{437262634/301458467} - 1 \approx 0.097 = 9.7\%$$

（3）中西医结合医院诊疗人次：

2006—2009年中西医结合医院诊疗人次的平均增长速度是：

$$P1 = \sqrt[(2009-2006)]{a_{2009}/a_{2006}} - 1 = \sqrt[3]{24499165/17161359} - 1 \approx 0.126 = 12.6\%$$

2009—2013年中西医结合医院诊疗人次的平均增长速度是：

$$P2 = \sqrt[(2013-2009)]{a_{2013}/a_{2009}} - 1 = \sqrt[4]{44660646/24499165} - 1 \approx 0.162 = 16.2\%$$

（4）民族医院诊疗人次：

2006—2009年民族医院诊疗人次的平均增长速度是：

$$P1 = \sqrt[(2009-2006)]{a_{2009}/a_{2006}} - 1 = \sqrt[3]{5369665/4636413} - 1 \approx 0.158 = 15.8\%$$

2009—2013年民族医院诊疗人次的平均增长速度是：

$$P2 = \sqrt[(2013-2009)]{a_{2013}/a_{2009}} - 1 = \sqrt[4]{7601409/5369665} - 1 \approx 0.091 = 9.1\%$$

从上述统计可看出，新医改后，中西医结合医院的年均增长速度是最快的，达到了16.2%，其次是中医医院，为9.7%。而且，新医改后，中西医医院的年诊疗人次增长速度加快的比例最多，中医医院的诊疗人次年均增长速度基本变化不大。但民族医院则比较特殊，新医改前的增长速度很高，达到了15.8%，新医改后的增长速度仅为9.1%，要大大低于比新医改前。这些说明，新医改政策对于提升中医诊疗人次的效果并不太明显，需要下一步政策继续予以关注和支持。

**2. 新医改前后基层中医医疗机构诊疗人次增长情况**

（1）中医门诊部诊疗人次的增长情况。

2006—2013年我国中医类门诊部诊疗人次持续增长，从2006年的6629083人次增长到2013年的14336184人次。其中，中医医院的诊疗人次占比最高，中西医结合医院次之，民族医院占比最低，见表2-5。

表2-5　　　　　　　**2006—2013年中医类门诊部诊疗人次变化情况**　　　（单位：人次）

| 年份 | 中医类门诊部 | 中医门诊部 | 中西医结合门诊部 | 民族医门诊部 |
|---|---|---|---|---|
| 2006 | 6629083 | 5340611 | 1243432 | 45040 |
| 2007 | 6925147 | 5695466 | 1193955 | 35726 |
| 2008 | 7267267 | 5747439 | 1490653 | 29175 |
| 2009 | 8202791 | 6812136 | 1375964 | 14691 |
| 2010 | 9758991 | 8088527 | 1646042 | 24422 |
| 2011 | 11279467 | 9348065 | 1891743 | 39659 |
| 2012 | 12908408 | 10695317 | 2178455 | 34636 |
| 2013 | 14336184 | 12216436 | 2079146 | 40602 |

数据来源：2006—2013年《全国中医药统计摘编》

结合上述数据，计算新医改前后中医类门诊部诊疗人次的平均发展速度：

①中医类门诊部诊疗人次：

2006—2009 年中医类门诊部诊疗人次平均增长速度是：

$$P1 = {}^{(2009-2006)}\sqrt{a_{2009}/a_{2006}} - 1 = \sqrt[3]{8202791/6629083} - 1 \approx 0.074 = 7.4\%$$

2009—2013 年中医类门诊部诊疗人次的平均增长速度是：

$$P2 = {}^{(2013-2009)}\sqrt{a_{2013}/a_{2009}} - 1 = \sqrt[4]{14336184/8202791} - 1 \approx 0.150 = 15.0\%$$

②中医门诊部诊疗人次：

2006—2009 年中医门诊部诊疗人次平均增长速度是：

$$P1 = {}^{(2009-2006)}\sqrt{a_{2009}/a_{2006}} - 1 = \sqrt[3]{6812136/5340611} - 1 \approx 0.085 = 8.5\%$$

2009—2013 年中医门诊部诊疗人次的平均增长速度是：

$$P2 = {}^{(2013-2009)}\sqrt{a_{2013}/a_{2009}} - 1 = \sqrt[4]{12216436/6812136} - 1 \approx 0.157 = 15.7\%$$

③中西医结合门诊部诊疗人次：

2006—2009 年中西医结合门诊部诊疗人次平均增长速度是：

$$P1 = {}^{(2009-2006)}\sqrt{a_{2009}/a_{2006}} - 1 = \sqrt[3]{1375964/1243432} - 1 \approx 0.034 = 3.4\%$$

2009—2013 年中医门诊部诊疗人次的平均增长速度是：

$$P2 = {}^{(2013-2009)}\sqrt{a_{2013}/a_{2009}} - 1 = \sqrt[4]{2079146/1375964} - 1 \approx 0.109 = 10.9\%$$

④民族医门诊部诊疗人次：

2006—2009 年民族医门诊部诊疗人次平均增长速度是：

$$P1 = {}^{(2009-2006)}\sqrt{a_{2009}/a_{2006}} - 1 = \sqrt[3]{14691/45040} - 1 \approx -0.313 = -31.3\%$$

2009—2013 年民族医门诊部诊疗人次的平均增长速度是：

$$P2 = {}^{(2013-2009)}\sqrt{a_{2013}/a_{2009}} - 1 = \sqrt[4]{40602/14691} - 1 \approx 0.289 = 28.9\%$$

从上述计算可以看出，新医改后中医类门诊部诊疗人次的平均增长速度要比新医改前的平均增长速度快，中医类门诊部诊疗人次新医改前的平均增长速度为 7.4%，新医改后平均增长速度为 15.0%。故新医改政策下中医类门诊诊疗人次有了明显的发展。新医改后，诊疗人次增长速度从大到小依次是民族医门诊部、中医门诊部、中西医结合门诊部。

（2）中医类诊所诊疗人次增长情况。

2006—2013 年我国中医类诊所诊疗人次持续增长，从 2007 年的 82811522 人次增长到 2013 年的 110592728 人次。其中，中医医院的诊疗人次占比最高，中西医结合医院次之，民族医院占比最低，见表 2-6。

表 2-6　　　　　　　　　**2007—2013 年中医类诊所诊疗人次变化情况**　　　　（单位：人次）

| 年份 | 中医类诊所 | 中医诊所 | 中西医结合诊所 | 民族医诊所 |
|---|---|---|---|---|
| 2007 | 82811522 | 59174032 | 22783823 | 853667 |
| 2008 | 73462591 | 54708818 | 18040992 | 712781 |
| 2009 | 83984625 | 61768042 | 21400510 | 816073 |

续表

| 年份 | 中医类诊所 | 中医诊所 | 中西医结合诊所 | 民族医诊所 |
|---|---|---|---|---|
| 2010 | 91782735 | 67961277 | 22838029 | 983429 |
| 2011 | 99809516 | 74140210 | 24579787 | 1089519 |
| 2012 | 102502284 | 78577049 | 22910482 | 1014753 |
| 2013 | 110592728 | 86167099 | 23414709 | 1010920 |

数据来源：2006—2013年《全国中医药统计摘编》，缺2006年中医类诊所诊疗人次

结合上述数据，计算新医改前后中医类诊所诊疗人次的平均发展速度：

①中医类诊所诊疗人次：

2007—2009年中医类诊所诊疗人次平均增长速度是：

$$P1 = \sqrt[(2009-2007)]{a_{2009}/a_{2007}} - 1 = \sqrt[2]{83984625/82811522} - 1 \approx 0.007 = 0.7\%$$

2009—2013年中医类诊所诊疗人次的平均增长速度是：

$$P2 = \sqrt[(2013-2009)]{a_{2013}/a_{2009}} - 1 = \sqrt[4]{110592728/83984625} - 1 \approx 0.071 = 7.1\%$$

②中医诊所诊疗人次：

2007—2009年中医诊所诊疗人次平均增长速度是：

$$P1 = \sqrt[(2009-2007)]{a_{2009}/a_{2007}} - 1 = \sqrt[2]{61768042/59174032} - 1 \approx 0.021 = 2.1\%$$

2009—2013年中医诊所诊疗人次的平均增长速度是：

$$P2 = \sqrt[(2013-2009)]{a_{2013}/a_{2009}} - 1 = \sqrt[4]{86167099/61768042} - 1 \approx 0.087 = 8.7\%$$

③中西医结合诊所诊疗人次：

2007—2009年中医诊所诊疗人次平均增长速度是：

$$P1 = \sqrt[(2009-2007)]{a_{2009}/a_{2007}} - 1 = \sqrt[2]{21400510/22783823} - 1 \approx -0.031 = -3.1\%$$

2009—2013年中医诊所诊疗人次的平均增长速度是：

$$P2 = \sqrt[(2013-2009)]{a_{2013} \cdot /a_{2009}} - 1 = \sqrt[4]{23414709/21400510} - 1 \approx 0.023 = 2.3\%$$

④民族医诊所诊疗人次：

2007—2009年中医诊所诊疗人次平均增长速度是：

$$P1 = \sqrt[(2009-2007)]{a_{2009}/a_{2007}} - 1 = \sqrt[2]{816073/853667} - 1 \approx -0.022 = -2.2\%$$

2009—2013年中医诊所诊疗人次的平均增长速度是：

$$P2 = \sqrt[(2013-2009)]{a_{2013}/a_{2009}} - 1 = \sqrt[4]{1010920/816073} - 1 \approx 0.055 = 5.5\%$$

新医改后中医类诊所诊疗人次的平均增长速度要比新医改前的平均增长速度大大加快。其中表现最突出的中医诊所的诊疗人次来看，新医改前的平均增长速度为2.1%，新医改后平均增长速度为8.7%，再结合前面中医医院的门诊人次的增长幅度不大的情况来看，新医改政策恰恰是激发了社会办中医机构的服务能力和服务热情，这也说明未来中医服务能力的扩展上，中医诊所起着关键作用。

**3. 小结**

（1）新医改后，中西医结合医院的年均增长速度是最快的，达到了16.2%，其次是中

医医院，为9.7%。而且，新医改后，中西医医院的年诊疗人次增长速度加快的比例最多，中医医院的诊疗人次年均增长速度基本变化不大。

（2）新医改后中医类诊所诊疗人次的平均增长速度要比新医改前的平均增长速度大大加快，其中表现最突出的中医诊所，这说明未来中医服务能力的扩展上，中医诊所起着关键作用。

（3）新医改后，诊疗人次增长速度从大到小依次是中医门诊部、民族医门诊部、中西医结合门诊部。

### （三）新医改前后全国社会办中医院住院服务人次增长情况

**1. 新医改前后中医类医院住院服务人次的增长情况**

2006—2013年医院、中医类医院入院人次变化情况如表2-7所示。2006—2013年期间，医院、中医类医院的入院人次持续增长，且中医类医院的入院人次增长速度比同年医院入院人次快。2006—2009年期间，医院、中医类医院的入院人次分别增长2926万次、443.3万次。2010—2013年期间，医院、中医类医院的入院人次分别增长4383.6万次、739.7万次，见图2-3。新医改后中医类医院入院人次增长显著，如图2-4所示，8年间中医类医院的入院人次持续增长，且其占医院诊疗人次的比重逐年增加。由此可知，新医改以来，我国民营医院承担的住院医疗服务量逐步增加，医疗服务市场份额有上升的趋势。

表2-7　　　　　　　　　　**2006—2013年医疗机构入院人次变化情况**

| 年份 | 医院入院人次/万次 | 增长率/% | 中医类医院入院人次/万次 | 增长率/% |
| --- | --- | --- | --- | --- |
| 2006 | 5562 | — | 689 | — |
| 2007 | 6487 | 16.63 | 820 | 19.01 |
| 2008 | 7392 | 13.95 | 969 | 18.17 |
| 2009 | 8488 | 14.83 | 1132.3 | 16.85 |
| 2010 | 9623.8 | 13.38 | 1283.3 | 13.34 |
| 2011 | 10754.7 | 11.75 | 1476.9 | 15.09 |
| 2012 | 12727.4 | 18.34 | 1805.5 | 22.25 |
| 2013 | 14007.4 | 10.06 | 2023 | 12.05 |

数据来源：2007—2014年中国卫生统计年鉴

结合上述数据，2006—2009年社会办中医医院入院人次的年平均增长速度是

$$P1 = \sqrt[(2009-2006)]{a_{2009}/a_{2005}} - 1 = \sqrt[3]{1132.3/689} - 1 \approx 0.180 = 18.8\%$$

2010—2013年社会办中医医院入院人次年均增长速度是：

$$P2 = \sqrt[(2013-2009)]{a_{2013}/a_{2010}} - 1 = \sqrt[4]{2023/1132.3} - 1 \approx 0.156 = 15.6\%$$

从以上计算结果可知，总体上看，新医改后中医类医院的入院人次增长速度反而小于新医改前的增长速度。这说明新医改政策在促进中医医院在大病要病的服务能力上并没有

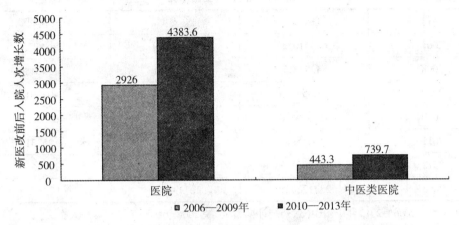

图 2-3　新医改前后医院、中医类医院入院人次增长数比较情况

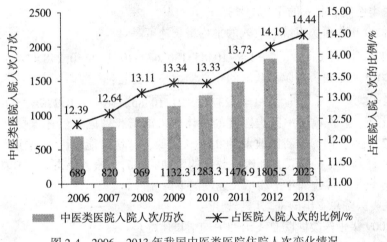

图 2-4　2006—2013 年我国中医类医院住院人次变化情况

起到很好的效果，需要进一步关注。

**2. 小结**

总体上看，新医改后中医类医院的入院人次增长速度反而小于新医改前的增长速度。这说明新医改政策在促进中医医院在大病要病的服务能力上并没有起到很好的效果，需要进一步关注。

（四）新医改前后社会办中医机构收入、支出增长情况

**1. 新医改前后中医类医院收入支出情况**

2007—2013 年中医类门诊总收入、总支出、利润持续增加，从 2007 年的 67341072 千元、66652799 千元、688273 千元，增加到 2013 年的 237122621 千元、227393382 千元、9729239 千元，见表 2-8。

表 2-8　　　　　　　　　　　　　中医类医院收入支出情况　　　　　　　（单位：千元）

| 年份 | 总收入 | 总支出 | 利润 |
|---|---|---|---|
| 2007 | 67341072 | 66652799 | 688273 |
| 2008 | 84371317 | 82630861 | 1740456 |
| 2009 | 104853136 | 100829218 | 4023918 |
| 2010 | 129619318 | 123180788 | 6438530 |
| 2011 | 159015685 | 153763372 | 5252313 |
| 2012 | 198803113 | 190808577 | 7994536 |
| 2013 | 237122621 | 227393382 | 9729239 |

数据来源：2006—2013 年《全国中医药统计摘编》，缺 2006 年中医类诊所诊疗人次

结合上述数据，计算新医改前后中医类医院收入支出的平均增长速度：

（1）中医类医院总收入的平均增长速度：

2007—2009 年中医类医院总收入的平均增长速度是：

$$P1 = {}^{(2009-2007)}\sqrt{a_{2009}/a_{2007}} - 1 = \sqrt[2]{104853136/67341072} - 1 \approx 0.248 = 24.8\%$$

2009—2013 年中医类医院总收入的年平均增长速度是：

$$P2 = {}^{(2013-2009)}\sqrt{a_{2013}/a_{2009}} - 1 = \sqrt[4]{237122621/104853136} - 1 \approx 0.226 = 22.6\%$$

从统计上看，新医改后中医类医院的总体收入的增长速度虽然还保持在较高的水平上，达到了 22.6%，但却较新医改前的 24.8% 要低，这也可能是因为新医改政策推动了中医类医院总体数量上的增长，新医院数量的增加的同时，服务能力的提升却需要时间和积累，因此导致了总体收入年平均增长速度的下降。

（2）中医类医院总支出的平均增长速度：

2007—2009 年中医类医院总支出的平均增长速度是：

$$P1 = {}^{(2009-2007)}\sqrt{a_{2009}/a_{2007}} - 1 = \sqrt[2]{100829218/66652799} - 1 \approx 0.230 = 23.0\%$$

2009—2013 年中医类医院总支出的平均增长速度是：

$$P2 = {}^{(2013-2009)}\sqrt{a_{2013}/a_{2009}} - 1 = \sqrt[4]{227393382/100829218} - 1 \approx 0.225 = 22.5\%$$

（3）中医类医院利润的年平均增长速度：

2007—2009 年中医类医院利润的平均增长速度是：

$$P1 = {}^{(2009-2007)}\sqrt{a_{2009}/a_{2007}} - 1 = \sqrt[2]{4023918/688273} - 1 \approx 1.42 = 142\%$$

2009—2013 年中医类医院总支出的平均增长速度是：

$$P2 = {}^{(2013-2009)}\sqrt{a_{2013}/a_{2009}} - 1 = \sqrt[4]{9729239/4023918} - 1 \approx 0.247 = 24.7\%$$

综合上述计算可看出，新医改后，中医类医院的总收入的年平均增长速度相比新医改前略有下降。但值得注意的是，新医改后，中医类医院利润的年均增长速度下降较大，从高速增长开始转向中速增长，这很可能是因为新医改政策推动了中医类医院总体数量上的增长，新医院数量的增加的同时，盈利能力的提升却需要时间和积累，因此导致了利润水平年平均增长速度的较大下降。

**2. 新医改前后基层社会办中医机构的收入支出情况**

（1）中医类门诊部的收入支出情况。

2007—2013 年中医类门诊总收入、总支出、利润持续增加，从 2007 年的 793288 千元、758139 千元、35149 千元，增加到 2013 年的 3501756 千元、3199207 千元、302549千元。其中，医疗收入和人员经费也持续增长，见表 2-9。

表 2-9 　　　　　　　　　　　中医类门诊部收入支出情况 　　　　　　　　（单位：千元）

| 年份 | 总收入 | 医疗收入 | 总支出 | 人员经费 | 利润 |
|---|---|---|---|---|---|
| 2007 | 793288 | 772304 | 758139 | 136747 | 35149 |
| 2008 | 1137650 | 1093465 | 1090848 | 266402 | 46802 |
| 2009 | 1534576 | 1494925 | 1395325 | 316468 | 139251 |
| 2010 | 1877280 | 1823281 | 1734503 | 325227 | 142777 |
| 2011 | 2802648 | 2717214 | 2460588 | 594717 | 342060 |
| 2012 | 3104584 | 2879010 | 2772681 | 663240 | 331903 |
| 2013 | 3501756 | 3287141 | 3199207 | 794334 | 302549 |

数据来源：2006—2013 年《全国中医药统计摘编》，缺 2006 年中医类诊所诊疗人次

结合上述数据，计算新医改前后中医类门诊部收入支出的平均增长速度：

①中医类门诊部总收入的平均增长速度：

2007—2009 年中医类门诊部总收入的年平均增长速度是：

$$P1 = \sqrt[(2009-2007)]{a_{2009}/a_{2007}} - 1 = \sqrt[2]{1534576/793288} - 1 \approx 0.418 = 41.8\%$$

2009—2013 年中医类门诊部总收入的年平均增长速度是：

$$P2 = \sqrt[(2013-2009)]{a_{2013}/a_{2009}} - 1 = \sqrt[4]{3501756/1534576} - 1 \approx 0.229 = 22.9\%$$

②中医类门诊部医疗收入的年平均增长速度：

2007—2009 年中医类门诊部医疗收入的年平均增长速度是：

$$P1 = \sqrt[(2009-2007)]{a_{2009}/a_{2007}} - 1 = \sqrt[2]{1395325/772304} - 1 \approx 0.344 = 34.4\%$$

2009—2013 年中医类门诊部医疗收入的年平均增长速度是：

$$P2 = \sqrt[(2013-2009)]{a_{2013}/a_{2009}} - 1 = \sqrt[4]{3287141/1395325} - 1 \approx 0.239 = 23.9\%$$

③中医类门诊部总支出的年平均增长速度：

2007—2009 年中医类门诊部总支出的年平均增长速度是：

$$P1 = \sqrt[(2009-2007)]{a_{2009}/a_{2007}} - 1 = \sqrt[2]{1395325/758139} - 1 \approx 0.357 = 35.7\%$$

2009—2013 年中医类门诊部总支出的年平均增长速度是：

$$P2 = \sqrt[(2013-2009)]{a_{2013}/a_{2009}} - 1 = \sqrt[4]{3199207/1395325} - 1 \approx 0.231 = 23.1\%$$

④中医类门诊部人员经费的年平均增长速度：

2007—2009 年中医类门诊部人员经费的年平均增长速度是：

$$P1 = \sqrt[(2009-2007)]{a_{2009}/a_{2007}} - 1 = \sqrt[2]{316468/136747} - 1 \approx 0.521 = 52.1\%$$

2009—2013 年中医类门诊部人员经费的年平均增长速度是:

$$P2 = \sqrt[(2013-2009)]{a_{2013}/a_{2009}} - 1 = \sqrt[4]{794334/316468} - 1 \approx 0.259 = 25.9\%$$

⑤中医类门诊部利润的年平均增长速度:

2007—2009 年中医类门诊部利润的年平均增长速度是:

$$P1 = \sqrt[(2009-2007)]{a_{2009}/a_{2007}} - 1 = \sqrt[2]{139251/35149} - 1 \approx 0.99 = 99.0\%$$

2009—2013 年中医类门诊部利润的年平均增长速度是:

$$P2 = \sqrt[(2013-2009)]{a_{2013}/a_{2009}} - 1 = \sqrt[4]{302549/139251} - 1 \approx 0.214 = 21.4\%$$

新医改后,中医类门诊的总收入、医疗收入、总支出、人员经费、利润的年平均增长速度分别是 22.9%、23.9%、23.1%、25.9%、21.4%,均比新医改前的相关年平均增长速度要慢。这些情况很可能也是因为总体数量的增长带来了平均财务相关数据的下降,尤其是利润水平下降的幅度最大。如何提高中医门诊部的盈利能力,可能也是未来政策应该关注和考虑的地方。

(2)中医类诊所收入支出情况。

2007—2013 年中医类诊所总收入、医疗收入、总支出、人员经费、利润持续增加,从 2007 年的 1753735 千元、476726 千元、1501219 千元、556274 千元、252516 千元,增加到 2013 年的 3680070 千元、3027912 千元、3086506 千元、1424788 千元、593564 千元,见表 2-10。

表 2-10 中医类诊所收入支出情况 (千元)

| 年份 | 总收入 | 医疗收入 | 总支出 | 人员经费 | 利润 |
|---|---|---|---|---|---|
| 2007 | 1753735 | 476726 | 1501219 | 556274 | 252516 |
| 2008 | 11858622 | 3113135 | 9583468 | 3463845 | 2275154 |
| 2009 | 7486781 | 2781289 | 6431703 | 2323927 | 1055078 |
| 2010 | 3008216 | 1823281 | 2604499 | 943314 | 403717 |
| 2011 | 2834194 | 1075545 | 2399063 | 920622 | 435131 |
| 2012 | 3249214 | 2645844 | 2772127 | 1205763 | 477087 |
| 2013 | 3680070 | 3027912 | 3086506 | 1424788 | 593564 |

注:考虑到政策影响收入的滞后性,并考虑统计口径的问题,排除掉 2008 年和 2009 年的奇点数据,所以采用 2007—2010 年,2010—2013 年段来统计。

数据来源:2006—2013 年《全国中医药统计摘编》,缺 2006 年中医类诊所诊疗人次

结合上述数据,计算新医改前后中医类诊所收入支出的年平均增长速度:

①中医类诊所总收入的年平均增长速度:

2007—2010 年中医类诊所总收入的年平均增长速度是:

$$P1 = \sqrt[(2010-20067)]{a_{2010}/a_{2007}} - 1 = \sqrt[3]{3008216/1753735} - 1 \approx 0.197 = 19.7\%$$

2009—2013 年中医类诊所总收入的年平均增长速度是:

$$P2 = {}^{(2013-2010)}\sqrt{a_{2013}/a_{2010}} - 1 = \sqrt[3]{3680070/3008216} - 1 \approx 0.070 = 7.0\%$$

②中医类诊所医疗收入的年平均增长速度:

2007—2010 年中医类诊所医疗收入的年平均增长速度是:

$$P1 = {}^{(2010-2007)}\sqrt{a_{2010}/a_{2007}} - 1 = \sqrt[3]{1823281/476726} - 1 \approx 0.564 = 56.4\%$$

2010—2013 年中医类诊所医疗收入的年平均增长速度是:

$$P2 = {}^{(2013-2010)}\sqrt{a_{2013}/a_{2010}} - 1 = \sqrt[3]{3027912/1823281} - 1 \approx 0.184 = 18.4\%$$

③中医类诊所总支出的年平均增长速度:

2007—2010 年中医类诊所总支出的年平均增长速度是:

$$P1 = {}^{(2010-2007)}\sqrt{a_{2010}/a_{2007}} - 1 = \sqrt[3]{2604499/1501219} - 1 \approx 0.202 = 20.2\%$$

2010—2013 年中医类诊所总支出的年平均增长速度是:

$$P2 = {}^{(2013-2010)}\sqrt{a_{2013}/a_{2010}} - 1 = \sqrt[3]{3086506/2604499} - 1 \approx 0.058 = 5.8\%$$

④中医类诊所人员经费的年平均增长速度:

2007—2010 年中医类诊所人员经费的年平均增长速度是:

$$P1 = {}^{(2010-2007)}\sqrt{a_{2010}/a_{2007}} - 1 = \sqrt[3]{943314/556274} - 1 \approx 0.192 = 19.2\%$$

2010—2013 年中医类诊所人员经费的年平均增长速度是:

$$P2 = {}^{(2013-2010)}\sqrt{a_{2013}/a_{2010}} - 1 = \sqrt[3]{1424788/943314} - 1 \approx 0.147 = 14.7\%$$

⑤中医类诊所利润的年平均增长速度:

2007—2010 年中医类诊所利润的年平均增长速度是:

$$P1 = {}^{(2010-2007)}\sqrt{a_{2010}/a_{2007}} - 1 = \sqrt[3]{403717/252516} - 1 \approx 0.169 = 16.9\%$$

2010—2013 年中医类诊所利润的年平均增长速度是:

$$P2 = {}^{(2013-2010)}\sqrt{a_{2013}/a_{2010}} - 1 = \sqrt[3]{593564/403717} - 1 \approx 0.214 = 13.7\%$$

从计算结果上看，新医改后中医类门诊的总收入、医疗收入、总支出、人员经费、利润的年平均增长速度分别是 7.0%、18.4%、5.8%、14.7%、13.7%，相比新医改前的相关指标的年平均增长速度都有降低，和前面统计的中医类医院、中医类门诊部的情况大同小异。因此未来的政策要着重考虑如何提高基中医医疗机构特别是基层(中医门诊部、中医诊所)的盈利能力，在促进社会办中医医疗机构数量扩展的同时也要注重效益的提升。

**3. 小结**

(1)总体上，新医改后，中医类医疗机构无论从收入还是利润的年平均增长速度都要较新医改前有所降低。这些情况很可能是因为总体数量的增长带来了平均财务相关数据的下降。在这些数据中，尤其是利润水平下降的幅度最大。

(2)未来的政策要着重考虑如何提高基中医医疗机构特别是基层(中医门诊部、中医诊所)的盈利能力，在促进社会办中医医疗机构数量扩展的同时也要注重效益的提升。

(五)新医改前后中医机构从业人员数量增长情况

**1. 新医改前后中医类医院卫生技术人员的增长情况**

如表 2-11 所示，2007—2013 年我国中医类医院卫生技术人员数持续增加，从 2007 年的 410757 人，增加到 2013 年的 671376 人。其中执业医师和注册护士从 2007 年的 151432 人、133513 人增加到 2013 年的 225656 人、270831 人。

表 2-11　　　　　　　**2007—2013 年中医类医院卫生技术人员的变化情况**　　　（单位：人）

| 年份 | 卫生技术人员 | 执业医师 | 注册护士 |
|------|------------|---------|---------|
| 2007 | 410757 | 151432 | 133513 |
| 2008 | 435760 | 159119 | 145241 |
| 2009 | 471408 | 171416 | 164466 |
| 2010 | 511203 | 182837 | 184792 |
| 2011 | 549875 | 190365 | 205041 |
| 2012 | 611070 | 208415 | 238143 |
| 2013 | 671376 | 225656 | 270831 |

数据来源：2006—2013 年《全国中医药统计摘编》，缺 2006 年中医类诊所诊疗人次

结合上述数据，计算新医改前后中医类医院卫生技术人员数的平均发展速度：

（1）中医类医院卫生技术人员数的平均发展速度：

2007—2009 年中医类医院卫生技术人员数的年平均增长速度是：

$$P1 = \sqrt[(2009-2007)]{a_{2009}/a_{2007}} - 1 = \sqrt[2]{471408/410757} - 1 \approx 0.071 = 7.1\%$$

2009—2013 年中医类医院卫生技术人员数的年平均增长速度是：

$$P2 = \sqrt[(2013-2009)]{a_{2013}/a_{2009}} - 1 = \sqrt[4]{671376/471408} - 1 \approx 0.092 = 9.2\%$$

（2）中医类医院执业医师数的平均发展速度：

2007—2009 年中医类医院执业医师数的年平均增长速度是：

$$P1 = \sqrt[(2009-2007)]{a_{2009}/a_{2007}} - 1 = \sqrt[2]{171416/151432} - 1 \approx 0.064 = 6.4\%$$

2009—2013 年中医类医院执业医师数的年平均增长速度是：

$$P2 = \sqrt[(2013-2009)]{a_{2013}/a_{2009}} - 1 = \sqrt[4]{225656/171416} - 1 \approx 0.071 = 7.1\%$$

（3）中医类医院注册护士数的平均发展速度：

2007—2009 年中医类医院注册护士数的年平均增长速度是：

$$P1 = \sqrt[(2009-2007)]{a_{2009}/a_{2007}} - 1 = \sqrt[2]{164466/133513} - 1 \approx 0.110 = 11.0\%$$

2009—2013 年中医类医院注册护士数的年平均增长速度是：

$$P2 = \sqrt[(2013-2009)]{a_{2013}/a_{2009}} - 1 = \sqrt[4]{270831/164466} - 1 \approx 0.133 = 13.3\%$$

中医类医院卫生技术人员数新医改前的年平均增长速度为 7.1%，新医改后的年平均增长速度为 9.2%。因此表明新医改政策推出后对于促进中医类医院的人才总量上起到了一定的促进作用。

从人才结构上看，新医改后，中医执业医师和注册护士的年均增长速度都有所提高，但中医执业医师的年均增长速度只有微弱增长，增长幅度和增长速度都要低于注册护士的增长。未来的政策应该集中在如何进一步提高中医执业医师的数量和比例增长上来。

**2. 新医改前后基层中医医疗机构的卫生技术人员的增长情况**

（1）中医类门诊部卫生技术人员的增长情况。

如表 2-12 所示，2007—2013 年我国中医类门诊部卫生技术人员数持续增加，从 2007 年的 7275 人，增加到 2013 年的 13530 人。其中执业医师和注册护士从 2007 年的 3540 人、1341 人增加到 2013 年的 6812 人、2800 人。

表 2-12　　　　　　**2007—2013 年中医类门诊部卫生技术人员的变化情况**　　　（单位：人）

| 年份 | 卫生技术人员 | 执业医师 | 注册护士 |
|------|------|------|------|
| 2007 | 7275 | 3540 | 1341 |
| 2008 | 7425 | 3613 | 1382 |
| 2009 | 8309 | 3952 | 1600 |
| 2010 | 9420 | 4554 | 1838 |
| 2011 | 10235 | 5083 | 2037 |
| 2012 | 12083 | 6020 | 2446 |
| 2013 | 13530 | 6812 | 2800 |

数据来源：2006—2013 年《全国中医药统计摘编》，缺 2006 年中医类诊所诊疗人次

结合上述数据，计算新医改前后中医类门诊部卫生技术人员数的平均发展速度：

①中医类门诊部卫生技术人员数的平均发展速度：

2007—2009 年中医类门诊部卫生技术人员数的年平均增长速度是：

$$P1 = \sqrt[(2009-2007)]{a_{2009}/a_{2007}} - 1 = \sqrt[2]{8309/7275} - 1 \approx 0.069 = 6.9\%$$

2009—2013 年中医类门诊部卫生技术人员数的年平均增长速度是：

$$P2 = \sqrt[(2013-2009)]{a_{2013}/a_{2009}} - 1 = \sqrt[4]{13530/8309} - 1 \approx 0.130 = 13.0\%$$

②中医类门诊部执业医师数的平均发展速度：

2007—2009 年中医类门诊部执业医师数的年平均增长速度是：

$$P1 = \sqrt[(2009-2007)]{a_{2009}/a_{2007}} - 1 = \sqrt[2]{3952/3450} - 1 \approx 0.057 = 5.7\%$$

2009—2013 年中医类门诊部执业医师数的年平均增长速度是：

$$P2 = \sqrt[(2013-2009)]{a_{2013}/a_{2009}} - 1 = \sqrt[4]{6812/3952} - 1 \approx 0.071 = 14.6\%$$

③中医类门诊部注册护士数的平均发展速度：

2007—2009 年中医类门诊部注册护士数的年平均增长速度是：

$$P1 = \sqrt[(2009-2007)]{a_{2009}/a_{2007}} - 1 = \sqrt[2]{1600/1341} - 1 \approx 0.092 = 9.2\%$$

2009—2013 年中医类门诊部注册护士数的年平均增长速度是：

$$P2 = \sqrt[(2013-2009)]{a_{2013}/a_{2009}} - 1 = \sqrt[4]{2800/1600} - 1 \approx 0.150 = 15.0\%$$

新医改后中医类门诊部卫生技术人员的年平均增长速度要比新医改前的年平均增长速度快，中医类门诊部卫生技术人员新医改前的年平均增长速度为 6.9%，新医改后年平均增长速度为 13.0%。故新医改政策下中医类门诊部卫生技术人员的数量有了明显的发展。

人才结构上，新医改后，中医类门诊部执业医师和注册护士的年均增长速度很快，特别是执业医师的增长速度要大大高于中医类医院的增长速度，说明新医改政策对于促进中医类门诊部的人才引进和提升起到了较好的作用。

（2）中医类诊所卫生技术人员的增长情况。

如表 2-13 所示，2007—2013 年我国中医类诊所卫生技术人员数持续增加，从 2007 年的 59985 人，增加到 2013 年的 71149 人。其中执业医师和注册护士从 2007 年的 29449 人、10594 人增加到 2013 年的 40275 人、12452 人。

表 2-13　　　　　　　**2007—2013 年中医类诊所卫生技术人员的变化情况**　　　（单位：人）

| 年份 | 卫生技术人员 | 执业医师 | 注册护士 |
|---|---|---|---|
| 2007 | 59985 | 29449 | 10594 |
| 2008 | 59167 | 29889 | 10117 |
| 2009 | 61721 | 32236 | 10986 |
| 2010 | 64771 | 34567 | 11142 |
| 2011 | 65286 | 35749 | 11011 |
| 2012 | 66683 | 37382 | 11215 |
| 2013 | 71149 | 40275 | 12452 |

数据来源：2006—2013 年《全国中医药统计摘编》，缺 2006 年中医类诊所诊疗人次

结合上述数据，计算新医改前后中医类诊所卫生技术人员数的平均发展速度：

①中医类诊所卫生技术人员数的平均发展速度：

2007—2009 年中医类门诊部卫生技术人员数的年平均增长速度是：

$$P1 = \sqrt[(2009-2007)]{a_{2009}/a_{2007}} - 1 = \sqrt[2]{61721/59985} - 1 \approx 0.014 = 1.4\%$$

2009—2013 年中医类门诊部卫生技术人员数的年平均增长速度是：

$$P2 = \sqrt[(2013-2009)]{a_{2013}/a_{2009}} - 1 = \sqrt[4]{71149/61721} - 1 \approx 0.036 = 3.6\%$$

②中医类诊所执业医师数的平均发展速度：

2007—2009 年中医类门诊部执业医师数的年平均增长速度是：

$$P1 = \sqrt[(2009-2007)]{a_{2009}/a_{2007}} - 1 = \sqrt[2]{32236/29449} - 1 \approx 0.046 = 4.6\%$$

2009—2013 年中医类门诊部执业医师数的年平均增长速度是：

$$P2 = \sqrt[(2013-2009)]{a_{2013}/a_{2009}} - 1 = \sqrt[4]{40275/32236} - 1 \approx 0.057 = 5.7\%$$

③中医类诊所注册护士数的平均发展速度：

2007—2009 年中医类诊所注册护士数的年平均增长速度是：

$$P1 = \sqrt[(2009-2007)]{a_{2009}/a_{2007}} - 1 = \sqrt[2]{10986/10594} - 1 \approx 0.018 = 1.8\%$$

2009—2013 年中医类诊所注册护士数的年平均增长速度是：

$$P2 = \sqrt[(2013-2009)]{a_{2013}/a_{2009}} - 1 = \sqrt[4]{2800/1600} - 1 \approx 0.150 = 15.0\%$$

新医改后中医类诊所卫生技术人员的年平均增长速度要比新医改前的年平均增长速度

有所加快，但增长值远低于中医类医院和中医类门诊部的年均增长速度。其中中医类诊所卫生技术人员新医改前的年平均增长速度为1.4%，新医改后年平均增长速度为3.6%。从人才结构上看，中医类诊所中执业医师的年均增长幅度变化不大，而注册护士的增加比例相当大。

这些数据说明，新医改政策下，中医类诊所卫生技术人员总量虽有一定的提升，但增加幅度还不够理想，而且人才结构的优化上还需要进一步提升。未来的政策应该进一步鼓励和松绑中医执业医师创办中医诊所，同时也应为中医医师的自由流动提供更大程度上的支持。

**3. 小结**

（1）新医改政策对于推动中医类医院、中医类门诊部的卫生技术人员的数量和人才结构优化上有着较好的促进效果。

（2）但是，新医改政策下，中医类诊所卫生技术人员总量虽有一定的提升，但增加幅度还不够理想，而且人才结构的优化上还需要进一步提升。未来的政策应该进一步鼓励和松绑中医执业医师创办中医诊所，同时也应为中医医师的自由流动提供更大程度上的支持。

## （六）新医改前后社会办中医医院床位数增长情况

2006—2013年中医医院、民营医院、民营中医医院的床位数变化情况如表2-14所示。2006—2013年期间，中医医院、民营医院、民营中医医院的床位数持续增长。通过比较增长率，总体上床位数增长率从大到小依次是民营医院、民营中医医院、中医医院。

表2-14　　　　　　　　**2006—2013年各类医院床位数变化情况**　　　　　（单位：张）

| 年份 | 中医医院床位数 | 民营医院床位数 | 民营中医医院床位 |
|---|---|---|---|
| 2006 | 302200 | 191525 | 14527 |
| 2007 | 321600 | 230356 | 18417 |
| 2008 | 350300 | 273226 | 19939 |
| 2009 | 385600 | 328229 | 23344 |
| 2010 | 424200 | 373669 | 23222 |
| 2011 | 477100 | 461460 | 27844 |
| 2012 | 548000 | 582177 | 32641 |
| 2013 | 609000 | 713216 | 39803 |

数据来源：2007—2014年中国卫生统计年鉴

通过比较中医医院、民营医院、民营中医医院2006—2009年和2010—2013年的床位数的绝对数增长情况可知，新医改后，这三类机构的床位数的绝对数增长增加较大，见图2-5。其中，民营医院床位数新医改前后四年分别增长136704张、339547张；民营中医医

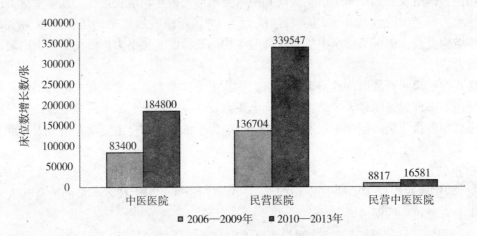

图 2-5　新医改前后各类医院床位数绝对数增长情况

院床位数新医改前后四年分别增长 8817 张和 16581 张。

　　新医改以来,在各类鼓励、扶持、推进社会办医及发展中医药事业等政策下,我国医院,特别是民营中医医院的床位等物质卫生资源不断增加。如图 2-6 所示,8 年间民营中医医院的床位数持续增长,且其占中医医院床位数的比例逐年增加,但其占民营医院床位数比例下降,说明民营中医医院的床位数扩张速度比不上民营西医院的扩张速度。

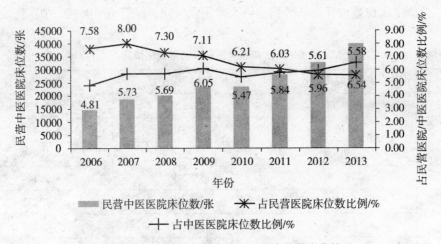

图 2-6　2006—2013 年民营中医医院床位数变化情况

　　结合上述数据,2006—2009 年民营中医医院床位数的年平均增长速度是:

$$P1 = \sqrt[(2009-2006)]{a_{2009}/a_{2005}} -1 = \sqrt[3]{23344/14527} -1 \approx 0.171 = 17.1\%$$

2019—2013 年民营中医医院床位数年均增长速度是:

$$P2 = \sqrt[(2013-2009)]{a_{2013}/a_{2009}} -1 = \sqrt[4]{39803/23344} -1 \approx 0.143 = 14.3\%$$

从计算结果上可以看出,新医改后,民营中医医院床位数的绝对数虽然是逐步增长,但年均增长速度反而低于新医改前，年均增长速度较以往降低了2.8个百分点，降低速度较快。

综合上述情况可知，新医改的相关政策并没有对民营中医院的床位数增加起到相应的促进作用，而且民营中医院的床位数的增长速度也比不上民营西医院的增长速度。这一方面可能是因为中医药诊疗的特色和特殊性，另一方面也说明民营中医院的床位数增长速度过慢可能会影响医院的诊疗服务人次和水平的进一步提升。如何促进和提升民营中医院的床位数，也是下一步相关政策需要关注的问题。

（七）总结

1. 从总体上看，通过比较新医改前后社会办中医的各类数据可知，新医改后我国社会办中医政策在促进社会办中医的机构数量、诊疗人次等方面都取得了较以往更好的效果，年均增长速度明显较医改前更高，这说明新医改政策在促进社会办中医的总量和总的服务能力方面还是卓有成效的，值得肯定和继续发扬。但是，在人力资源的优化、服务能力和办医层次上，新医改政策虽有一定的促进效果，但对于基层中医医疗机构来说效果不够明显，尤其是中医诊所。甚至在收入和盈利方面，中医医疗机构的年均增长速度较以往还有较大的下降趋势，尤其是基层中医医疗机构（特别是中医类诊所）表现更为明显。未来的政策应该积极关注这些因素，同时要把政策和资源更多地向基层中医医疗机构倾斜，以促进社会办中医的良性发展。

2. 从总体上看，新医改政策无论是对民营中医院的发展，还是对于基层医疗机构，如中医类门诊部和中医类诊所数量的扩展都起到了相当的促进作用，政策的实施效果是相当明显的，值得肯定。但从具体上看，中医类诊所的年平均增长速度远不及民营医院和中医类门诊部，不到它们增长率的一半，甚至在新医改前中医类诊所的数量还呈现负增长态势，也从另一个角度印证了"中医诊所的审批难"的说法。

3. 新医改后，中医类医院的年均诊疗人次的增长速度也有较大的提高。其中中西医结合医院的年均增长速度是最快的，达到了16.2%，其次是中医医院，为9.7%。从基层上看，中医类诊所诊疗人次的平均增长速度要比新医改前的平均增长速度大大加快，其中表现最突出的中医诊所，这说明未来中医服务能力的扩展上，中医诊所起着关键作用。

4. 总体上看，新医改后中医类医院的入院人次增长速度反而小于新医改前的增长速度。这说明新医改政策在促进中医医院在大病要病的服务能力上并没有起到很好的效果，需要进一步关注。

5. 新医改后，中医类医疗机构无论从收入还是利润的年平均增长速度都要较新医改前有所降低。这些情况很可能是因为总体数量的增长带来了平均财务相关数据的下降。在这些数据中，尤其是利润水平下降的幅度最大。

6. 新医改后，基层中医医疗机构的总收入和净利润的年均增长速度都较新医改前有所降低，说明新医改政策并未能够更大程度上改善社会办中医机构的财务状况的困境，甚至改善效果还不如新医改前，这值得我们深思和探讨其中背后的问题。虽然有可能是因为数量的扩大导致了相关年均增长速度的降低，但是基层中医医疗机构的盈利能力不足却是事实，而且已经严重限制了社会办中医政策的继续推进，解决这个问题已经刻不容缓。因此，未来的政策要着重考虑如何提高基中医医疗机构特别是基层（中医门诊部、中医诊所）的盈利能力，在促进社会办中医医疗机构数量扩展的同时也要注重效益的提升。

7. 新医改政策对于推动中医类医院、中医类门诊部的卫生技术人员的数量和人才结构优化上有着较好的促进效果。但是，新医改政策下，中医类诊所卫生技术人员总量虽有一定的提升，但增加幅度还不够理想，而且人才结构的优化上还需要进一步提升。未来的政策应该进一步鼓励和松绑中医执业医师创办中医诊所，同时也应为中医医师的自由流动提供更大程度上的支持。

8. 新医改的相关政策并没有对民营中医院的床位数增加起到相应的促进作用，而且民营中医院的床位数的增长速度也比不上民营西医院的增长速度。这一方面可能是因为中医药诊疗的特色和特殊性，另一方面也说明民营中医院的床位数增长速度过慢可能会影响医院的诊疗服务人次和水平的进一步提升。如何促进和提升民营中医院的床位数，也是下一步相关政策需要关注的问题。

### （八）对于进一步促进社会办中医的政策建议

在鼓励、扶持、推进社会办中医的过程中，现有政策在某方面取得了明显的成效，如中医类医疗机构的机构数、诊疗服务人次、卫生技术人员等持续增加且新医改后增长速度明显加快。但仍需提高中医类医疗机构的办医水平和服务能力，注重中医医疗机构、中西医结合医疗机构和民族医疗机构的平衡发展。未来政策的制定应倾向于发展民营基层中医类医疗机构和中西医结合医疗机构、民族医疗机构，特别应吸引更多的卫生技术人才投身其中。此外，发展社会办医，政府应该除了给政策，还应该给财政投入，促进社会办中医类医疗机构的健康快速发展。

1. 继续坚持鼓励社会资本举办医疗服务机构，特别是开办中医类医疗机构。新医改后，民营中医类医疗机构数量明显增多，越来越多的社会资本投入到中医药服务领域。故政策应进一步放开社会办中医的规划准入政策，降低社会办中医的门槛。

2. 进一步提高社会办中医类医疗机构特别是基层中医类医疗机构的服务能力和办医水平。从前面的分析可以看出，基层中医医疗机构的服务能力、办医水平还不能满足人民日益增长的卫生服务需求，盈利能力也需要进一步提高。故政策除了应注重社会办中医"量"的发展，还要重视社会办中医"质"的进步，同时要注意减轻社会办中医机构的税收负担，尤其是基层中医机构，扭转收支情况改善不足的局面。

3. 落实医师多点执业政策，积极探索医师多点执业政策的实施路径。解决好人才问题，促进人才结构的优化，就是对社会办中医发展瓶颈的突破。新医改后，非公立医疗机构卫生技术人员数量增长速度减慢，比例减少，是阻碍社会办医发展的关键因素。而促进卫生技术人才自由流动的医师多点执业政策存在"政府热、医院冷、医生观望"的情况，故应积极探索平衡各方的利益关系的途径，减少政策实施障碍。

4. 大力发展中医药事业，在价格、医保、税收等方面给予社会办中医的优惠。目前民营医疗机构中，中医类医疗机构的比例不高，与中医医疗投资收益率低有关。故政策应在价格方面增加中医医疗服务收费项目，提高中医医疗服务项目价格；在医保方面，将更多的中医医疗服务纳入医保报销报销范围；在税收方面适当延长民营中医类医疗机构的免税期等，吸引更多的社会资本举办中医医疗机构。

5. 明确政府和市场在医疗机构发展中的责任边界，充分放开社会资本服务区域和领域。在制定政策时，政府应认清政府和市场的作用边界，能有市场有效决定的，政府就不应该过多干预。这样才能充分放开中医医疗服务市场，推进社会办中医医疗机构的健康发展。

6. 积极探索中医医疗服务的价格改革和补偿机制作用。中医医疗机构的盈利不足的情况已经是普遍现状，新医改后相关情况并没有改善，甚至某种程度上还有继续下滑的态势，这在前面的数据统计中已有所体现。众所周知，中医药服务价廉物美，客观上对减轻社会总体医疗负担上起到了巨大的贡献，是中国医疗事业的重要组成部分。但是长期以来由于价格低廉和利润低下，严重限制了中医药事业的发展。要想改变这个局面，就一定要积极研究和探索中医药服务的价格机制和财政补偿机制，让中医药服务的价值能够真正实现应有的回报，才能让中医药事业重新获得发展空间和土壤。

## 参考文献

[1]中共温州市委办公室．中共温州市委温州市人民政府关于加快推进社会资本举办医疗机构的实施意见[Z]．2013．

[2]四川省卫生厅．四川省商务厅．关于印发《四川省中外合资合作医疗机构管理办法》的通知[Z]．2012．

[3]中华人民共和国卫生部、中华人民共和国对外贸易经济合作部．《中外合资、合作医疗机构管理暂行办法》[Z]．2000．

[4]江苏省发展和改革委员会．沭阳县发改局关于贯彻落实省政府《关于加快健康服务业发展的实施意见》座谈会发言稿[EB/OL]．（2014-10-23）．http：//www.jsdpc.gov.cn/xwzx/ztxx/2014/jsjkfwyfz/shby/201408/t20140814_399975.html．

[5]浙江省人民政府．浙江省人民政府关于促进民营医疗机构加快发展的意见[Z]．2013．

[6]杭州市人民政府．杭州市人民政府关于进一步促进社会资本举办医疗机构发展的实施意见[Z]．2014．

[7]宁波市人民政府．宁波市人民政府关于进一步促进社会资本举办医疗机构发展的实施意见[Z]．2014．

[8]重庆市卫计委．重庆市卫生局中医药科技奖励管理办法(试行)[Z]．2013．

[9]重庆市中医管理局．关于垫江县坚持中西医并重提前实现"看病不出县"医改目标的报告[Z]．2014．

[10]金春林，李芬，王贤吉．当前我国医改发展路径和建议[J]．中国卫生资源，2014，17(2)．

[11]陈振明．政策科学：公共政策分析导论[M]．北京：中国人民大学出版社，1992：73-75

（饶远立、陈沛军、邹晓琦）

# 第三部分　社会办中医的现状与多元化模式

## 一、国内社会办中医的规模与效率

（一）社会办中医的现状与总量分析

**1. 全国社会办中医机构总量及态势分析**

（1）2013年社会办中医机构的总量分析。

从中国卫生统计年鉴得知2013年，我国社会办中医机构总量为39006个，其中中医民营医院678个，中医类门诊部1283个，中医类诊所37045个，占比分别为2%、3%、95%（见图3-1）。中医类诊所占社会办中医机构总量的95%，这充分说明中医类诊所是社会办中医的主体组成部分，也恰是中医自身的传统、特点和优势所决定的。因此，政府在制定推进社会办中医政策时需特别关注对于中医类诊所的扶持与促进。

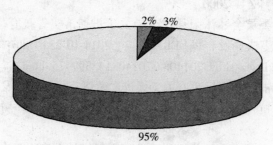

图3-1　2013年我国各类社会办中医机构占比情况

（2）社会办医类医院总量的年增长率情况。

由表3-1可见，从数量上看，社会办医院的总量已超过26%，呈现逐年下降的趋势。但是，就社会办医机构的数量来看，社会办医的总规模已接近预定目标，但是其中社会办中医的比例却较低，远低于全国中医类医院占全国医院总数的占比26.86%（2012年全国医院总数为23170个，其中，中医类医院6224个），因此，在"十三五"期间，社会办中医的总规模或数量应适当增加。根据《关于加快发展社会办医的若干意见》中的有关精神，"十三五"期间增加的社会办医机构应优先发展康复医院、老年病医院、护理院、临终关怀医院、中医专科医院、中医坐堂医诊所和名老中医中医诊所。

表 3-1　　　2005、2008—2012 年全国医院按类别分的数量和占比（%）情况

| 年份 | 2005 | 2008 | 2009 | 2010 | 2011 | 2012 |
|---|---|---|---|---|---|---|
| 总计 | 18703 | 19712 | 20291 | 20918 | 21979 | 23170 |
| 按登记注册类型分 | | | | | | |
| 公立医院 | 15483 | 14309 | 14051 | 13850 | 13539 | 13384 |
| 民营医院 | 3220 | 5403 | 6240 | 7068 | 8440 | 9786 |
| 按主办单位分 | | | | | | |
| 政府办 | 9880 | 9777 | 9651 | 9629 | 9579 | 9637 |
| 社会办 | 6604 | 6048 | 6046 | 5892 | 5926 | 6029 |
| 个人办 | 2219 | 3887 | 4594 | 5397 | 6474 | 7504 |
| 社会办医的占比% | 35.3 | 30.68 | 27.79 | 28.17 | 26.97 | 26.02 |

资料来源：2013 年中国卫生统计年鉴

（3）社会办中医医疗机构年增长率与 2020 年目标值的测算。如表 3-2 和图 3-2 所示，社会办中医机构由 2008 年的 29768 个增长为 2013 年的 37865 个，年增长率在 2013 年最高，为 6.94%。说明，社会办中医机构数逐年增长，近年来发展更快。

表 3-2　　　2008—2013 年社会办中医医疗机构数量变化情况

| 年份 | 机构数 | 机构数年增长率 |
|---|---|---|
| 2008 | 29768 | |
| 2009 | 31001 | 4.14% |
| 2010 | 32814 | 5.85% |
| 2011 | 34416 | 4.88% |
| 2012 | 35409 | 2.89% |
| 2013 | 37865 | 6.94% |

资料来源：国家卫生与计划生育委员会统计表

2020 年目标值的测算如下：

从 2008—2013 年的历史观测数据可以看出，社会办中医医疗机构数的年增长率是不断增长的，年增长率的年均增长率为 13.8%。

$$p = \sqrt[(2013-2009)]{\frac{6.94}{4.14}} - 1 = 0.138$$

以 2013 年的年增长率 6.94% 为基数，13.8% 为年均增长率，那么到 2020 年，社会办中医医疗机构数的年增长率将达到 17.15%。

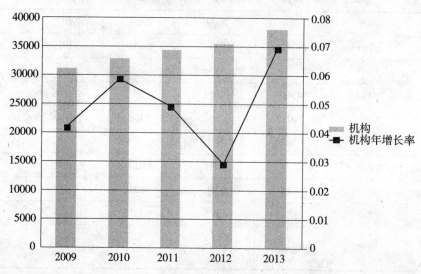

图 3-2　2008—2013 年社会办中医医疗机构数量
资料来源：国家卫生与计划生育委员会统计表

$$6.94 \times (1 + 0.138)^{(2020-2013)} = 17.15$$

（4）2008—2013 年全国中医民营医院数量变化情况。

由表 3-3 可知，2008—2013 年全国中医医院机构数逐年上涨，由 2688 个增长到 3015 个，增长了 327 个，增长率为 12.17%。其中，公立中医院机构数由 2324 个增长为 2337 个，增长了 13 个，增长率为 0.56%；而民营中医院从 364 个增长到 678 个，增长了 314 个，增长率为 86.26%。从这些数据可以看出，民营中医院的增长速度要远远高于公立中医院的增长速度，民营中医药在全国中医院的占比也逐渐提高，已经达到 22.28%，说明目前中医民营医院机构数仍处于辅助的地位，也从客观上反映了社会发展的趋势及政府政策导向的倾向。

表 3-3　　　　　　　　　　**2008—2013 年中医医院机构数变化情况**

| 年份 | 中医医院机构数（个） | | |
| --- | --- | --- | --- |
| | 合计 | 公立医院 | 民营医院 |
| 2008 年 | 2688 | 2324 | 364 |
| 2009 年 | 2728 | 2312 | 416 |
| 2010 年 | 2778 | 2328 | 450 |
| 2011 年 | 2831 | 2318 | 513 |
| 2012 年 | 2889 | 2318 | 571 |
| 2013 年 | 3015 | 2337 | 678 |

资料来源：2009—2014 中国卫生统计年鉴

图 3-3 为 2008—2013 年全国中医民营医院机构数变化情况。由图 3-3 可知，全国中医民营医院机构数逐年上涨，但每一年的增长速度略有差异。其中 2012—2013 年的增长速度最大，为 18.74%，2009—2010 的增长速度最小，仅为 8.17%。

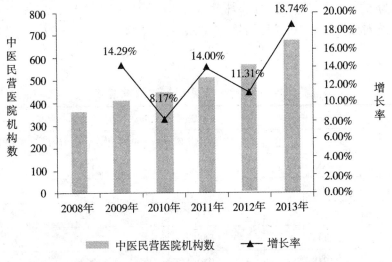

图 3-3　2008—2013 年全国中医民营医院机构数变化情况

资料来源：2009—2014 中国卫生统计年鉴

由图 3-4 可知，2013 年，全国中医医院机构数中，中医民营医院仅占 22%，远远小于中医公立医院的 78%。说明目前中医民营医院机构数和中医公立医院相比，是处于补充和辅助的地位，从相当长一段时间来看，这一趋势不会有大的改变。

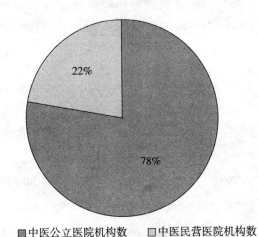

图 3-4　2013 年全国中医公立、民营医院机构数占比情况

资料来源：2014 中国卫生统计年鉴

（5）2008—2013 年全国中医类门诊部数量变化情况。

由表 3-4 可知，2008—2013 年全国中医类门诊部数逐年上涨，由 800 个增长到 1283 个，增长了 483 个，增长率为 60.38%。其中，中医门诊部数由 613 个增长为 991 个，增长了 378 个，增长率为 61.66%；中西医结合门诊部从 179 个增长到 279 个，增长了 100 个，增长率为 55.87%；民族医门诊部从 8 个增长到 13 个，增长了 5 个，增长率为 62.50%。从绝对数上看，中医门诊部增长数最大；从相对数看，民族医门诊部的增长率最大。

表 3-4　　　　　　　　　　　　　　2008—2013 年中医类门诊部数变化情况

| | 中医类门诊部数（个） | | | |
| --- | --- | --- | --- | --- |
| | 合计 | 中医门诊部 | 中西医结合门诊部 | 民族医门诊部 |
| 2008 年 | 800 | 613 | 179 | 8 |
| 2009 年 | 866 | 681 | 176 | 9 |
| 2010 年 | 937 | 734 | 192 | 11 |
| 2011 年 | 1113 | 848 | 253 | 12 |
| 2012 年 | 1218 | 910 | 297 | 11 |
| 2013 年 | 1283 | 991 | 279 | 13 |

资料来源：2009—2014 中国卫生统计年鉴

图 3-5 为 2008—2013 年全国中医类门诊部数增长率变化情况。由图 3-5 可知，中医门诊部数逐年上涨，中西医结合门诊部数和民族医门诊部数总体上涨，但分别于 2009 年、2012 年轻微下降，各类中医类门诊部数的每年增长速度也有差异。其中，中医门诊部

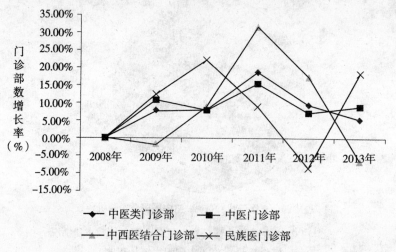

图 3-5　2008—2013 年全国中医类门诊部数量变化情况

资料来源：2009—2014 中国卫生统计年鉴

2010—2011年的增长速度最大，为15.53%，中西医结合门诊部2010—2011年的增长速度最大，为31.77%，民族医门诊部2009—2010年的增长速度最大，为22.22%。

由图3-6可知，就2013年中医类门诊部的占比情况来看，中医门诊部占77%，中西医结合门诊部占31.77%，民族医门诊部占比最小，仅为1%。说明目前中医类门诊部主要以中医门诊部为主，中西医结合门诊部次之。

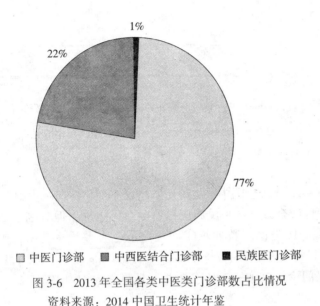

1%
22%
77%

☐ 中医门诊部　▨ 中西医结合门诊部　■ 民族医门诊部

图3-6　2013年全国各类中医类门诊部数占比情况
资料来源：2014中国卫生统计年鉴

（6）2008—2013年全国中医类诊所数量变化情况。

由表3-5和图3-7可知，2008—2013年全国中医类诊所数逐年上涨，由31086个增长到37045个，增长了5959个，增长率为19.17%。其中，中医诊所数由23343个增长为29335个，增长了5992个，增长率为25.67%；中西医结合诊所从7404个减少到7286个，减少了118个，增长率为-1.59%；民族医诊所诊所从339个增长到424个，增长了85个，增长率为25.07%。由此可知：中医诊所数>中西医结合诊所数>民族医诊所数。

表3-5　　　　　　　　　　2008—2013年中医类诊所数变化情况

|  | 中医类诊所数(个) | | | |
|---|---|---|---|---|
|  | 合计 | 中医诊所 | 中西医结合诊所 | 民族医诊所 |
| 2008年 | 31086 | 23343 | 7404 | 339 |
| 2009年 | 30823 | 23593 | 6930 | 300 |
| 2010年 | 32496 | 24978 | 7159 | 359 |
| 2011年 | 33756 | 26115 | 7248 | 393 |
| 2012年 | 34707 | 27209 | 7088 | 410 |
| 2013年 | 37045 | 29335 | 7286 | 424 |

资料来源：2009—2014中国卫生统计年鉴

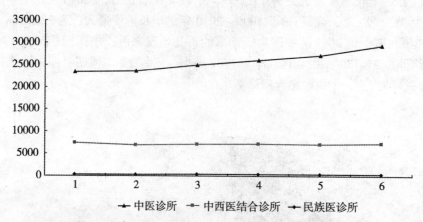

图 3-7  2008—2013 年中医类诊所数增长变化情况
资料来源：2009—2014 中国卫生统计年鉴

图 3-8 为 2008—2013 年全国中医类诊所数增长率变化情况。由图 3-8 可知，中医诊所数逐年上涨，中西医结合诊所数和民族医诊所数总体上涨，但分别于 2009 年及 2012 年、2009 年下降，各类中医类诊所数的每年增长速度也有差异。其中，中医门诊部 2012—2013 年的增长速度最大，为 7.81%，中西医结合门诊部 2009—2010 年的增长速度最大，为 3.30%，民族医门诊部 2009—2010 年的增长速度最大，为 19.67%。

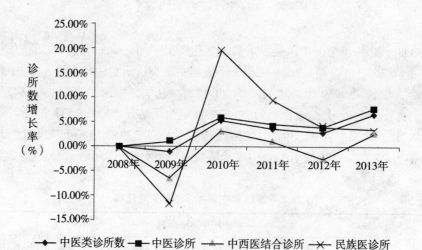

图 3-8  2008—2013 年中医类诊所数增长率变化情况
资料来源：2009—2014 中国卫生统计年鉴

由图 3-9 可知，就 2013 年全国各类中医类诊所数占比情况来看，中医诊所占 79%，中西医结合诊所占 20%，民族医诊所占比最小，仅为 1%。说明目前中医类诊所主要以中医诊所为主，中西医结合诊所次之。

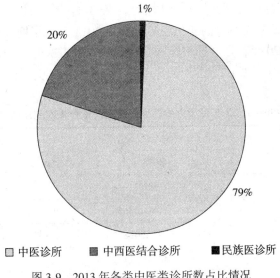

图 3-9　2013 年各类中医类诊所数占比情况

资料来源：2014 中国卫生统计年鉴

**2. 全国社会办中医机构诊疗人次数的总量及态势分析**

（1）2013 年全国社会办中医机构诊疗人次数的总量分析。

2013 年，我国社会办中医机构诊疗人次数总量为 14217.1 万人次，其中中医民营医院 1724.2 万人次，中医类门诊部 1433.6 万人次，中医类诊所 11059.3 万人次，分别占比 12%，10%，78%（见图 3-10）。由此可见，数量庞大的中医类诊所承担和分流了全国中医机构门诊量的绝大部分，它们不仅是中医医疗服务的生力军，也是中国卫生服务的关键组成部分。

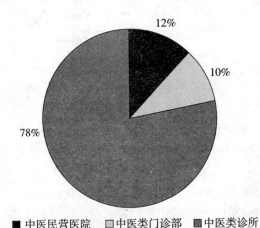

图 3-10　2013 年全国各类社会办中医机构诊疗人次占比情况

资料来源：2014 中国卫生统计年鉴

（2）2008—2013 年社会办中医医院诊疗人次增长情况。

从 2008—2013 年的历史观测数据可以看出（表 3-6、图 3-11），社会办中医医疗机构总诊疗人次数的年增长率无明显的变化趋势，若以 2013 年的年增长率为基数，9.5% 为年均增长率，那么到 2020 年，社会办中医医疗机构总诊疗人次的年增长率为 15.25%。计算公式如下：（$8.08 \times (1+0.095)^{(2020-2013)} = 15.25$）

表 3-6　　　　　**2008—2013 年社会办中医医疗机构总诊疗人次变化情况**

| 年份 | 总诊疗人次 | 总诊疗人次年增长率 |
| --- | --- | --- |
| 2008 | 86781076 | |
| 2009 | 100972104 | 16.35% |
| 2010 | 109020865 | 7.97% |
| 2011 | 121524285 | 11.47% |
| 2012 | 126795111 | 4.34% |
| 2013 | 137044887 | 8.08% |

资料来源：国家卫生与计划生育委员会统计表

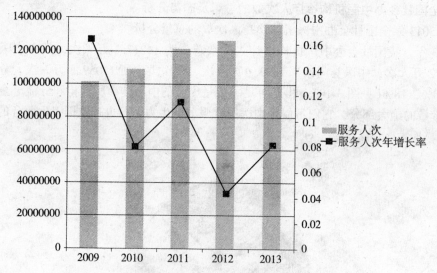

图 3-11　2008—2013 年社会办中医医疗机构总诊疗人次变化情况
资料来源：国家卫生与计划生育委员会统计表

（3）2008—2013 年全国中医民营医院诊疗人次数变化情况。

由表 3-7 可知，2008—2013 年全国中医医院诊疗人次逐年上涨，由 27540.9 万人次增长到 43726.3 万人次，增长了 16185.4 万人次，增长率为 58.77%。其中，公立中医院诊疗人次由 26622.2 万人次增长到 42002.1 万人次，增长了 15379.9 万人次，增长率为 57.77%；而民营中医院从 918.8 万人次增长到 1724.2 万人次，增长了 805.4 万人次，增长率为 87.66%，大于公立中医院的增长幅度，说明中医民营医院的扩张速度要超过公立医院。

表 3-7　　　　　　　　　　　　2008—2013 年中医医院诊疗人次变化情况

| 年份 | 中医医院诊疗人次（万人次） | | |
| --- | --- | --- | --- |
| | 合计 | 公立医院 | 民营医院 |
| 2008 年 | 27540.9 | 26622.2 | 918.8 |
| 2009 年 | 30145.8 | 29001.1 | 1144.7 |
| 2010 年 | 32770.2 | 31761.0 | 1009.2 |
| 2011 年 | 36120.6 | 34871.7 | 1248.9 |
| 2012 年 | 40705.2 | 39258.2 | 1447.0 |
| 2013 年 | 43726.3 | 42002.1 | 1724.2 |

资料来源：2009—2014 中国卫生统计年鉴

　　图 3-12 为 2008—2013 年全国中医民营医院诊疗人次变化情况。由图 3-12 可知，全国中医民营医院诊疗人次总体上涨，但每一年的增长速度不一致。其中，2008—2009 年的增长速度最大，为 24.59%，但在 2010 年又呈现负增长，增长速度-11.84%。

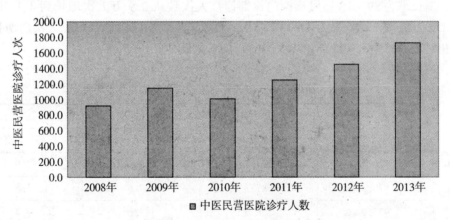

图 3-12　2008—2013 年全国中医民营医院诊疗人次变化情况
资料来源：2009—2014 中国卫生统计年鉴

　　图 3-13 为全国中医公立、民营医院诊疗人次占比情况。2013 年，在全国中医医院诊疗人次中，中医民营医院仅占 4%，远远小于中医公立医院的 96%。说明目前中医民营医院诊疗人次和中医公立医院相比，基本处于边缘位置，完全构不成竞争，没有起到替代和补充的作用，未来还是应该继续鼓励和发展民营中医院的数量和规模。
　　（4）2008—2013 年全国中医类门诊部诊疗人次数变化情况。
　　由表 3-8 可知，2008—2013 年全国中医类门诊部诊疗人次数逐年上涨，由 726.7 万人

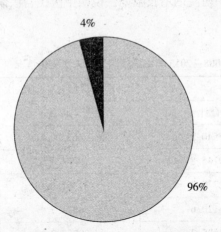

图 3-13　2013 年全国中医公立、民营医院诊疗人次占比情况
资料来源：2014 中国卫生统计年鉴

次增长到 1433.6 万人次，增长了 706.9 万人次，增长率为 97.28%。其中，中医门诊部诊疗人次数由 574.7 万人次增长为 1221.6 万人次，增长了 646.9 万人次，增长率为112.56%；中西医结合门诊部诊疗人次从 149.1 万人次增长到 207.9 万人次，增长了 58.8 万人次，增长率为 39.44%；民族医门诊部诊疗人次数从 2.9 万人次增长到 4.1 万人次，增长了 1.2 万人次，增长率为 41.38%。从绝对数上看，中医门诊部诊疗人次的增长数最大；从相对数看，中医门诊部诊疗人次的增长率也最大。

表 3-8　　　　　　　　　**2008—2013 年中医类门诊部诊疗人次数变化情况**

| 年份 | 中医类门诊部诊疗人次数(万人次) | | | |
| --- | --- | --- | --- | --- |
| | 合计 | 中医门诊部 | 中西医结合门诊部 | 民族医门诊部 |
| 2008 年 | 726.7 | 574.7 | 149.1 | 2.9 |
| 2009 年 | 820.3 | 681.2 | 137.6 | 1.5 |
| 2010 年 | 975.9 | 808.9 | 164.6 | 2.4 |
| 2011 年 | 1127.9 | 934.8 | 189.2 | 4.0 |
| 2012 年 | 1290.8 | 1069.5 | 217.8 | 3.5 |
| 2013 年 | 1433.6 | 1221.6 | 207.9 | 4.1 |

资料来源：2009—2014 中国卫生统计年鉴

图 3-14 为 2008—2013 年全国中医类门诊部诊疗人次数增长率变化情况。由图 3-11 可知，中医门诊部诊疗人次数逐年上涨，中西医结合门诊部诊疗人次数和民族医门诊部诊疗人次数总体上涨，但分别于 2009 年及 2013 年、2009 年及 2012 年轻微下降，各类中医类

门诊部诊疗人次数的每年增长速度也有差异。其中，中医门诊部 2009—2010 年的增长速度最大，为 18.75%，中西医结合门诊部 2009—2010 年的增长速度最大，为 19.62%，民族医门诊部 2010—2011 年的增长速度最大，为 66.67%。

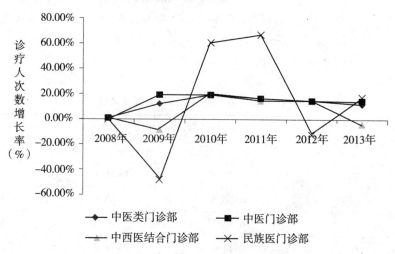

图 3-14 2008—2013 年中医类门诊部诊疗人次数增长率变化情况

资料来源：2009—2014 中国卫生统计年鉴

图 3-15 为 2013 年全国各类中医类门诊部诊疗人次数占比情况。由图 3-15 可知，中医门诊部占 85%，中西医结合门诊部占 15%，民族医门诊部占比极其微小，接近 0。说明目前在中医类门诊部中，中医门诊部占了绝大部分的门急诊患者资源，相比中西医结合门诊部和民族医门诊部，更受老百姓欢迎。

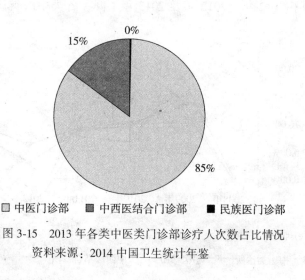

图 3-15 2013 年各类中医类门诊部诊疗人次数占比情况

资料来源：2014 中国卫生统计年鉴

（5）2008—2013 年全国中医类诊所诊疗人次数变化情况。

　　由表 3-9 可知，2008—2013 年全国中医类诊所诊疗人次数逐年上涨，由 7346.3 万人次增长到 11059.3 万人次，增长了 3713 万人次，增长率为 50.54%。其中，中医诊所诊疗人次数由 5470.9 万人次增长为 8616.7 万人次，增长了 3145.8 万人次，增长率为 57.50%；中西医结合诊所诊疗人次从 1804.1 万人次增长到 2341.5 万人次，增长了 537.4 万人次，增长率为 29.79%；民族医诊所诊所诊疗人次数从 71.3 万人次增长到 101.1 万人次，增长了 29.8 万人次，增长率为 41.80%。从绝对数上看，中医诊所诊疗人次的增长数最大；从相对数看，中医诊所诊疗人次的增长率也最大。

表 3-9　　　　　　　　　　　**2008—2013 年中医类诊所诊疗人次变化情况**

| | 中医类诊所诊疗人次（万人次） | | | |
|---|---|---|---|---|
| | 合计 | 中医诊所 | 中西医结合诊所 | 民族医诊所 |
| 2008 年 | 7346.3 | 5470.9 | 1804.1 | 71.3 |
| 2009 年 | 8398.5 | 6176.8 | 2140.1 | 81.6 |
| 2010 年 | 9178.3 | 6796.1 | 2283.8 | 98.3 |
| 2011 年 | 9981.0 | 7414.0 | 2458.0 | 109.0 |
| 2012 年 | 10250.2 | 7857.7 | 2291.0 | 101.5 |
| 2013 年 | 11059.3 | 8616.7 | 2341.5 | 101.1 |

资料来源：2009—2014 中国卫生统计年鉴

　　图 3-16 为 2008—2013 年全国中医类诊所诊疗人次数增长率变化情况。由图 3-13 可知，中医诊所诊疗人次数逐年上涨，中西医结合诊所诊疗人次数和民族医诊所诊疗人次数总体上涨，但分别于 2012 年、2012 年及 2013 年下降，各类中医类诊所诊疗人次数的每

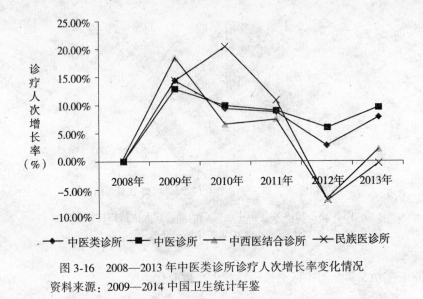

图 3-16　2008—2013 年中医类诊所诊疗人次增长率变化情况
资料来源：2009—2014 中国卫生统计年鉴

年增长速度也有差异。其中,中医诊所 2008—2009 年的增长速度最大,为 12.90%,中西医结合诊所 2008—2009 年的增长速度最大,为 18.62%,民族医诊所 2009—2010 年的增长速度最大,为 20.47%。

图 3-17 为 2013 年全国各类中医类诊所诊疗人次数占比情况。由图 3-14 可知,中医诊所占 78%,中西医结合诊所占 21%,民族医诊所占比极其微小,仅为 1%。说明目前在中医类诊所中,中医诊所占了绝大部分的门急诊患者资源,相比中西医结合诊所和民族医诊所,更受老百姓欢迎。

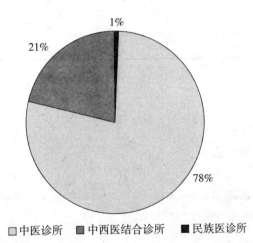

图 3-17　2013 年各类中医类诊所诊疗人次占比情况
资料来源:2014 中国卫生统计年鉴

### 3. 全国社会办中医机构基层卫生人员数量的总量及态势分析

(1)总量及态势。

2013 年,全国中医机构从业人员总数为 894690 人,全国中医类门诊部的卫生人员有 16698 人,全国中医类门诊部的卫生人员有 73524 人(注:因统计年鉴部分缺少中医民营医院从业人员数的统计,故在此未进行分析),分别占比:1.9% 和 8.2%,中医类诊所的卫生人员数是中医类门诊部的 4 倍多。这说明,在基层中医诊疗机构中,从业人员主要集中在中医类诊所上,中医类门诊部的规模相对较大,单位从业人员数虽然较多,但数量上的差距导致了中医诊所才是中医从业人员的主要去向,这也表明社会办中医政策还是应该鼓励中医门诊部和中医诊所齐头并进发展,而中医诊所尤其需要着重关注。

由表 3-10 可知,2008—2013 年全国中医类门诊部卫生人员数逐年上涨,由 9671 人增长到 16698 人,增长了 7027 人,增长率为 72.66%。其中,中医门诊部卫生人员数由 7662 人增长为 13594 人,增长了 5932 人,增长率为 77.42%;中西医结合门诊部卫生人员数从 1943 人增长到 2991 人,增长了 1048 人,增长率为 53.94%;民族医门诊部卫生人员数从 66 人增长到 113 人,增长了 47 人,增长率为 71.21%。从绝对数上看,中医门诊部卫生人员数增长数最大;从相对数看,也是中医门诊部卫生人员数的增长率最大。

表 3-10　　　　　　　　2008—2013 年中医类门诊部卫生人员数变化情况

| | 中医类门诊部卫生人员数 | | | |
| --- | --- | --- | --- | --- |
| | 合计 | 中医门诊部 | 中西医结合门诊部 | 民族医门诊部 |
| 2008 年 | 9671 | 7662 | 1943 | 66 |
| 2009 年 | 10696 | 8701 | 1937 | 58 |
| 2010 年 | 12156 | 9822 | 2260 | 74 |
| 2011 年 | 13109 | 10573 | 2438 | 98 |
| 2012 年 | 15076 | 12045 | 2915 | 116 |
| 2013 年 | 16698 | 13594 | 2991 | 113 |

资料来源：2009—2014 中国卫生统计年鉴

图 3-18 为 2008—2013 年全国中医类门诊部卫生人员数增长率变化情况。由图 3-18 可知，中医门诊部卫生人员数逐年上涨，中西医结合门诊部卫生人员数和民族医门诊部卫生人员数总体上涨，但分别于 2008 年、2009 年及 2013 年下降，各类中医类门诊部卫生人员数的每年增长速度也有差异。其中，中医门诊部 2011—2012 年的增长速度最大，为 13.92%，中西医结合门诊部 2011—2012 年的增长速度最大，为 19.57%，民族医门诊部 2010—2011 年的增长速度最大，为 32.43%。

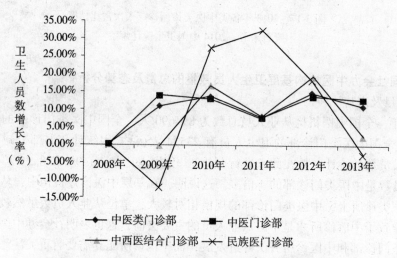

图 3-18　2008—2013 年中医类门诊部卫生人员数增长率变化情况
资料来源：2009—2014 中国卫生统计年鉴

图 3-19 为 2013 年全国各类中医类门诊部卫生人员数占比情况。由图 3-19 可知，中医门诊部占 81%，中西医结合门诊部占 18%，民族医门诊部占比最小，仅为 1%。说明目前在中医类门诊部中，中医门诊部占了绝大部分的卫生人力资源。

（2）2008—2013 年中医类诊所卫生人员数变化情况。

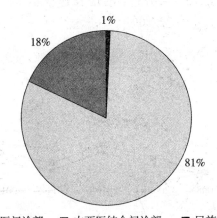

图 3-19　2013 年中医类门诊部卫生人员数增长率变化情况

资料来源：2014 中国卫生统计年鉴

由表 3-11 可知，2008—2013 年全国中医类诊所卫生人员数逐年上涨，由 63068 人增长到 73524 人，增长了 10456 人，增长率为 16.58%。其中，中医诊所卫生人员数由 43074 人增长为 54822 人，增长了 11748 人，增长率为 27.27%；中西医结合诊所卫生人员数从 19376 人减少到 17971 人，减少了 1405 人，增长率为−7.25%；民族医诊所卫生人员数从 618 人增长到 731 人，增长了 113 人，增长率为 18.28%。从绝对数上看，中医诊所卫生人员数增长数最大；从相对数看，也是中医诊所卫生人员数的增长率最大。

表 3-11　　　　　　　　**2008—2013 年中医类诊所卫生人员数变化情况**

| | 中医类诊所卫生人员数 | | | |
| --- | --- | --- | --- | --- |
| | 合计 | 中医诊所 | 中西医结合诊所 | 民族医诊所 |
| 2008 年 | 63068 | 43074 | 19376 | 618 |
| 2009 年 | 64013 | 44585 | 18907 | 521 |
| 2010 年 | 67165 | 47386 | 19142 | 637 |
| 2011 年 | 67590 | 48539 | 18379 | 672 |
| 2012 年 | 69199 | 50838 | 17643 | 718 |
| 2013 年 | 73524 | 54822 | 17971 | 731 |

资料来源：2009—2014 中国卫生统计年鉴

图 3-20 为 2008—2013 年全国中医类诊所卫生人员数增长率变化情况。由图 3-20 可知，中医诊所卫生人员数逐年上涨，中西医结合诊所卫生人员数总体下降，但于 2010 年、2013 年轻微上升，民族医诊所卫生人员数总体上涨，但于 2009 年下降，各类中医类诊所卫生人员数的每年增长速度也有差异。其中，中医诊所 2012—2013 年的增长速度最大，

为 7.84%，中西医结合诊所 2012—2013 年的增长速度最大，为 1.86%，民族医诊所 2009—2010 年的增长速度最大，为 22.26%。

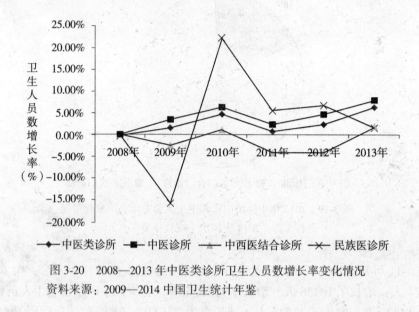

图 3-20　2008—2013 年中医类诊所卫生人员数增长率变化情况
资料来源：2009—2014 中国卫生统计年鉴

图 3-21 为 2013 年全国各类中医类诊所卫生人员数占比情况。由图 3-21 可知，中医诊所占 75%，中西医结合诊所占 24%，民族医诊所占比最小，仅为 1%。说明目前在中医类诊所中，中医诊所占了绝大部分的卫生人力资源。

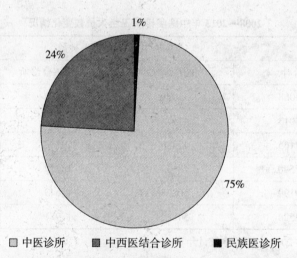

图 3-21　2013 年各类中医类诊所卫生人员数占比情况
资料来源：2014 中国卫生统计年鉴

**4. 全国社会办中医机构床位数的总量及态势分析**

(1)床位数总量统计。

2013 年，我国中医机构床位数是 794160 张，社会办中医机构床位数总量为 40610 张，占总数的 5.1%。如图 3-22 所示。

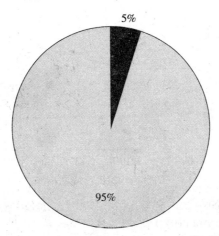

5%

95%

■ 社会办中医机构床位数 □ 公立中医机构床位数

图 3-22  2013 年全国各类中医机构床位数占比情况

资料来源：2013 中国卫生统计年鉴

(2)2008—2013 年全国中医民营医院床位数变化情况。

由表 3-12 可知，2008—2013 年全国中医医院床位数逐年上涨，由 350257 张增长到 608843 张，增长了 258586 张，增长率为 73.83%。其中，公立中医院床位数由 330318 个增长到 569040 张，增长了 238722 张，增长率为 72.27%；而民营中医院从 19939 张增长到 39803 张，增长了 19864 张，增长率为 99.62%，大于公立中医院的增长幅度，说明中医民营医院的床位扩张速度大于中医公立医院。

表 3-12　　　　　　　**2008—2013 年中医医院床位数变化情况**

| | 中医医院床位数 | | |
|---|---|---|---|
| | 合计 | 公立医院 | 民营医院 |
| 2008 年 | 350257 | 330318 | 19939 |
| 2009 年 | 385612 | 362278 | 23334 |
| 2010 年 | 424244 | 401022 | 23222 |
| 2011 年 | 477078 | 449234 | 27844 |
| 2012 年 | 547967 | 515326 | 32641 |
| 2013 年 | 608843 | 569040 | 39803 |

资料来源：2009—2014 中国卫生统计年鉴

图 3-23 为 2008—2013 年全国中医民营医院床位数变化情况。由图 3-20 可知，全国中医民营医院床位数总体上涨，但每一年的增长速度不一致。其中，2012—2013 年的增长速度最大，为 21.94%，而 2009—2010 年最小，呈负增长，增长速度−0.48%。

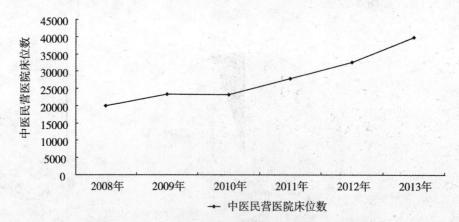

图 3-23　2008—2013 年全国中医民营医院床位数变化情况
资料来源：2009—2014 中国卫生统计年鉴

图 3-24 为 2013 年全国中医公立、民营医院床位数占比情况。由图 3-21 可知，在全国中医医院床位数中，中医民营医院仅占 7%，远远小于中医公立医院的百分比(93%)。说明目前中医民营医院床位数和中医公立医院相比，存在很大的差距，中医公立医院占有了绝大部分的床位资源，使得中医民营医院处于弱势地位。

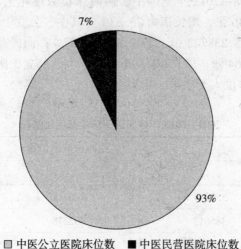

图 3-24　2013 年全国中医公立、民营医院床位数占比情况
资料来源：2014 中国卫生统计年鉴

**5. 全国社会办中医机构出院人数总量及态势分析**

（1）2013 年全国社会办中医机构出院人数变化情况。

2013 年，全国中医机构出院人数为 22759860 人，社会办中医机构出院人数为 1593000 人，占比为 7.0%，见图 3-25。

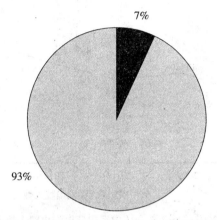

图 3-25　2013 年全国各类中医机构出院人数占比情况

资料来源：2014 中国卫生统计年鉴

（2）2008—2013 年全国中医民营医院出院人数变化情况。

由表 3-13 可知，2008—2013 年全国中医医院出院人数逐年上涨，由 8846520 人增长到 18157240 人，增长了 9310720 人，增长率为 105.25%。其中，公立中医院出院人数由 8480895 人增长到 17369958 人，增长了 8889063 人，增长率为 104.81%；而民营中医院从 365625 人增长到 787282 人，增长了 421657 人，增长率为 115.32%，大于公立中医院的增长幅度，高于全国平均水平，说明中医民营医院的住院需求增长高于中医公立医院。

表 3-13　　　　　　　　　**2008—2013 年中医医院出院人数变化情况**

| | 中医医院出院人数 | | |
|---|---|---|---|
| | 合计 | 公立医院 | 民营医院 |
| 2008 年 | 8846520 | 8480895 | 365625 |
| 2009 年 | 10260768 | 9785270 | 475498 |
| 2010 年 | 11600936 | 11156555 | 444381 |
| 2011 年 | 13412885 | 12878543 | 534342 |
| 2012 年 | 16362172 | 15717487 | 644685 |
| 2013 年 | 18157240 | 17369958 | 787282 |

资料来源：2009—2014 中国卫生统计年鉴

图 3-26 为 2008—2013 年全国中医民营医院出院人数变化情况。由图 3-26 可知，全国中医民营医院出院人数总体上涨，但每一年的增长速度不一致。其中，2008—2009 年的增长速度最大，为 30.05%，而 2009—2010 年最小，呈负增长，增长速度-6.54%。

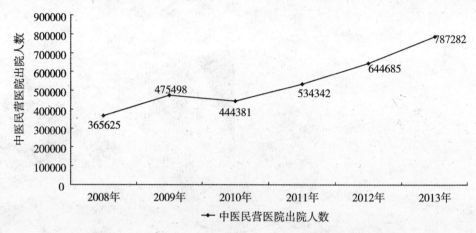

图 3-26 2008—2013 年全国中医民营医院出院人数变化情况

资料来源：2009—2014 中国卫生统计年鉴

图 3-27 为 2013 年全国中医公立、民营医院出院人数占比情况。由图 26 可知，在全国中医医院出院人数中，中医民营医院仅占 4%，远远小于中医公立医院的百分比（96%）。说明目前中医民营医院出院人数和中医公立医院相比，存在很大的差距，中医公立医院占有了绝大部分的住院患者资源。

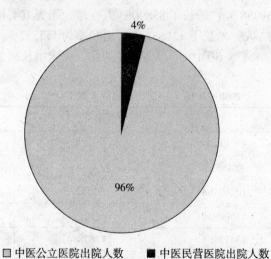

图 3-27 2013 年全国中医公立、民营医院出院人数占比情况

资料来源：2014 中国卫生统计年鉴

**6. 全国社会办中医院机构的服务效率分析**

（1）2011—2013 年中医民营医院病床使用率变化情况。

表 3-14 为 2011—2013 年全国中医医院病床使用率变化情况。由表可知，2013 年中医公立医院、民营医院的床位使用率均有所上涨，但变化幅度不大。其中，中医民营医院的病床使用率要低于中医公立医院，大约低了 30%，说明中医民营医院的病床使用效率要低于中医公立医院。

表 3-14 　　　　　　　　**2011—2013 年中医医院病床使用率变化情况**

| | 中医医院病床使用率（%） | | |
| --- | --- | --- | --- |
| | 合计 | 公立医院 | 民营医院 |
| 2011 年 | 86.3 | 87.9 | 60.2 |
| 2012 年 | 88.6 | 90.1 | 62.5 |
| 2013 年 | 88.6 | 90.3 | 62.7 |

资料来源：2012—2014 中国卫生统计年鉴

（2）2011—2013 年中医医院平均住院日变化情况。

表 3-12 为 2011—2013 年全国中医医院平均住院日变化情况。平均住院日是评价医院工作效率和效益、医疗质量和技术水平的综合指标，它比较全面地反映医院的医、护、技力量和医院的管理水平。在确保医院服务质量的前提下，通过缩短平均住院日能使医院在实现资源成本最小化的同时，减少患者的直接和间接费用，达到医院综合效益的最大化。

由表 3-15 可知，2013 年中医公立医院、民营医院的平均住院日与 2011 年相比，变化幅度不大。并且，中医民营医院的平均住院日与中医公立医院相比区别不大。说明中医民营医院的工作效率和中医公立医院没有明显的差别。

表 3-15 　　　　　　　　**2011—2013 年中医医院平均住院日变化情况**

| | 中医医院平均住院日 | | |
| --- | --- | --- | --- |
| | 合计 | 公立医院 | 民营医院 |
| 2011 年 | 10.5 | 10.5 | 10.3 |
| 2012 年 | 10.2 | 10.2 | 10.4 |
| 2013 年 | 10.1 | 10.1 | 9.7 |

资料来源：2012—2014 中国卫生统计年鉴

（3）2011—2013 年全国中医医院医师日均担负诊疗人次变化情况。

表 3-16 为 2011—2013 年全国中医医院医师日均担负诊疗人次变化情况。由表可知，2013 年中医公立医院医师日均担负诊疗人次有所上涨，但变化幅度不大，而中医民营医院维持不变。其中，中医民营医院的医师日均担负诊疗人次要低于中医公立医院，大约低

了 2.5，说明中医民营医院的门急诊医生平均每日的工作负担要低于中医公立医院。

表 3-16    **2011—2013 年中医医院医师日均担负诊疗人次变化情况**

| | 中医医院医师日均担负诊疗人次 | | |
| --- | --- | --- | --- |
| | 合计 | 公立医院 | 民营医院 |
| 2011 年 | 7.6 | 7.7 | 5.5 |
| 2012 年 | 7.9 | 8.0 | 5.5 |
| 2013 年 | 7.9 | 8.1 | 5.7 |

资料来源：2012—2014 中国卫生统计年鉴

（4）2011—2013 年全国中医医院医师日均担负住院床日变化情况。

表 3-17 为 2011—2013 年全国中医医院医师日均担负住院床日变化情况。由表可知，2013 年中医公立医院、民营医院医师日均担负住院床日有所上涨，但变化幅度不大。其中，中医民营医院的医师日均担负住院床日要略低于中医公立医院，说明中医民营医院的住院医生工作负担要略低于中医公立医院。

表 3-17    **2011—2013 年中医医院医师日均担负住院床日变化情况**

| | 中医医院医师日均担负住院床日 | | |
| --- | --- | --- | --- |
| | 合计 | 公立医院 | 民营医院 |
| 2011 年 | 2.1 | 2.1 | 1.7 |
| 2012 年 | 2.3 | 2.3 | 1.8 |
| 2013 年 | 2.4 | 2.4 | 1.9 |

资料来源：2012—2014 中国卫生统计年鉴

## 7. 总结

（1）2013 年，我国社会办中医机构总量为 39006 个，其中中医民营医院 678 个，中医类门诊部 1283 个，中医类诊所 37045 个，占比分别为 2%，3%，95%。而其中，中医类诊所占社会办中医机构总量的 95%，这充分说明中医类诊所是社会办中医的主体组成部分，也恰是中医自身的传统、特点和优势所决定的。因此，政府在制定推进社会办中医政策时需特别关注对于中医类诊所的扶持与促进。

（2）从 2008—2013 年的增长趋势看，民营中医院的增长速度要远远高于公立中医院的增长速度，这从客观上反映了社会发展的趋势及政府政策导向的倾向。但从总数上看，2013 年，全国中医医院机构数中，中医民营医院仅占 22%，远远小于中医公立医院的 78%。说明目前中医民营医院机构数和中医公立医院相比，是处于补充和辅助的地位，从相当长一段时间来看，这一趋势不会有大的改变。

（3）2013 年，我国社会办中医机构诊疗人次数总量为 14217.1 万人次。其中中医民营医院 1724.2 万人次，中医类门诊部 1433.6 万人次，中医类诊所 11059.3 万人次，分别占比 12%，10%，78%。由此可见，数量庞大的中医类诊所承担和分流了全国中医机构门诊量的绝大部分，它们不仅是中医医疗服务的生力军，也是中国卫生服务的关键组成部分。

（4）2013 年，在全国中医医院诊疗人次中，中医民营医院仅占 4%，远远小于中医公立医院的 96%。说明目前中医民营医院诊疗人次和中医公立医院相比，基本处于边缘位置，完全构不成竞争，没有起到替代和补充的作用，未来还是应该继续鼓励和发展民营中医院的数量和规模。

（5）2013 年，在社会办中医机构的诊疗人次数上，中医类诊所占了将近 80%。而在出院人数上，中医民营医院占了绝大部分比例。这说明中医类诊所的优势主要在于急诊和小病上，民营医院主要优势则在大病或者疑难杂病上，二者恰恰构成了较好的互补。

（6）从出院人数来看，2013 年，全国中医机构出院人数为 22759860 人，社会办中医机构出院人数为 1593000 人，占比为 7.0%。

（7）从床位数来看，2013 年，我国中医机构床位数是 794160 张，社会办中医机构床位数总量为 40610 张，占总数的 5.1%。从床位数的增长速度来看，中医民营医院的床位扩张速度要高于中医公立医院。

（8）就从业人员数来看，2013 年，全国中医机构从业人员总数为 894690 人，全国中医类门诊部的卫生人员有 16698 人，全国中医类门诊部的卫生人员有 73524 人（注：因统计年鉴部分缺少中医民营医院从业人员数的统计，故在此未进行分析），分别占比是：1.9%和 8.2%，中医类诊所的卫生人员数是中医类门诊部的 6 倍多。从绝对数上看，中医门诊部卫生人员数增长数最大；从相对数看，也是中医门诊部卫生人员数的增长率最大。

（9）2013 年，从服务效率上看，中医公立医院的病床使用率、医师日均担负诊疗人次、医师日均担负住院床日均高于中医民营医院。这说明公立医院在消费者心目中还是占有主导和权威地位，民营医院在分流患者方面还需要进一步提高。

## 二、国内社会办中医的各种模式与经验

新医改以来，我国积极推动和引导社会资本参与卫生事业的建设，鼓励社会资本举办各类医疗机构，特别是举办中医类医疗机构。中医药作为我国特有而珍贵的文化宝库，我们必须始终传承以及发扬中医药文化精髓。根据国家中医药管理局 2013 年全国中医药统计，2013 年全国各类卫生医疗机构达 973546 个，而中医机构仅有 41906 个，仅占全国卫生医疗机构数约 4.30%（由 2013 年中国卫生统计年鉴得知），社会办中医机构则是其中的一小部分。虽然在国家层面上通过政策大力支持和引导社会资本举办中医医疗机构，但是在市场经济的作用下社会办中医机构如果缺乏一套具有活力的经营和发展模式，还是难以生存和发展。目前已经有部分社会办中医机构脱颖而出，摸索出一套具有特色和活力的经营模式、发展模式，逐步形成自身独特的核心竞争力，在目前低迷的社会办中医环境上仍能成功地发展和壮大起来，总结出这些模式对于其他社会办中医机构的发展具有重要的借鉴作用。本文以祈福医院、和顺堂、固生堂、扶元堂、宏元堂中医院、康富来国医馆、十三行国医馆以及一家由老中医开办的中医诊所为例，探讨其独特的经营和发展模式，为社

会办中医的壮大和发展提供成功的经验以及对成功模式的借鉴与复制。

（一）以房地产社区为基础的祈福医院模式

2010年，《关于进一步鼓励和引导社会资本举办医疗机构的意见》明确规定要鼓励和支持社会资本举办各类医疗机构，需要调整和新增医疗卫生资源时，在符合准入标准的条件下，优先考虑由社会资本举办医疗机构，这一政策进一步推动了房地产资本进入医疗行业的步伐。房地产和医疗行业的结合，催生了一种新的社会办医模式——房地产医疗模式。近年来，房地产医疗在国内有了进一步的发展，如东莞康华集团投资的东莞康华医院、珠江地产计划打造的"珠江生命健康城及科技CBD"项目、燕达集团投资的燕达国际健康城等，而广州祈福集团投资建立的广州中医药大学祈福医院，则被评定为三级甲等营利性中医院，是社会办中医的成功典范。

广州祈福集团开发的祈福新邨被誉为"中国第一村"，2001年祈福集团投资在祈福新邨建立了自己的祈福医院，占地90000平方米，病床600张。祈福医院打造的是不同于一般医院的酒店园林式的环境，引进的是最新进的医疗设备和技术，现拥有逾千名国内外的专业医药护技人员，其中医生、护士各400人，还有大型现代化门诊部、住院部和急救中心，40多个临床科室，近200个门诊诊室，中西医内科、外科、妇科、儿科等专科俱全，自然疗法中心及肿瘤中心更是独具特色。2013年，门诊量达70万人次/年。目前，医院二期工程已正式动工，建成后医院病床总数将达到2100张，跻身于广州市屈指可数的规模较大的医院行列。①"优质、合理、独特、高效"是祈福医院办院方针，"五星级的医院，大众化的收费"是办院目标。在创院之初，董事长彭磷基就明确定位要把祈福医院办成凭借国际化医院管理水平和先进的医疗设备，展现现代科技和传统中医自然疗法的有机结合，中西医学和自然疗法相互交融的特色医院。祈福医院为社会资本举办中医院探索出一条有意义的发展模式之路。

民营祈福医院的办医经验及其给社会办医的启发是：

**1. 充分发挥房地产资本优势，打造舒适高端的医疗环境和服务品牌**

土地是制约社会资本进入医疗领域的重要因素，特别是举办大型的民营医院需要占用较大的土地面积，一般社会办医机构的企事业单位和个人不仅难以获得政府部门以划拨土地的方式的扶持，也较难筹集巨额资金用于土地购买，而大多是采用房屋租借的方式。相比而言，祈福集团用房地产开发获得的资本建设与社区配套的医院就具有明显优势，祈福医院占地90000平方米，比不少地区的公立三甲医院的占地面积还要大得多。该医院舍得重金投资建设园林式医院环境，设立酒店式客房式病房，在医院病区内还设有俱乐部、超市、药膳坊等完善的人文化的配套设施，营造了一个舒适的医疗环境。

**2. 按国际化标准进行医院管理，打造核心竞争力**

祈福医院按美国国际医疗机构认证联合委员会（JCI）的标准进行建设，建立了一套完善的医院质量改进管理体系，包括患者和家属的权利保护、患者健康状况评估、医护质量评估、对患者及其家属的健康教育、患者安全和感染控制与预防、设施管理与安全使用、

---

① 数据来源：祈福官网。

员工资格和持续教育、领导监管督导与信息管理等内容，经过多年建设，医院的质量管理达到国际先进水平，祈福医院已拥有 2 个国家级重点专科、9 个省级重点专科、3 个省级中医名科，2003 年祈福医院获得了 JCI 的国际医疗机构认证。祈福医院创立了集科研、临床、教学于一体的自然疗法中心，积极开展针灸推拿、热疗、排毒疗法等康复理疗、药膳治疗、音疗、书法疗法等技术融于一体的绿色综合疗法，建立了"回归自然，无创安全"的中西医结合特色医疗服务，还引进了氩氦刀、伽玛刀、光动力疗法、生物靶向治疗、基因治疗等先进技术，在肿瘤综合治疗等病种逐渐打造了中西合璧具有自己特色的核心竞争力。

**3. 细化服务产品，积极开展市场营销**

祈福医院以"优质、合理、独特、高效"为办院方针，以"五星级的医院，大众化的收费"作为医院的办院目标，将"人文关怀医院"作为致力塑造的医院形象，医院各项收费价格合理，且与广州市番禺区同级医院基本持平或者更低，让社区和周边群众以"平民化"的价格可以享受到国际水平的医疗服务。该医院一直十分注重市场营销，很早就设立了市场开拓部，针对本社区孕妇群体较为集中的需求，该医院将产科作为重点建设的科室，在满足社区居民医疗健康需求的同时，使重点科室得到了较好的发展，已经成功打造出祈福月子中心。

## （二）以药为先的 3+1 和顺堂模式

深圳和顺堂医药有限公司于 2005 年成立，历经十年，探索出区别于公立医院和私人诊所而具有中医特色的连锁经营模式，打造出"还中医药本色，还中医药尊严"的"和顺堂"品牌。和顺堂只专注于精品中药，有九成的收入都来自于中药饮片销售，并且有三成销售来自于外来处方，没有中成药也没有西医，将"精品中药"作为核心竞争力，不需依靠社保和政府补助，开拓出极具特色的中医药发展道路。

传统中医药发展方式是"医为主，药为辅"，和顺堂则选择以"药"为核心发展中医药事业，走出一条以精品中药生产标准化带动中医诊疗连锁服务标准化的创新之路。和顺堂创立了"名药、名医、名馆、名厂"3+1 连锁经营模式，名药是模式的核心，名医是模式的灵魂，名馆是模式的载体，名厂是模式的脊梁。名药、名医、名馆、名厂四位一体，环环相扣，名厂出名药，名药配名医，名医驻名馆，名馆促名厂，构成了连锁经营的循环体系，形成和顺堂特有的模式。该模式具有较强自我复制和自我增殖能力，根据调查截至 2015 年 4 月，十年期间和顺堂国医馆数已设立近 60 家，计划在 2015 年内增长至 70 家，遍布广州、深圳、香港、东莞等多个珠三角城市。

**1. "3+1"经营模式**

和顺堂 3+1 模式中"四名"环环相扣、相互促进，构成良好循环作用的经营模式。名厂出名药，2009 年和顺堂精品中药生产基地建成，实现药材产地与基原确定、田间种植指导、产新期一次性采购、生产、加工、检测、仓储、物流、销售全过程管理，确保高质量的精品中药；名药配名医，实现中药与中医强强联合，精品中药从种植开始，竭力减除二氧化硫、农残、重金属等有害物质的含量，最大程度上保留中药材精华的部分，保证了中医师的治疗效果；名医驻名馆，以连锁化的国医馆为平台，吸纳全国各地中医师人才，为社区居民提供便捷、专业、有效的中医服务，并构建"和大夫"名医团队，至今吸纳超过280名来自全国各地均为副主任中医师、主任中医师、资深中医教授、中医专家加入"和大夫"名医团体；名馆促名厂，"名馆"是由两部分组成的，一是以连锁化国医馆形式呈现，一是在公立医院内开设精品中药房，前者作为工厂生产中药的零售终端，后者则作为供应商为医院提供优质的中药饮片，共同促进工厂保持并进一步提高精品中药的质量。截至目前，和顺堂已在深圳市中医院、深圳市人民医院、东莞市中医院、惠州市中医院广州中山大学肿瘤医院等30余家公立医院设立精品中药房，遍及深圳市、广州、东莞、惠州城市内多个公立医院。"名药、名医、名馆、名厂"如果单看任一要素，不足以让和顺堂壮大和发展起来，但"3+1"模式则找到了每个要素之间的衔接点，联合起来形成一个相互支持、相互依赖、相互促进的良性循环体，这就是和顺堂模式的核心部分。

**2. 特点与优势**

和顺堂作为国内第一家提出专注"精品中药"理念的企业，提升中药饮片的质量是和顺堂赖以生存和发展的关键。2005年和顺堂成为津村企业大中华区总代理，日本津村企业具有在中药饮片方面的产地资源、核心技术、检验手段先进设备设施，代表着中药材先进生产技术的国际水平。在此期间是和顺堂进行中药饮片核心生产技术的引进、吸收、提高和转化的过程，为建设和顺堂精品中药生产基地作出充分的准备。和顺堂掌握了中药饮片现代化的生产技术、丰富的产地资源，这种自给自足的生产方式和生产技术成为了顺堂独特的优势，也成为在中医药市场上的核心竞争力。同时，所拥有连锁化的中医坐堂医和社区终端市场也是和顺堂一大优势。实现国医药堂的连锁化，迅速占据多个社区，为社区居民提供精品中药和专业中医诊断服务。

**3. 面临的问题与挑战**

和顺堂十年的历程以及今后的发展仍会面临众多的问题与挑战：（1）中医药"简、便、验、廉"特点中"廉"和和顺堂的精品中药路线产生冲突，精品中药在制作过程中所需的成本比较高，造成在价格方面比一般的药品贵2~3倍，在高成本高价值尚不被广大患者及相关主管机构理解认同的情况下，精品中药暂未能纳入医保报销的范围，无法成为医保定点单位。（2）和顺堂连锁国医药馆实际上属于中医坐堂医馆，目前无论是在国家层面上，还是地方政府层面上，对连锁式经营的中医坐堂医的相关扶持政策还是不到位的，例如在审批程序上比较繁琐，审批周期比较长等。（3）和顺堂的壮大和发展离不开中医师这类人才资源，但是目前的"医师多点执业"政策还没落实到位，一方面使得大量的中医师仍然被停留在公立医院，另一方面退休的老中医这类人才资源无法得到充分利用。

以药为先，打造有机中药、精品中药，和顺堂是国内连锁中医馆成功的先行者，其模式可供中药品连锁企业参考。

### （三）为名中医当经纪人的固生堂模式

固生堂是一家将中医养生作为服务理念和立业宗旨的中医服务企业，在短短五年的时间内建立了过百名名老中医团体，并与医学院校、公立中医医院进行战略性合作在北京、深圳、广州地区已投资建立5家中医医疗机构。固生堂以连锁中医医疗机构为基础，名中医为支持，将完善的服务体系和中医药文化有机结合，推行"360°中医养生"服务理念，打造我国中医特色的养生品牌。固生堂以"名医"为核心竞争力，吸引各地名中医加入团体。根据固生堂公布的数据显示，固生堂旗下的中医医疗机构在北京地区已经招纳国家级、省级名中医 18 名中医师，深圳地区有 29 名中医，广州地区有 34 名。名医团队是固生堂最宝贵的资源，也是在市场上最核心的竞争力，为了打造出可持续发展的名中医团队，固生堂积极探索一种有效的中医传承模式，为中医传承注入新的活力。"经纪人"模式、"3+1"模式就是固生堂摸索出一种围绕"名医"，丰富名中医资源的中医传承模式。同时，固生堂创新融入互联网思维构建新型的社区医疗模式，将互联网的海量、黏性、免费、产品思维引入中医领域，形成互联网思维下的固生堂创新模式——"海量、高频、用户和极简"。[3]

**1. 充当名中医"经纪人"角色，重建师徒传承制**

固生堂运作模式与影视业华谊兄弟公司相似，华谊兄弟公司运营模式的核心在于导演和演员，而固生堂则在于中医师。固生堂担任一名"经纪人"的角色，协助名医开医馆，由固生堂筹资并掌握绝大部分股权，给予医师约 30%~40% 的股份，诊疗收费归医师所有。此外，固生堂招纳一些年轻的中医师，作为"经纪人"制定一系列人才培养计划，跟随名中医出诊、抄方、研究病案等。对于固生堂来说，在获得经济上的回报同时，也能通过招纳名医不断吸引更多的患者来就诊。对中医师来说，既体现自身的价值也拥有了中医的尊严。在"经纪人"模式的基础上，以市场思维重建师徒传承制，招纳中医药毕业生加入名医梯队，形成"1+3"模式。固生堂和招纳中医药毕业生，并签下长期的工作合同，中医药毕业生在第一年，在固生堂旗下的医馆跟随名中医出诊、抄方、整理和研究病历，取得名中医的认可后，第二年正式拜师成为名中医的弟子，固生堂为此举办隆重的拜师仪式，随后跟师学习三年。经过 4 年的培养方能在固生堂挂牌出诊。作为"经纪人"，固生堂承担期间的全部培养费用以及工资薪酬，为连锁化发展筹备了充足的人力资源。

**2. 用"互联网+"创建新型的社区医疗模式**

"海量、高频、用户、极简"是互联网思维下固生堂创新的社区医疗模式：海量，固生堂服务目标人群是基层群众，让中医服务于基层，服务于社区，做到门诊量要大；高频，指的是复诊率要高，根据固生堂董事长的访谈记录提及，目前固生堂旗下医疗机构平均复诊率约 75%；用户，一方面强调了固生堂主要服务对象是社区，应建立固生堂社区体系，实现首诊在社区，另一方面固生堂通过银行和保险公司引入和扩大用户量，固生堂和这些金融机构合作，由金融机构购买固生堂的中医养生保健服务，再将服务送给其客户群，例如在某银行办张信用卡就可以在固生堂享受一次或多次免费的中医养生保健服务，根据了解目前约有 530 万人享有这些免费服务资格[4]；极简，固生堂的主要名中医是来自三甲医院临近退休或已经退休的医师，平时患者在医院挂号不容易，现在固生堂在社区就提供了名中医出诊的机会，就诊方便简单，另一方面强调就诊过程简便，不需大型检查项目。

**3. 特点与优势**

在中医药事业发展历程上，固生堂以中医养生作为切入点，将中医养生保健和完善的服务体系相结合，开创中医药发展的新模式。中医药发展的前景是明亮的，但是过程是漫长的，为了长远的发展，固生堂清楚认识到中医传承的重要性，特别是中医药人才的传承。因此固生堂致力于发掘和珍惜名中医这珍贵资源，以名中医作为核心竞争力，并积极探索中医传承的有效模式。固生堂与高等医药院校合作设立"固生堂传承奖学金"，积极鼓励和引导年轻学子传承中医文化，用独有的"经纪人"模式和"1+3"模式培养出新一代名中医，并将名中医带进社区，服务社区大众，打造互联网思维下的新型社区医疗模式。长远来看，固生堂最大的优势就在于，名中医团队是个可持续发展的团队，为将来连锁化发展提供了丰富的中医药人才资源，更为中医药事业长远的发展打下稳固的基础。

### （四）专注推拿按摩中医治未病为特色品牌的扶元堂模式

广州扶元堂中医医院是华南地区最早一家致力于中医药康复养生的医院，于1992年开办第一家广州扶元堂中医医院，现辖下有8家直属医院以及20多家中医康复养生机构，分布在上海、成都、重庆、厦门、广州等多个城市，每年服务患者达到200多万人次。[5]扶元堂定位明确，走与公立医疗机构不同的差异化发展道路，专攻腰腿疼痛、针灸推拿、康复理疗，开展以中医手法治疗为主要手段的中医康复服务。

扶元堂以中医药保健养生作为发展方向，发扬博大的中医养生文化，创立"扶元疗法"，将中医传统疗法包括经穴推拿、足穴推拿、针灸火罐等运用到康复治疗和养生保健中，打造出扶元亚健康调理、病后康复、产后康复、中医美容、生命规划、颈肩腰腿疼治疗等六大中医药特色专科。扶元堂以特色医疗服务为竞争核心，以星级服务为保障，以技术创新为先导，开创"扶元疗法"品牌连锁发展的战略模式。

#### 1. 以特色技术品牌为支撑的连锁发展模式

"扶元疗法"是扶元堂一项创新性的中医外治技术，是将经穴推拿、脏腑推拿、足穴推拿等传统疗法的有机结合所开创出的一项实用专业中医外治技术，并将此疗法应用到临床康复治疗和养生保健中，在此技术的基础上成功推出扶元堂独有的特色医疗服务。凭借这项创新技术，使得扶元堂在中医康复保健领域打造出专属的品牌，扶元堂品牌形象迅速提升。[6]在服务方面，扶元堂则开创了我国医疗服务理念转变的新局面，扶元堂门诊是以三星级宾馆形式装修，为患者、顾客提供星级服务，将完善的服务体系与中医康复保健完美结合，让患者体验星级的特色医疗服务。在创新技术"扶元疗法"的作用下成功打造出扶元亚健康调理、病后康复、产后康复、中医美容、生命规划、颈肩腰腿疼治疗等六大中医药特色专科，使得扶元堂拥有更多的特色医疗服务。扶元堂独创的"扶元疗法"广泛应用在中医康复保健中，开辟了中医养生的新篇章，具备了显著的技术优势，明确走针灸推拿治未病、养生保健的道路。历经20多年的发展，扶元堂已经在中医养生保健领域树立了良好的品牌形象，得到了社会上的认可和肯定，具有很强的品牌优势。创新的技术和特色医疗服务让扶元堂迅速壮大和发展，20年以来，扶元堂在全国各地开设分店，已经从特色医疗服务走向实施"扶元疗法"品牌连锁发展的道路。[7]

#### 2. 成立职业技能培训学院，关注人才培养

扶元堂是以中医外治技术作为其特色的，在中医药针灸、推拿、理疗的专业技术人员的需求上很大，目前扶元堂近万名员工中就有90%是针推专业人员，随着扶元堂规模的扩张，对技术人员的需求也逐步增大。但目前全国范围内培养的中医药针灸、推拿、理疗的员数量并不多。根据国家中医药管理局2013年中医药统计可得，2013年全国中医药技

术人员总数为505917人，仅占全国卫生技术人员总数的7.03%，其中针灸推拿理疗专业人员的比例就更低了，可见人才的缺口非常大。基于对目前国内针推行业的了解，也基于扶元堂自身发展的需要，由广州扶元堂中医医院投资筹建，2010年创办了广州扶元职业技能培训学院。学院是以职业技能教育为核心，把传统教育资源、专业技能与个体需求有机整合在一起，一方面，为扶元堂连锁发展提供充足的养生康复技术人员；另一方面，为中国康复养生产业发展提供技能人才的保证。

学院依托于广州扶元堂中医医院、第一军医大学中医药学院以及广州中医药大学针灸推拿学院，具有强大师资力量，提供专业技能的培训课程，包括中医基础理论、扶元基本疗法、常见病症推拿治疗、传统中医外治技术、全身各部位推拿、针灸实操、放血疗法等，培养出高技能水平的中医技术人员，截至目前已有8000多名学员在扶元职业技能培训学院接受培训，并完成课程后成功在扶元堂中医连锁医院集团就业，未来五年将为全国范围内扶元堂旗下机构，以及2000多家康复养生机构，提供超过10万个就业岗位，为我国养生康复事业的人才培养作出了重大贡献。

**3. 研发具有中医药特色的产品，延长中医药服务产业链**

扶元堂将传统中医药特色和市场需求有效结合，积极研发新型的中医药产品，进一步树立扶元堂的品牌，其专属的中医药特色产品成为在激烈的市场竞争中的一道亮丽的、无可复制的风景线。扶元堂自行研制的产品有药品类、保健品类、医疗器械类、精油类、面膜类、药艾条、阿胶糕七大类，包括扶元精油、扶元YJK药膏、龙凤灸、扶元健步散、扶元五谷粉、日日红酒、扶元阿胶糕等31种自主研发的产品，将中医诊断和中医治疗的服务产业链得以延长，形成了市场上独特的竞争优势。扶元堂还借助互联网网购的方式，将部分的特色产品推上淘宝这类的大型购物网站，建立扶元堂中医院淘宝店，这种线上线下相结合的营销模式一方面为自主研发的特色产品开拓了更广阔的销售渠道，另一方面利用互联网用户量大的特点，有效迅速提升扶元堂知名度，从而逐步建立深受群众认可和信赖的扶元堂品牌。

## （五）从小做起，突出药膳食疗和医养结合的宏元堂模式

东莞宏元堂中医医院成立于2014年，是东莞市卫生局正式批准设立的东莞首家民营中医院，由东莞市宏元堂企业投资管理有限公司投资5000万元，在原东莞宏元堂国医馆的基础上发展起来的，是一家彰显传统国医特色的纯中医医院。宏元堂2010年创办中医诊所，2011年升级为中医门诊部，2012年成立药膳餐饮企业，2013年升级为中医医院，装修半年后，于2014年7月正式营业，2015年4月顺利托管市老科协门诊部。其前身宏元堂国医馆发展形势良好，日均门诊人次近百人，从长远发展考虑，董事长陈宏斌决定将原中医门诊部提升为二级甲等中医院规模，以吸引更多更优资的中医药人才加入到宏元堂纯中医康复医疗事业发展中来。目前宏元堂的医疗用房面积达到5000平方米，一期已开设病床20张，二期拓展可达到83张。拥有核磁共振（MR）、数字X光机（DR）、三维彩超等大型检查设备。医护人员八十人，其中医、护、技、药约五十人，还有博导三人，硕导五人，硕士三人，初步形成良好的人才梯队。

宏元堂经营策略可以归纳为"大专科小综合"、"医养管连锁平台"、"联合协会、社区

办中医"。

**1. "大专科小综合"发展模式**

在创业初期，宏元堂中医医院集中现有资源，以"大专科小综合"为发展模式，主要建设中医脑病科、康复科、疼痛科和肿瘤科，将检查、治疗、康复、养生、保健项目有效结合，突出中医特色，以现代医学检测设备配合，为患者提供一个多专业一体化诊疗过程，把中医脑病科、康复科作为中医院的核心竞争力，打造以中医脑病科(脑血栓病)康复归集的产品链。另外，设立"中药制剂研发中心"辅助医疗业务的开展，在继承保持传统中药产品的基础上，积极研发临床需要的新型中药制剂，为患者提供质优价廉、疗效确切的多剂型、多品种中药制剂产品，发挥中医药特色优势。

为了保证医院的综合性，医院还按国家中医药管理局规范，开设中医内科、中医外科、中医儿科、中医妇科、中医肛肠科、中医脾胃科、中医肝病科、中医推拿科、中医针灸科、中医美容科、治未病科等临床科室二十多个，以及检验科、放射科、超声、心脑电功能科等6个医技科室，更好地配合医院开展综合业务服务，严格按照二级甲等中医院规划发展医院。

**2. "医养管平台连锁"的商业模式**

东莞市宏元堂投资管理有限公司利用宏元堂中医医院作为战略平台，积极开发与延伸中医药健康服务产业链，发挥中医药在健康养生保健方面的作用，跨界合作经营养生食坊，搭建健康维护的管理平台，在宏元堂体系内向病人或亚健康人群提供"中医医疗、养生药膳、健康管理"一条龙的定制式健康服务。通过中医医院与养生食坊、健康管理的科学定位，相互促进和相互支撑，形成中医药健康服务产业链。

**3. "联合协会、社区办中医"快速提升宏元堂品牌**

由于目前民营医疗机构在我国的医疗市场与公立医疗机构相比，还缺乏一定的科研技术实力。为了提高自身科研实力和培养建设人力资源队伍，宏元堂中医医院与中国中医研究院、世界中医药联合会、世界健康促进联合会、北京中医药大学、广东省中医院等国家级医疗研究机构建立密切的医疗协作关系，同时也和世界中医药学会药膳与食疗专业委员会、世界药膳养生协会、广东省中医药学会、中华中医药学会外治分会、湖南省中医药大学等学术机构和高校保持紧密中医药业务联系及学术交流，利用国家级专家团队资源不断整合，成立了东莞市首家广东省中医药学会疑难病专家会诊中心，与世界中医药学联合会药膳食疗研究专业委员会共同出版发行《东方食疗与养生》杂志。宏元堂突出药膳食疗，养生膳食实现医养结合一体化发展。

为了扩大医院影响与提高品牌知名度，宏元堂中医医院组织医护技术力量利用周末到社区开展义诊，健康养生讲座，并与老科协、狮子会等社会慈善机构合作开展形式多样的中医养生保健宣传。

宏元堂是典型的由小渐大的社会办中医机构发展模式，机构定位明确，专注中医康复，普纳国内名医，打造货真价实的纯中医品牌，其发展历程值得同行借鉴。

**(六)为私人订制中医药保健计划的康富来模式**

香港康富来集团是一家经营健康产业为主的国际性集团公司，旗下著名的系列健康产品有脑轻松、洋参含片、血尔口服液、赛天仙等，2011年，集团投资6000万元在广州市天河区的康富来国际补品中心1~4层开设了从属集团的高端中医门诊部"康富来国医馆"，医馆服务定位于中高端人群，以治未病为核心观念，构建中医诊疗、健康体检、养生保健的一站式服务体系。目前医馆占地面积为6000平方米，中药饮片近600种，颗粒剂型350种，固定医技人员60余人，高级职称12人，坐诊专家38人，拥有医学博士学位的有12人。医馆拥有雄厚的中医药服务能力，注重患者的优质服务体验，形成了独具特色的民营中医门诊部经营模式。

康富来补品、保健品已经在国内外具有较高的知名度，康富来国医馆平台的搭建对康富来品牌的进一步升级起到了深远的作用。目前在康富来国医馆一楼大堂左侧专门设有康富来品牌的滋补中药区，供前来就诊体检的患者挑选合宜的养生保健品。另外医馆还凭借着无法复制的强大的保健品和药品制作车间后台，为高端客户实现中药膏方、中成药和保健品的私人定制。

"诊已病，治未病"是康富来国医馆的中心理念，围绕此中心，医馆构建了涵盖中医诊疗、中西医结合健康体检和养生保健治未病三大服务的医疗体系，形成了"中医专家诊疗"、"个性化制剂"以及"养生跟进特别服务"三大特色。

康富来国医馆聘请了来自全国各地的国家级、省级、市级老中医、名教授，根据"诊疗和养生相融、传统和现代结合，尽显众医师专长"的原则，为客户提供贴心的专科诊疗服务。将中医诊疗手段与现代医疗检验技术相结合，给患者作出全面的中西医体格体质诊断，并依据体检结果为客户提供免费的、专家一对一的诊断和建议，做到一站式服务，不仅有报告也有个体化针对性建议。

在医馆四楼设立了康富来体检中心，内配有先进的医学诊疗检测设备，并拥有一流的中西医诊断专家团队（西医诊断主要依托广东省人民医院专家，中医诊断依托广州中医药大学教授），在先进仪器确保最准确的检查数据基础上，中西医专家结合其丰富的经验进行临床诊断，中医诊断是康富来体检中心的最大特色，来自全国各地的多位著名中医专家、教授，通过望闻问切，参考医学诊断的结果，让体检客户及时了解自身体质，并对体检客户进行中医调理和健康管理。

康富来国医馆"治未病工程中心"除了日常开展中医体质辨识门诊服务，中医调理、养生指导、心理健康评估、心身整合健康管理外，还在三楼设立了专门的"养生大讲堂"课室，"养生大讲堂"经常举办中医名家讲座。此外，医馆为中高端人士打造了一个中医"独不乐养生俱乐部"，在中医养生、健康管理上实施全过程养生跟进服务，由专家为会员定制养生计划，从饮食起居、生活方式等方面进行日常性调理，长期提供预防保健服务。

经过努力，康富来国医馆成为了广州市基本医疗保险定点门诊医疗机构，和广东省直公费医疗定点医疗机构，能为就诊患者提供社会医疗保障服务，并即将实现门诊医疗统筹，让老百姓以最低的成本实现了：以最高的社保支付级别（一级）享受最高级的（三甲）名医诊疗服务。

国医馆同时还依托广东省中医药学会"名医会诊中心"和医学会的支持，集合全省乃至全国优秀专家与名医名家开展专病专科诊疗和联络会诊（视频会诊）服务。

作为广州中医药大学的教学基地，康富来国医馆通过与中医药院校的合作，实现中医药医疗及医师资源的共享，有利于国医馆的人才培养，诊疗技术水平及综合服务能力的提高。

自产高端品牌保健产品+学院派名医+健康体检管理+高端客户群＝康富来模式，这种模式定位明确，对保健品企业的产业链起到了完善作用，对于品牌的价值和推广都有着积极深远的意义，值得借鉴。

### (七)扎根本土的社区的十三行国医馆模式

十三行国医馆是一家集医、教、研、防、康复于一体的名医型国医馆，其定位为社区中医医疗机构，旨在为社区群众提供方便、优质、有效、价廉、热忱的专家级中医药诊疗服务和健康养生指导，满足社区群众多样化的医疗服务需求，完善社区"治未病"的服务体系。其核心优势体现在：是医保统筹定点医疗机构，药材地道质优、品种齐全、价格合理，地处广州荔湾是历代岭南名医辈出之地，依托广州中医药大学，作为大学的科研教学基地，拥有可持续发展的人才梯队培养基础。具体阐述如下：

**1. 医、教、研、防、康复"五位一体"的办馆模式**

**医**，指的是中医诊疗服务。十三行国医馆聘请中医师达48名，其中主任中医师和副主任中医师20名，占中医师总人数的42%，以专家、教授、资深中医师为骨干，开设中医内科、儿科、妇科等十五个具有中医特色的专科，为社区群众提供多方位中医药诊疗服务；**教**，指成为中医药大学的教学基地。一方面给予学生到社区基层医疗机构实践学习的机会，另一方面通过中医药高等院校吸纳更多优秀的中医药专业人才，构建可持续发展的中医药人才梯队；**研**，指的是教学科研。十三行国医馆会不定期在社区范围内，为社区群众开设养生防病系列的课程，通过教学的方式向社区群众传播健康养生文化，积极开展健康促进工作，联合大学科研资源，开展基层的病例采集和研究工作。**防**，体现中医治未病的特点。开设治未病专科，为社区群众提供辨识体质、健康调养咨询及中医传统调理法的服务项目；**康复**，病后康复。十三行国医馆科学地将传统康复疗法和现代康复疗法有机结合，运用中医针灸、中医推拿、运动疗法、物理疗法、心理治疗、中药汤剂等疗法开展以骨关节系统疾病、神经系统疾病为主的综合性康复治疗，是其一项重要的服务内容。医、教、研、防、康复是十三行国医馆经营模式的重要组成部分，也是其长远可持续发展的优势所在。

**2. 立足社区，服务基层的务实定位很受群众欢迎**

十三行国医馆作为名医型国医馆能够深入社区，服务社区基层群众，是当代社会所倡导的"为人民服务"办医理念的集中体现。其社区中医医疗机构的定位以及"以病人为中心，以健康为核心，以满意为标准"的管理理念，以及其提供的优质、便捷、价廉、热忱的专家级中医药诊疗服务，成为广州市医保统筹定点医疗机构的典范，目前，国医馆的日门诊量已突破200人次。小医馆也有大志向，目前十三行国医馆依据其典型的纯中医特色、独到的地理位置优势和社区名医馆模式，逐步打造成为一个全国性乃至国际化的品牌，吸引了内地、香港甚至及东南亚国家的许多患者慕名而来。通过积极开展对外交流与合作，目前已在马来西亚开设分馆，尝试了新的中医开拓方向。

### 3. 在中医优势病种上形成专科特色

十三行国医馆充分依托省、市、区名中医、专家、教授、中医世家传人和资深中医骨干，开设了靳三针中心、名医诊室、中医内科、面瘫专科、疑难杂病、针灸推拿、咳喘专科、中医妇科、不孕不育、中医儿科、康复理疗、皮肤专科、治未病中心、中医肿瘤、中医美容等15个中医优势专科，运用中医诊疗方法治疗特定病种，形成了咳喘病、月经病、颈肩腰腿痛、面瘫、不孕不育症、乙肝等中医特色病种。

其优势特色有：①咳喘病方面，该馆经过长年观察与实践，突破传统，采用汇糅多种治法于一方且君药剂量超常的"大方合治法"治疗取得了颇为理想的效果。尤其对于幼少年顽咳演变为哮喘，以及对久喘所致肺气肿、肺心病的阻截防变，具有积极的临床意义。②月经病方面：该馆中医妇科为重点临床科室，特聘中医名家，如广州市名中医关庆森、荔湾区名中医卢时杰等，结合其对月经病的独特的见解及丰富临床经验，取得显著疗效。③颈肩腰腿痛方面：该馆设针灸推拿、康复理疗两大科室，特聘针灸名家传人韩兼善教授、推拿正骨名家以及针灸硕士团队主诊，通过针药结合，辨证施治，运用针刺、推拿按摩、点穴理筋等传统中医外治疗法疏通经络，治疗颈椎腰腿疾病。④不孕不育病方面：运用中医诊疗不孕不育症成为该馆诊疗的特色，在诊断明确的前提下，重视中医治疗的整体观念、辨证施治，在治疗女性的痛经、男性精子质量下降等方面也取得了理想效果。此外，在面瘫、乙肝两病的治疗上该馆也取得了确切的疗效。

十三行国医馆2007年创馆，经过八年的创业目前经营状况良好，日门诊量超200人次，常见门庭若市之局面，深受社区居民的信赖和认可。

## (八)铁杆中医林锦江中医诊所模式

林锦江中医诊所只是数千个中医个体诊所的一个代表，该诊所位于广州市白云区景泰街，一间诊室和一个小型的中药房，诊所总面积不过70平方米左右，坐诊的林锦江老医生现年已经八十多岁，属于目前在世为数不多的在新中国成立前开始通过自学成才的老一辈中医师，诊所还配备有一名中药士及一名计价员，共三人。林锦江中医诊所作为一间私营的小型中医诊所，扎根社区已经33年，作为个体中医诊所的生存与发展有哪些经验，以及对社会办医有何启发呢？

### 1. 信中医才会消费中医，医生首先自己必须是铁杆中医

相信中医才会来看中医，而确切的疗效才能使老百姓信服中医。这不仅是林锦江老中医的行医经验，也是中医服务市场的理念。他依靠扎实的中医功底，简便的就医模式，以及不错的疗效和患者的良好口碑而吸引了大量的病人慕名而来，尽管没有医保定点的条件，也丝毫不影响其客源。林老先生20岁时开始学习中医，对中医倾注了一生的追求，他淡泊名利，真心为社区居民服务，是一名真正的铁杆中医，但老中医并不因循守旧，而是使用更容易为消费者接受的中药颗粒。

### 2. 实行自主定价，弹性工作制，利己也利民的经营方式

对于已经80岁高龄的老中医来说，早已经将钱财和虚荣看得淡薄，虽然诊所的收入主要来自诊金和药费，但他自主定价的诊金每人也只收30元，远低于公立中医院名医的收费标准，他每周仅在周五、六、日开诊，这既是一个老中医对中医事业的挚爱，也是他

与街坊邻里的一份绵绵之情。办中医诊所不要急功近利，不会升官发财，也莫想一夜暴富，需要的是对中医药事业的热爱和执著，中医师与消费之间的信任与忠诚，口碑与医德是中医诊所存在与发展的灵魂所在。

## （九）小结

目前，我国社会办中医走进了高速发展的阶段，有机遇也有挑战，社会办中医应瞄准市场空缺，把握医学和社会的发展趋势，精准定位，探索出适合自身实际情况的发展模式，提炼出具有特色的核心竞争力来做到差异化、标识化。例如，上文提及的和顺堂、固生堂、扶元堂、祈福医院、宏元堂中医院、康富来国医馆和十三行国医馆，他们都以不同的市场切入点作为他们在医疗服务市场上的核心竞争力，创造出各自具有自身特点与优势的模式，为其他社会办中医机构作出了成功的尝试（见表3-18）。

表3-18　　　　　　　　　　　社会办中医的模式

| 医疗机构 | 模 式 | 特 色 |
|---|---|---|
| 祈福医院 | 以房地产社区为基础的祈福医院模式 | 1. 作为房地产资本筹办的医院，具有雄厚的资金，以三甲大型医院的标准建设，在医院管理水平和医疗服务水平上已达到国际化标准<br>2. 酒店园林式医疗环境，完善的配套设施，让患者在诊疗过程中体验到享受型的医疗服务<br>3. 打造特色专科，以先进的医疗设备和优秀的医疗人才共同发展绿色专科自然疗法中心、肿瘤中心，打造专科品牌 |
| 和顺堂 | 以药为先的 3+1 和顺堂模式，打造名医、名馆、名厂的"3+1"精品中医药模式 | 1. 拥有中药饮片先进的生产技术和产地资源，为连锁化的国医馆、药房提供优质的中药饮片<br>2. 拥有连锁化中医坐堂医和社区终端市场，为社区群众提供优质的中药材和中医诊疗服务 |
| 固生堂 | 为名中医当经纪人的固生堂模式，并建立互联网思维下的新型社区医疗模式 | 1. 以名中医为核心，构建可持续发展的中医人才梯队<br>2. 利用互联网思维，了解并满足社区群众的健康需求，将中医带进社区并服务于社区 |
| 扶元堂 | 以中医治未病为特色品牌的扶元堂模式<br>以"扶元疗法"作为核心技术，打造特色医疗技术的品牌形象，走品牌连锁化发展的模式道路 | 1. 拥有创新的中医外治技术，具有无可复制的技术优势<br>2. 十年的经营成功打造出良好的品牌形象，具有较强的品牌优势<br>3. 开创新的医疗服务理念，以舒适和高档的服务环境以及星级服务态度获取大众的肯定 |

| 医疗机构 | 模　式 | 特　色 |
|---|---|---|
| 宏元堂 | 从小做起，突出药膳食疗和医养结合的宏元堂模式<br>"大专科小综合"、"医养管连锁平台"、"联合协会、社区办中医" | 以"大专科小综合"为发展模式，主要建设中医脑病科、康复科、疼痛科和肿瘤科，将检查、治疗、康复、养生、保健项目有效结合，突出中医特色，以现代医学检测设备配合，为患者提供一个多专业一体化诊疗过程，把中医脑病科、康复科作为中医院的核心竞争力，打造以中医脑病科（脑血栓病）康复归集的产品链 |
| 康富来国医馆 | 为私人订制中医药保健计划的康富来模式<br>传统中医诊疗与现代先进医学检验科技的有效结合，为高端人群提供全方位的个性化中医健康管理服务 | 1. 专家诊疗，拥有强大的中医师资源优势，为群众确保得到真正的专家级诊疗服务<br>2. 个性制剂，可量身定制个性制剂，适合那些需要长期服用个性中药调理体质，或治疗慢性疾病的患者<br>3. 养生跟进，康富来国医馆在中医养生、治未病方面上实施全过程跟进服务，由专家定制养生计划，从饮食起居、生活方式等方面调理，提供长期的中医健康管理服务 |
| 十三行国医馆 | 扎根社区的十三行国医馆模式<br>集医、教、研、防、康复为一体，为社区群众提供中医诊疗服务和健康养生指导的社区医疗模式 | 1. 为社区群众可以提供专家级的中医诊疗服务，确实满足社区群众对基本医疗服务的需求<br>2. 作为教学基地，在人才培养和科研方面，具有一定的优势，可以通过高等院校吸纳更多的中医药人才，有效构建出可持续发展的中医药人才队伍 |
| 林锦江中医诊所 | 铁杆中医林锦江中医诊所模式 | 技术过硬，口碑相传，诊疗手续简单 |

# 三、港台社会办中医的历史与经验

## （一）港台中医药的发展历史

在 20 世纪 90 年代以前，中医药不受港英当局的重视，且无相关法规管制，任何人都可以通过行政部门领取营业执照，以中医师自称，开门执业收费，鱼龙混杂。在香港即将回归之时，在社会各界的督促下，当时的香港政府于 1995 年成立了中医药发展筹备委员会。在 1996 年，开展了香港中医登记计划，共有 6890 人参与登记。自 1997 年 7 月回归祖国后，香港的中医药发展进入了新的阶段。香港特别行政区《基本法》制定了中医药未来发展政策。《基本法》第 138 条明确规定："香港特别行政区政府自行制定发展中西医药和促进医疗卫生服务的政策。社会团体和私人可依法提供各种医疗卫生服务。"并于 1999 年 7 月，立法会通过了当时的卫生及福利局的《中医药条例》草案。同年 9 月，根据《中医药条例》成立了香港中医药管理委员会，负责实施各项中医药的规管措施。

中国台湾地区的中医药发展历史也在日本殖民统治时期经历了浩劫。台湾收复后，1946年，为了要能切实改变中医药学在日本殖民统治时期将要被消灭的状况，台湾地区的国医药改进社社长苏锦全等二十八人在台北召开"台湾省中医师联席大会"，自此开始了中医师训练考核评价工作，确保中医的质量和发展。[8]

### （二）港台社会办中医现状

**1. 私人中医诊所的注册准入**

香港的私人中医诊所的登记注册是在香港特别行政区政府公司注册处，并不是通过香港特别行政区政府卫生署，这是沿袭了历史上领取商业牌照即可开办中医诊所的做法。中医诊所在特区政府公司注册处注册备案即可。《诊疗所条例》中也有明文规定，注册中医在其执业过程中专用的处所不属于诊疗所范畴，中医所给予的治疗也不属于"医疗"的定义，把中医和西医、牙医等诊所的管理区分开。

台湾地区的医疗机构之设立或扩充，应经卫生主管机关许可后，始得依建筑法有关规定申请建筑执照。医疗机构之开业，向所在地直辖市或县(市)卫生主管机关申请核准登记，发给开业执照。[9]中医医院和中医诊所都有具体的设置要求规定，与西医医院、诊所和牙医诊所有所区分。

**2. 私人中医医疗机构的办医模式**

香港的私人中医诊所只能提供传统中医药治疗方法，不可以配发西药。办医模式多为前堂后药式诊所和家族式中医诊所。中医从来都是医药不分家的，传统的中医诊所就是前堂后药式的，香港的中医诊所也大多采用这种形式经营。家族式诊所也是传统的中医诊所模式，以家族为单位，父业子承，代代相传，或者是师承名老中医，具有家传秘方等中医特色。

台湾地区的中医医疗机构有中医诊所和中医医院，设置病房收治病患的医疗机构为医院，只接待门诊患者的医疗机构称为诊所。中医医院不得交付西药或针剂等，如有中药掺加西药情事，视同业务上不正当行为，其负责医师应依医师法规定处罚。[10]

**3. 中医人力资源**

为了保证中医队伍的质量，所有在香港执业的中医都必须在执业前注册；任何人士如果要成为注册中医，都必须具有《中医药条例》承认的全日制本科学历，并在中医执业资格试中取得合格。目前，香港的注册中医有6897名[11]，表列中医2690名[12]，有限制注册中医62名[13]，共有9649名中医注册在案。列有注册中医、表列中医和有限制注册中医的姓名、地址、资格的名单每12个月会更新公布一次，刊登在宪报和香港中医药管理局网站上，方便群众患者进行查询和监督[14]。2011年，香港卫生署开展的医疗卫生服务统计调查，当时注册在案的9077名中医师中，有2794名中医师对调查作出回应，作出回应的中医师有88.2%在私营机构工作。[15]香港的中医只要通过资格审核和考试，注册成为执业中医后，即可自行执业。中医师执业资格的获取是严格的，且执业证明书有效期为3年[16]，期间必须遵守中医纪律守则，并在香港中医药委员会认可的行政机构建立开设其个人进修资料库，在提供进修项目机构中修读或完成持续进修60学分后，方可续领执业证明书[17]，以确保执业中医的知识技术的质量，跟上中医药发展的步伐。与内地的职称评定不一样，香港的中医师是没有职称等级之分的。

台湾执业中医师的培养背景主要分为正规教育和非正规教育，由大学的中医学系培养出来，有学士或学士后学位的中医师属于正规教育体系，而非台湾中医正规教育毕业者，则可参加台湾中医师检、特考试，及格后实习1年6个月成为中医师。[18]但2011年，实行了将近40年的特考制度退出历史，所有中医师的培养和执照考试都回归到医学院教育体制，即2011年以后新进入就业市场的中医师只有中医系和学士后中医系的毕业生才可以考中医师执照。[19]而台湾的中医师继续教育工作的开展主要是由中医药委员会辅导，各级中医师公会、中医专科医学会、医学院校及医院等相关团体、机构举办中西医学术研讨会及中医药学术临床病例讨论会等继续教育活动。[20]

在中医师的业务范围管理上，香港特区和台湾地区的规定较注重微观方面，多涉及药物、器械使用以及检验单开具等具体的医疗行为的规范。而大陆地区则比较注重宏观层面的，多关注于从临床分科上限定中医师的业务范围。

**4. 质量管理与监督**

香港中医药管理委员会根据《中医药条例》第25(1)(a)(iii)条设立纪律小组，以监督管理注册中医是否有作出违反《中医药条例》、《香港注册中医专业守则》等职业规范的行为。该纪律小组接受对注册中医的投诉，并判断情节严重性是否需要提交中医组进行研讯。其中，中医组2012年接获225宗纪律投诉，举行了21宗研讯，2013年接获169宗纪律投诉，举行14宗研讯。[21]医疗记录的书写、处方的书写发放、中药的储存与煎煮、针灸等疗法的卫生安全等都有明确的规定，[22]以备有需要时进行检验与查证。

《香港注册中医专业守则》中有明确规定业务宣传的标准，以防止私人中医诊所对所提供中医业务过分夸大以招揽患者。药房的管理也是比较严格的，一般中医诊所的药房只会出售在该诊所执业的注册医师开出的药方，因为对卖出的药是要负责的。煎煮后的药渣也需要适当储存，以备有需要时送往检验。[23]

台湾的中医医疗机构要遵守台湾地区的医师、医疗相关规定，受相关部门下设的中医药委员会管理。台湾的中医医疗质量管理主要是通过规范医疗行为和开展定期或不定时的考核实现的。例如，"卫生署"于2004年公告了"中医医疗院所安全作业参考指引"，供所有中医医疗机构(含中医医院、医院附属中医部门、中医联合诊所及中医诊所等四类中医医疗院所)遵循，以提升中医医疗服务品质。台湾的健康保险局为提升针灸的医疗品质，也于2004年8月，公告了"中医门诊总额——针灸标准作业程序医疗品质提升计划实施方案"，制定了针灸标准作业程序。[24]除了制定医疗行为规范外，"卫生署"还会进行中医医院及医院附属中医部门的评鉴工作，以及促进增属中医相关团体机构。中医药委员会于2011年起办理中医医院及医院附属中医部门的评鉴工作，评鉴结果将作为选择开业中医师训练医院之依据，并作为附属中医部门医院申请中医教学医院评鉴之门槛；另外，亦将提供中医药委员会补助或委办相关计划。[25]

**5. 医保报销**

香港是一个由"公""私"医疗系统组成的"二元医疗体系"。公营医疗以"全民保障"为原则，提供基本医疗，由公共税收支付。私营医疗提供私人医疗服务，以"用者自付"为原则，让个人可以自由选购更高质素或更多的服务。

私人中医诊所的收费单的填写是医疗保险赔付的重要凭证，所以政府对收费单和药方的填写有建议性的规定。香港保险业联会医疗保险协会曾通过香港多个中医团体，呼吁注册中医切勿将诊金分单，以免协助受保人骗取诊金而触犯刑法罪行。如中医师被发现以此方式协助受保人骗取诊金保险赔偿，除可能涉及刑事责任外，亦会犯上专业失当行为。台湾行政主管机构于1995年3月1日正式建立全民健康保险制度，"行政院卫生署"是台湾地区全民健保的主管机构。[26]

全民健保的主要财源以保险费的收入为主，包含了民众自付、单位缴交与政府补助3项，其最大的特性是"随收随付"、"专款专用"[27]。目前，台湾的全民健康保健给付范围包括了西医、中医、牙医门诊、急诊、住院、康复、护理、居家照料等医疗服务项目。患者仅需要负担部分费用，定点医疗机构占全国医疗机构的92%。

**6. 定价与税收**

香港的私人中医诊所里，药费与诊疗费用一般是分开计算的。定价由诊所根据市场需求、自身经营情况确定，政府不予干涉。诊金一般每次约为200港币左右。政府要求私营医疗机构的收费要透明，需将载有收费表和所提供的医疗服务的服务告示张贴于执业处所外。[28]

台湾地区医疗机构收取医疗费用之标准，由直辖市及县(市)卫生主管机关核定之。台湾相关规定医院、诊所、疗养院提供之医疗劳务、药品、病房之住宿及膳食是免征营业税的。[29]

（三）总结

港台的社会办中医的历史经验提示我们，备案制是一种可供借鉴的方式。政府对中医师执业资格以及医师协会对医师继续教育实行网络公开化的管理，可以有效起到规范和警示的作用。台湾走的社会办医为主之路，经过实践证明让台湾居民得到了良好的医患互动关系，得到了实惠的医疗支付价格，在台湾广受民众的支持，其经验和做法值得借鉴。

# 四、国外社会办医的模式与经验

（一）国外私立医院发展概况

西方发达国家有着相对较长的社会办医的历史。大多数发达国家宗教、慈善组织发达，个人或团体的慈善捐赠机制也较成熟，许多私立医院都由教会或慈善组织举办，私立医院发展历史较长。

国务院医改办研究报告显示，世界各国或地区医院中非公有医院的数量和床位所占比例各不相同，并且相差较大。从床位数来看，从少到多大概可分为三种情况：一种是以公立医院为主，私立医院只占很小一部分（床位数占比在20%以下），如英国、丹麦、挪威等国家；二是私立医院相对公立医院具有一定的规模（私立医院床位数占到20%~60%），如德国、法国、印度等国家；第三种是以私立医院为主（私立医院床位数占到60%以上），公立医院占少数,如荷兰、美国、日本、韩国等国家和地区[30]（见表3-19）。

表3-19　部分国家非公有医院的机构数及床位数在医疗服务体系中所占的比例(%)

| 国　家 | 机　构 | 床　位 |
|---|---|---|
| 荷兰 | 100.00 | 100.00 |
| 韩国 | 94.26 | 85.78 |
| 美国 | 74.23 | 74.19 |
| 日本 | 82.02 | 73.46 |
| 巴西 | 58.71 | 64.61 |
| 比利时 | 70.00 | 62.30 |
| 德国 | 73.77 | 59.32 |
| 菲律宾 | 59.86 | 49.71 |
| 印度 | 70.00 | 40.00 |
| 法国 | 67.47 | 36.59 |
| 西班牙 | 59.35 | 33.48 |
| 意大利 | 55.74 | 31.66 |
| 澳大利亚 | 26.96 | 30.41 |
| 希腊 | N/A | 30.33 |
| 奥地利 | 41.95 | 28.55 |
| 葡萄牙 | 53.76 | 26.74 |
| 墨西哥 | 71.14 | 24.01 |
| 南非 | N/A | 21.00 |
| 智利 | 45.93 | 20.43 |
| 新西兰 | 47.65 | 19.64 |
| 英国 | 9.07 | 15.30 |
| 以色列 | 31.40 | 14.71 |
| 捷克 | 36.72 | 14.22 |
| 土耳其 | 33.41 | 14.02 |
| 波兰 | 31.66 | 12.28 |
| 中国 | 30.75 | 10.52 |
| 爱沙尼亚 | 35.59 | 9.69 |
| 挪威 | N/A | 9.24 |
| 丹麦 | N/A | 5.15 |

续表

| 国　家 | 机　构 | 床　位 |
|:---:|:---:|:---:|
| 芬兰 | 27. 99 | 3. 97 |
| 爱尔兰 | 13. 73 | 3. 11 |
| 匈牙利 | 23. 43 | 3. 11 |
| 卢森堡 | 50. 00 | N/A |
| 印度尼西亚 | 49. 38 | N/A |
| 加拿大 | 40. 43 | N/A |
| 哥伦比亚 | 27. 50 | N/A |
| 瑞典 | 11. 10 | N/A |
| 平均 | 48. 45 | 32. 11 |

资料来源：国务院医改办研究报告

从私立医院的分类看，世界上多数国家都以非营利性医院为主，如美国(营利性私立医院数量仅占14.5%，床位仅占11.2%)、德国(营利性医院床位仅占7.1%)、日本和印度(全部为非营利性)等；法国营利性医院数量比例较高，但其床位数也仅占私立医院一半左右；另外，虽然英国、加拿大、丹麦三个国家私立医院中大部分为营利性，但他们都以国家医疗服务体系为主，私立医院总量都很少[31]。

## (二)典型国家的社会办医模式与经验

由于各国政治、经济、文化和价值观背景的差异，世界各国或地区私立医院发展程度各不相同，即使是在市场经济都很发达的西方国家，社会办医状况也相差较大。本文主要选取了美国、日本、德国、澳大利亚、印度和英国这6个社会办医较好的国家进行比较研究。

### 1. 美国

美国是一个市场主导型的卫生服务模式，政府不作为主要的医疗服务提供者。美国医疗服务的提供者分为以下三种：私人开业医生，数目极为有限的公立医院和占据主要地位的私立医院。私立医院中大多数属于非营利性(non-profit)私立医院，占美国所有医院的85%；而营利性(for-profit)私立医院在美国所有医院中只占13%。目前美国规模最大、设施最好、医疗水平最高的医院(如梅奥诊所等)都属于非营利性私立医院[32]。美国的非营利性私立医院大都来源于社区或社团(community)，由社区(或社团)中的一些个人捐资建立，服务于本社区(或社团)，所以又叫"社区(或社团)医院(community hospital)"。因此，美国的很多私立医院都是社区医院。据美国医院协会统计，2012年超过87%的医院为社区医院，十年内社区医院占美国医院的比例一直保持在85%左右。在门诊人次数上，民营医院也肩负着大部分的职责[33]。

在优惠政策方面，非营利性私立医院享有税收减免，其捐助者也可以享受税收减免待遇。另外，无论营利性医院还是非营利性医院，只要接受社会医疗保险在特定服务价格及质量方面的要求，就可以与社会医疗保险机构签订合同，成为其合同医院。

在医疗服务监管方面，美国社会非常重视医疗服务的监管。在医院的监管中，相对于政府监管机构，非政府监管机构发挥了更为重要的作用，其中最重要的就是"医疗机构认证联合委员会"，联邦政府和州政府的监管机构也大量采用了医疗机构认证联合委员会的结论。

### 2. 日本

日本私立医疗机构在日本医疗服务系统中占主体地位。2003 年 10 月，日本共拥有医院 9122 家。其中私立医院占国家医院总数的比例为 79.9%；私立诊所占国家诊所总数的比例则为 94.2%。从医院的功能设置来讲，私立医院与公立医院没有明显差异。公立医院除了提供基本医疗服务外，还开展一些"政策性医疗服务"，从而与私立机构的服务形成互补。例如，高新医疗技术的应用，对艾滋病、麻风病、结核病等特殊疾病的治疗、急救、医疗教学和科研等，这些领域具有投入成本高、风险大、收益不明显等特点，私立医院常常不愿开展[34]。

1994 年，日本政府修改了《医疗法》，推出一项旨在将患者从大型医院向小型诊所分流的制度，规定原则上如果患者没有诊所医生出具的介绍信直接到大型医院就诊，就要缴纳一定的费用，甚至被院方拒绝。这项制度推出后，彻底改变了大医院人满为患的现象。为保护和培育非公立医疗机构，日本各种类型医疗保险制度的规定，日本在医疗保险支付上，对公立、私立医疗机构一视同仁，为私立机构的顺理成章提供财政保障。1999 年，日本政府颁布了《利用民间资本发展公共事业法》，自该法出台五年后，导致日本地方政府举办的 1380 家公立医院中有 136 家进行了改制。

在日本的公立医院，医护人员的工资是由政府进行补贴的。但全国 80% 的公立医院处于亏损状态，而私立医院的住院条件和服务质量、水平普遍较好，能为患者提供优质个性化服务，因此大受患者欢迎。尤其是高端患者，至少 20% 的人都会选择去私立医院。近年来私立医院为了盈利，降低成本实行集团化，有多间私立医院组成集团，集团实行统一采购药品、器械，成立统一人事管理中心、检查中心等，各分院信息共享，减少了成本。

为了规范私立医疗机构的健康发展，日本政府制定了一系列的管理规定，主要包括：①规定所有医疗机构（包括私立医疗机构）均属非营利机构，从而禁止企业参与医院的开设和经营。②医疗服务价格由政府制订，两年修改一次医疗服务价格。③制订区域卫生规划，在一定区域内限制医院或病床增长。如当区域内现有病床数超出基准病床数后，若还有医疗机构申请新增病床，政府会予以劝阻，同时，保险机构不予以支付医疗费用。④制订医疗人力资源规划，控制医学专业人才培养规模。⑤实行从业者资格许可证制度。⑥严格控制医疗广告。

### 3. 德国

德国的医疗服务体系大致分为四个部分：一是开业医生，主要负责一般门诊检查、咨询等；二是医院，负责各种形式的住院治疗；三是康复机构，负责经医院治疗后的康复；四是护理机构，负责老年以及残疾者的护理。

在医疗服务机构方面，德国的开业医生属于私人开业，大部分是全科医生。德国的医院有三种形式：公立医院；非营利医院和私营医院。从数量上来看，公立医院占主导地位，其次是非营利医院，私营医院数量不多。德国的康复机构和护理机构的情况与医院类似，以公立和非营利为主。

德国的社区医院基本上是私人诊所，每个城市、每个社区、每个地方按区域面积大小、人口密度等来计算，审批的过程非常严格和精细化。德国的医学生实行6年教育，通过4次重要考试合格后授予硕士学位证书。但毕业后要想当上全科医生，还必须有个5年的过程，以保证全科医生的质量。在掌握包括基本疾病诊疗、社区定向服务、能对居民进行健康教育、初级卫生保健管理等多种技能，获得资格认证后，才可以在社区开业。

在德国，无论公立医院还是私立医院，所有医院的经济来源，并非来自患者，而主要是州政府和保险公司的资金投入。与公立医院相比，德国私立医院每年获取的政府资金很少。德国政府不对医院进行直接的管理，而是使医院在人事、分配等方面拥有自主权。同时，政府也不直接对医疗质量实施监管，而是通过保险基金会来依法进行管制。如法定保险机构对各种医疗机构的支付方式各异：对开业医生实行总额预付制；对医院实行按病种付费；对康复和护理机构，按病人的住院天数及所确定的日服务价格计算[35]。

### 4. 澳大利亚

目前，澳大利亚共有592家民营医院(澳大利亚统计局2011—2012年)，其中281家为急症和精神病医院，311家为日间医院。281家急症和精神病医院是澳大利亚民营医院的主要力量。其中，有166家为营利医院，115家为非营利医院。非营利医院中又分为宗教慈善非营利医院(84家)和其他非营利医院(31家)。从总体上看，非营利性医院的规模大于其他医院。民营医院提供的服务各异，大部分的民营医院只专注于某一领域的诊疗。例如一些医院就只有妇女儿童的专科医疗。少部分的民营医院提供像大型公里教学医院那样的综合服务。营利性医院主要走集团化发展的道路，全国五大私立医院集团的病床数约占全部私立医院病床数的一半。

澳大利亚的私立医院主要由下列类型医院组成：第一类是由私人拥有产权并经营的医院；第二类是宗教或慈善机构的医院；第三类是BOOT构成的医院(BOOT即建设—拥有—经营—移交，则是私人合伙或某国际财团融资建设基础产业项目，项目建成后，在规定的期限内拥有所有权并进行经营，期满后将项目移交给政府)。在澳大利亚，BOOT医院由私人投资，经营20年后产权归政府。

在准入方面，澳大利亚政府将医疗服务行业作为普通产业对待，任何人包括外国人都可以投资医院，准入条件没有区别，而且小项目无需政府审批。因此，澳大利亚很多私立医院是外商投资的。

在医疗服务补偿方面，澳大利亚政府通过多种方式对民营医院进行补偿。政府可通过健康保险基金的补贴，从而间接地对私立医院进行补偿；也可以通过一些特别的项目(类似于国内的专项拨款)或协议直接对私立医院进行补偿。另外，全科医生作为医疗服务的守门人，是以个人开业的方式进行执业，对于开业的医生，联邦政府则按人头每人次约25澳元直接支付诊金[37]。

在鼓励与扶持政策方面，澳大利亚政府采取了一系列措施。其中一个富有特色的措施就是通过竞投标，可以赋予当地私立医院有在公立医院的地盘建立私立医院的权利，联合开展服务(Co-location)。政府允许在公立医院中开设私立医院，使得公立医院和私立医院可以互惠互利。一是可以减少服务项目和机构的重复设置，达到资源共享；二是便于公立医院留住和(或)吸引人才。一般高水平的专家多数在私立医院工作，如果公立医院中设立私立医院，则方便专家接诊私立病人，就可以聘请到高水平的专家，保证公立医院医疗服务的质量。另外，有公立医院专家和先进设备做后盾，私立医院更能吸引病人。

### 5. 印度

印度是世界上人口仅次于中国的发展中国家，在人口及经济状况等方面都与中国比较相似。由于长期作为英国的殖民地，所以其医疗卫生制度上也受到英国的影响，比如印度政府办医院也像英国一样为国民提供免费医疗服务。但由于印度缺乏资金，现有的公立医疗卫生系统根本不能满足全体居民医疗服务需求，因此政府大力倡导并鼓励私人资本投资经营医疗机构。

印度目前拥有约 1300 多家私立医院，且私立医院的医疗条件和水平均远远高于公立医院。当然，由于收费等问题私立医院的顾客群主要是中产阶级以上人群，因此部分地分流了经济条件较好的患者。印度政府要求所有私立医院以非营利性医院形式运营，要按政府规定的标准收费，而得到的盈利收入要单独列账，只可用于修缮房屋和提高医疗服务的技术水平。

为鼓励私立医院担负一定的社会责任，印度政府陆续出台包括提供廉价土地、鼓励外商投资、引入私人保险、促进医疗器械进口、开放医疗旅游、减免医院税收等政策。如阿波罗医院由政府提供 15 公顷的土地，政府持有 26% 的股份。阿波罗医院可给穷人提供 200 张免费床位、免费诊断、免费使用手术室、免费膳食、免费用药等服务[38]。

由于印度私立医院很多医生持有西方著名医学院校颁发的高级资质证书，且价格相对低廉，这吸引了大批西方国家的患者。

### 6. 英国

英国与其他西方国家的最大区别在于医疗保障的福利性，实行国家卫生服务制度，由政府通过税收供给全民的医疗服务。公立医疗系统服务覆盖了 99% 的人群，医疗消费占全国医疗消费总量的比重超过 80%。民营医院作为公立医院的补充，在医疗服务市场中所占的份额较少，其目的不在盈利而在于减轻公立医院负担，减少病人的等待时间，其功能主要是提供较为高端的服务。

公私合作制度(Public Private Partnership，PPP)在世界范围内已经成为一种趋势。英国的公私合营制度发展得最早、处于前沿位置并极具代表性。在医院行业，公私合作制度最具借鉴意义的是私人筹资模式(Private Finance Initiative，PFI)和独立医疗中心模式(Independent Sector Treatment Centers，ISTC)。这两种模式通过合同购买私人机构提供的服务，使得公私双方权责清晰、各擅所长，有效地发挥了私人机构的优势，缓解了医疗服务行业中政府资金短缺、效率低、就诊等待时间长等问题。

1992 年英国提出的私人筹资模式(PFI)是第一个旨在鼓励公私合营合作的系统体系。英国政府最初引入 PFI 的主要目的在于解决和改善两个问题：一是资金短缺问题，政府需要修建或改善大量公立医院，而公共财力却存在一定缺口，引入私人筹资模式则可以帮助政府解决资金不足的问题；二是公共部门基础设施建设运营效率低下，建设项目往往存在预算超支和不能按期完成的问题，需要引入私人企业的先进管理经验和运营模式提高效率。截至 2012 年年底，私人筹资模式(PFI)作为一种公私合营模式被广泛应用于英国医疗行业。据英国财务部统计，到目前为止，英国政府已经在这种模式下建成了 100 多家医院，总资本价值超过 114 亿英镑。

独立医疗中心模式则是于 2003 年引入，由私人机构拥有并运营的医疗中心。该中心与英国国家医疗服务体系(NHS)签订合同，向 NHS 患者提供医疗服务。从发展规模来看，到 2009 年，英国共有 34 家私人机构所有的独立医疗中心投入使用，48 家 NHS 所有的医疗中心开门营业或在建中，每年承担超过 17 万台手术。ISTC 的模式有利于吸引私人资本的进入，因为第一，该模式规划清晰，定位明确。在这一模式中，ISTC 与 NHS 医院并非竞争关系，而是通过协作创造了一个共生的环境。一家 NHS 医院可以在周边规划多个 ISTC 医院，分别医治不同的病患。第二，该模式得到了切实可靠的落地政策的支持，使得私人投资者进入医疗行业后能够获利。两种主要的支持方式包括：一是额外费用补贴，二是最低患者量保证。ISTC 的手术定价基于国家 NHS 医院定价标准，但每个手术同时还会有一笔额外费用补贴以鼓励投资者的参与。除此之外，ISTC 合同中还约定了最低患者量保证，以进一步鼓励投资者的进入[39]。

在优惠政策方面，政府明确规定，凡承担英国公民基本医疗和保障任务，尤其是为减轻公立医院压力、分流病人和缩短预约就诊时间等任务的医疗机构(包括私立医院)，都能享受减免税收或根据服务性质交纳低额税费的优惠政策；对接纳公立医院转来的病人，政府 NHS 基金会将支付所有的经费。

### (三)对促进我国社会办医的启示

**1. 深化认识，加大对社会办医的支持力度**

从国外社会办医的实践和经验来看，不难发现以下三点：一是社会办医具有悠久的历史，是大多数国家卫生服务体系的重要组成部分。二是一个国家是以公立还是私立医疗机构占主体地位，并不是决定整体卫生系统绩效水平的关键因素。如日本私立医疗机构在医疗服务系统中占主体地位，但在《2000 年世界卫生报告》中，日本卫生系统在人群健康水平等各项指标的评价均名列前茅。三是西方国家在发展社会办医方面，支持力度较大，有着较明确的目标和功能定位。如英国政府针对医院基础建设不足的私人筹资模式 PFI，以及针对患者择期手术等候时间长的独立医疗中心 ISTC 模式，均针对明确的问题或需求，并提供了相关支持配套措施，如独立医疗中心 ISTC 模式中的额外费用补贴和最低患者量。在我国，目前对社会办医的支持力度不大，主要是非营利性医疗机构可以免税，营利性医疗机构可以自主定价。这与民办医疗机构的功能定位和承担任务尚不明确有关。社会办医是缓解基本医疗需求的看病难？还是定位于满足人们的多样化医疗保健需求，即高端医疗？抑或是发挥鲇鱼效应，推动公立医院改革？这方面并不明确，也就缺乏相关的配套政策，导致了支持力度不到位。在英国，凡承担英国公民基本医疗和保障任务，尤其是为减轻公立医院压力、分流病人和缩短预约就诊时间等任务的医疗机构(包括私立医院)，都能享受减免税收或根据服务性质交纳低额税费的优惠政策。在我国，大量开展基本医疗服务，参照执行了公立医院医疗服务价格的私立医疗机构不易申请到免税或其他优惠政策。因此，应进一步明确社会办医的功能定位，以问题或需求为导向，加大对社会办医的支持力度。

**2. 开展公私合营项目，吸引社会资本进入医疗卫生领域**

当前，在我国医疗市场竞争中，公立医疗机构占绝对优势，民办机构举步维艰。这使得社会资本不愿意轻易投入到医疗领域。这方面英、澳等国与我国的情况相似。英国政府为鼓励私人资本进入医疗行业，大力发展公私合营项目，如针对医院基础建设的私人筹资模式 PFI，以及针对患者择期手术等候时间长的独立医疗中心 ISTC 模式。PFI 模式引入私人机构所擅长的项目建设管理经验，使得公共部门能够更集中地提供医院核心医疗服务。澳大利亚为促进私人医疗的发展，允许在公立医院中开设私立医院，使得公立医院和私立医院可以互惠互利。澳大利亚还有大量的 BOO、BOOT 医院。在当前我国中医药资源总量不足的情况下，这些经验都可以为我们参考。

值得一提的是，公私合营模式的实施都较为复杂，需要对公共部门和私人机构权责义务有明确的界定才能保障双方的利益。政府主管部门需要制定规范化的流程和实施路径，帮助有兴趣、有意向的私人机构参与合作。

**3. 发展行业组织，推动医疗服务的第三方认证监督和医疗质量信息披露公开**

社会办医放开后，带来的一个重要问题就是监管问题。从英、美等国的监管体系来看，政府监管机构和非政府监管机构协调发展是共同经验。各种专业化组织在行业规则的制定、执行和监督方面发挥了重要的作用。在美国，国家质量保证委员会与医疗机构认证联合委员会等非政府的独立机构在医疗服务的监管方面发挥了重要作用。如医疗机构的医保定点，经过医疗机构认证联合委员会认证的医院在法律上即被认为符合了准入条件，国家医疗保险和救助服务中心不需要再调查。而且，非政府的第三方监管组织促进了监管模式从减少不良事件发生为中心的警戒模式向以提高医疗服务质量为中心的遵从模式的转变。在我国，目前除了政府部门监管外，行业组织的作用远未得到充分发挥，行业组织本身的专业性、中立性、透明性也有待提高。因此，应大力培育和发展专业化组织，推动行业组织和专业化组织发挥监管职能。

另外，为规范医疗市场，引导病人选择医疗机构，应建立和完善医疗机构医疗服务质量信息披露和公开制度。官方机构或第三方机构的认证信息，也应定期发布。如美国医疗机构认证联合委员会的完整报告保密，但简要认证报告要向公众公布。英国政府对医院实行星级评审制度，把评审结果在新闻媒体上公布，对不同级别的医院给予不同的自主权和资金补助政策。这些都值得我们参考借鉴。

**4. 运用经济杠杆，大力发展私人健康保险**

澳大利亚在全民医疗保险的基础上，运用经济杠杆大力发展私人健康保险，促进了私立医院的发展。目前，我国建立了"全民医保"的基本医疗保障体系。一方面，应公平对待私立医院，进行基本医疗保险的定点医疗机构审核；另一方面，与适应人民群众的多层次医疗保健需求相对应，应大力发展私人健康保险，尤其是非营利性医疗保险。在这方面，可以借鉴和学习澳大利亚给予购买者减税优惠或经济补贴，而高收入者若未购买则额外征收个人收入所得税等做法。

**5. 加强对私立非营利医疗机构的财务监督**

从国际经验来看,非营利医疗机构是社会办医的主体。但如何对私立非营利医疗机构进行监督是一个问题。日本、印度规定所有的私立医疗机构都必须注册为非营利性。文献发现,在行业(业务)监督之外,西方发达国家对于非营利医院通常有着较为完善的财务监督和审计。因此,建议通过政府购买服务或其他形式,加强对私立非营利性医院的财务监督与审计,以保证其非营利性的落实。

# 五、发达国家和地区继续医学教育经验对提升<br>我国内地社会办医质量的启示

医师的培养主要包括三个阶段,分别是:学校医学教育、毕业后医学教育和继续医学教育,它们是医学教育中各自相对独立又相互联系的三个阶段。继续医学教育(Continuing Medical Education,CME)始于 20 世纪 20~30 年代的欧美等国,50 年代后得到迅速发展。继续医学教育是对在职医务人员不断进行知识和技能的补充、增新、拓宽、提高的一种追加教育方式。随着世界各国继续医学教育的广泛开展,培养和造就了大批掌握新理论、新技术、新方法、新知识的"四新"医务人员,极大地推动了医疗卫生事业的发展。

继续医学教育已经在公立医院,是医生工作考核的指标之一,已成为常态化的工作。但在民营医院和私人诊所中,继续医学教育并没有得到很好的延续。在推进社会办中医的大政策环境下,探索适合中国国情,建立完善民办医院及私人诊所的医师继续医学教育模式,满足社区卫生服务发展对人才培养的迫切需要是十分有必要的。

笔者对美国、英国、香港等国家和地区医师的继续医学教育经验尝试进行研究比较。

## (一)发达国家和地区继续医学教育的经验比较

CME 学分制作为继续医学教育一个非常重要的评估方式,也在世界范围经历了一个发展和优化集成的过程。美国、英国较早建立了完善的全科医师培养、准入、管理以及考核评价体系,形成了包括医学院校教育、毕业后教育和继续医学教育在内的完善的医学教育体系,民众反响良好,为保障民众健康作出了巨大贡献,实现了医疗资源的合理分配与利用,不少经验做法值得我们借鉴。

### 1. 美国

美国提倡终身医学教育。继续医学教育把教育培训同持续终身职业生涯统一起来,从而形成完整的医学教育体系。美国各州政府和卫生主管部门共同研究继续医学教育,使其从开始的自愿参加,过渡到法制化的强制性参加[40]。

在美国,综合大学、专业协会、研究所、个体诊所均可提供继续医学教育,ACCME (Accreditation Council for Continuing Medical Education,继续医学教育认证委员会)进行培训场所和培训项目的认证,并为继续医学教育制订标准和相关政策。ACCME 是一个非官方的认证机构,各州医学会和相应的专科学会经认证后,在全国承担继续医学教育项目,提供继续培训。美国在医师培训期间,培训费用全部由医院承担,每人每年约 2 万多元。

按年接受 CME 培训的时间计算 CME 学分。要求取得全科医师资格证书的全科医师每

3年必须获得医学继续教育 150 学分，每 6 年必须参加 ABFP（American Board of Forensic Psychology，美国法庭心理学委员会）的全科医师资格再认证考试，合格者方能再注册执业。

美国在继续医学教育的方式上有很大的创新，例如，①Wisconsin Badgers（威斯康星大学）、Johns Hopkins（约翰·霍普金斯大学）：有完善的在线继续医学教育；②AMA（American Management Association，美国医学协会）：将获取继续医学教育学分的重点途径由课堂教学与会议转移到临床；③美国家庭医生学院：循证医学继续教育，此类课程的内容必须满足预先制定的评估标准，是已确认的循证医学资源，关键是保证继续医学教育内容的有效性；④美国医学会杂志：可自选阅读 JAMA（The Journal of the American Medical Association，美国医学会杂志）上的任意 3 篇有关继续教育的文章，并完成文章后面的评估表，将该表传真或寄出即可获取继续医学教育学分，这一途径是免费的。每个继续医学教育学分的获取应至少花费 1 个小时以上的时间，每位医生只有确实在教育活动上花费了时间才能申请学分。

**2. 英国**

英国的继续医学教育是非强制性的，但仍有约 99% 医师自愿参加继续医学教育。政府每年对参加继续医学教育者给予一定的物质奖励，或者在培训后使他们成为高一级的医疗专家。如专科医师可成为顾问医师、高级通科医师，或承担博士后教育的教授等高级职称。英国对继续医学教育的要求正逐步规范化，并有与专科医师资格再认定相结合的趋势。

继续医学教育的的方式包括：大学或学院组织强化课程、医学新进展讲座、学术会议、阅读报刊和因特网远程教学等。这些教学主要由皇家医学会、专科医师协会举办，举办单位为参与者授予继续医学教育学分。另外，还有鼓励在工作基础上的群体学习，以个人工作经验为基础，通过案例分析、重要事件分析、转诊分析和其他方法，把学习和实践相结合，发展重要的思维能力，使之成为活跃的学习者。在医疗机构中，强调临床实践的锻炼，如讨论病例、临床大查房、文献综述、各专业学科间的学术讨论会等。

**3. 香港**

继续医学教育是香港医学专科学会提供给专科医师的强制性教育课程，旨在使取得资格的专科医师了解最新的医学信息和维持高水准的专业训练。

根据《香港医师注册条例》，所有列入专科医师名册的注册医师，均需接受香港医学专科学院认定的与其专科有关的继续医学教育。香港医学专科学会规定院士必须每三年取得至少 90 个继续医学教育学分，已退休并已经停止执业或健康欠佳者除外。若教育与评审委员会接到香港医学专科学会通知，得悉有专科医师未能符合继续医学教育规定，将根据《香港医师注册条例》考虑是否将该医师从专科医师名册中删除，取消其院士资格，而被除名的医师亦不能再使用"专科医师"的头衔。

普通医师的继续医学教育的规范化开始于 2001 年 10 月 1 日，教育与评审委员会在医务委员会的领导下，推行自愿的继续医学教育计划。医务委员会评选了数个医师学会、工会及组织作为认可的继续医学教育提供者、评审者和管理者。每年取得 30 学分以上的普通医师将获得继续医学教育修业证书，证明其参加的继续医学教育活动达到委员会要求的水平；在三年的继续医学教育的周期内，累积到 90 学分或以上的普通医师可获准在名片上使用"获证明已接受继续医学教育"的名衔。

香港提出仅参加 CME 培训是不够的，提出了学员进行 CPD（Continuing Professional Developmen，继续职业发展）的必要。在一定时间内提高培训者的临床实践能力，也能提高针对专业医学临床质量的专业发展能力，将来还可能让 CPD 代替继续医学教育的再认证过程。如果 CPD 代替了再认证，将来就要努力促进 CPD 项目的发展来保证其标准，以满足医学专业人员的职业发展和重新认证要求。CPD 进修能够使专业能力得到加强，并保持良好的状态，是保证知识、技能、态度、医疗质量的关键步骤，同时也能提高医生的职业操守，强化对公众健康的责任。

香港提倡的继续医学教育方式有发表论文、科研立项、学术活动、研讨会、远程继续医学教育等，另外还有自学。在香港，由当地医疗机构、大学和获得了教育与评审委员会认可的海外专业团体等组织承认的自学课程，每门课程的学分将单独授予，且每年自学的总学分授予数最多不超过 20 学分。

（二）我国内地民办医院及私人诊所的医师继续医学教育的现状

继续医学教育使卫生专业技术人员在完成学历教育之后，继续学习新理论、新知识、新技术、新方法（四新）。旨在使卫生专业技术人员在职业生涯中不断学习同本专业有关的"四新"内容，以适应医学科学的发展。

开展中医医务人员 CME 是加强中医人才培养、稳定队伍，发展中医药事业的战略措施之一，其对于提高中医技术人员素质，适应现代医学的发展具有重要意义。鉴于此，国家中医药管理局于 1997 年颁布了"中医药继续教育暂行规定"，并成立了"全国中医药继续教育委员会"，中医药界也逐渐把此项工作摆在重要的位置。

**1. 我国内地现行的继续医学教育学分管理办法**[9-11]

（1）继续医学教育学分。

继续医学教育实行学分制。继续医学教育对象通过培训班、远程等多种形式学习、培训获得的学分为继续医学教育学分。

（2）学分分类。

按照继续医学教育活动，学分分为 I 类学分和 II 类学分两类。

① I 类学分。

A. 国家级继续医学教育项目。

a. 由全国继续医学教育委员会评审、批准并公布的项目。

b. 国家级继续医学教育基地备案和国家级继续医学教育备案项目，由全国继续医学教育委员会核准、公布的项目。

B. 省级继续医学教育项目。

a. 由省级继续医学教育委员会评审、批准并公布的项目。

b. 省级继续医学教育基地申报，由省级继续医学教育委员会公布的项目。

c. 中华医学会、中华口腔医学会、中华预防医学会、中华护理学会、中国医院协会、中国医师协会、卫生部远程医学教育中心等（以下简称指定社团组织）所属各学术团体申报的非国家级继续医学教育项目在分别经学(协)会等组织评审并批准后，由全国继续医学教育委员会统一公布的项目。

C. 推广及必修项目。

推广及必修项目是根据卫生计生事业改革发展的重大需求、突发公共卫生事件应急培训，医德医风以及适应基层卫生技术人员培训，由全国继续医学教育委员会、国家卫生和计划生育委员会组织和批准的培训项目(包括远程教育项目)。该项目须经全国继续医学教育委员会统一公布。

D. 经单位批准出国(境)参加国际会议。

②Ⅱ类学分。

自学、发表论文、科研立项(成果)、单位、科室组织的学术活动、大查房、疑难病例讨论等其他形式的继续医学教育活动授予Ⅱ类学分。

(3)学分要求。

①乡(镇)卫生院及以上医疗卫生机构的中级及以上专业技术职务人员，每年参加继续医学教育活动，所获得的学分不低于25学分，其中Ⅰ类学分5~10学分，Ⅱ类学分15~20学分。

②省、自治区、直辖市级医疗卫生机构的中级及以上专业技术职务人员，五年内通过参加国家级继续医学教育项目获得的学分数不得低于10学分，Ⅰ、Ⅱ类学分不可互相替代。

③各级医疗卫生机构的初级专业技术职务人员每年获得的继续医学教育学分不低于20学分，乡村医生每年获得的继续医学教育学分不低于15学分，不区分Ⅰ、Ⅱ类学分。中级专业技术职务的全科医师和各级医疗卫生机构的初级专业技术职务人员，五年内通过参加必修项目获得的学分数不得低于20学分。

④县级以上医疗卫生机构的中级及以上专业技术职务人员，每年获得的远程继续医学教育学分数不超过10学分，县级及以下医疗卫生机构的中级及以上专业技术职务人员，每年获得的远程继续医学教育学分数不超过15学分。

⑤各级医疗卫生机构的初级专业技术职务人员和乡村医生所获得的远程继续医学教育学分数，由各省级继续医学教育委员会根据当地实际情况自行规定。

(4)学分管理。

①Ⅰ类学分计算方法。

A. 参加国家级、省级继续医学教育项目和推广及必修项目的活动，参加者经考核合格，3小时授予1学分；主讲人每小时授予2学分。每个项目所授学分数最多不超过10学分，每天最多授予2学分。

B. 国家级远程继续医学教育项目和推广项目每2小时授予1学分。每个项目所授学分数最多不超过5学分。远程必修项目每2小时授予1学分，每个项目所授学分数可适当放宽。

C. 经单位批准出国(境)参加国际会议，每次授予3学分。

②Ⅱ类学分计算方法。

A. 凡自学与本学科专业有关的知识，应先制定出自学计划，写出综述或笔记，由所在单位继续医学教育主管部门授予学分。每 2000 字可授予 1 学分。由全国继续医学教育委员会或省(区、市)继续医学教育委员会指定的杂志、音像、光盘等形式的自学资料，学习后经考核，按委员会规定该资料的学分标准授予学分。此类学分每年最多不超过 5 学分。乡(镇)卫生院中级及以上专业技术职务人员、乡村医生、初级专业技术职务人员每年获取的此类学分最多不超过 10 学分。

B. 在刊物上发表论文和综述，按以下标准授予学分，见表 3-20。

表 3-20　　　　　　　　　　　　学分计算分类表

| 刊 物 类 型 | 第一作者~第三作者(余类推) |
|---|---|
| 国外刊物 | 10~8 学分 |
| 国际标准刊号(ISSN)和国内统一刊号(CN)的刊物 | 6~4 学分 |
| 省级刊物 | 5~3 学分 |
| 地(市)级刊物 | 4~2 学分 |
| 内部刊物 | 2~1 学分 |

C. 科研项目

已批准(或获奖)的科研项目，在立项(或获奖)当年按以下标准授予学分，见表 3-21。

表 3-21　　　　　　　　　　　科研项目学分授予标准

| 课 题 类 型 | 课题组成员排序(余类推)<br>1 2 3 4 5 |
|---|---|
| 国家级课题 | 10 9 8 7 6 学分 |
| 省、部级课题 | 8 7 6 5 4 学分 |
| 市、厅级课题 | 6 5 4 3 2 学分 |

D. 出版医学著作，每编写 1000 字授予 1 学分。

E. 出国考察报告、国内专题调研报告，每 3000 字授予 1 学分。

F. 发表医学译文，每 1500 汉字授予 1 学分。

G. 单位、科室组织的学术报告、专题讲座、临床病理讨论会、大查房、多科室组织的案例讨论会、技术操作示教、手术示范、新技术推广等，每次授予主讲人 2 学分，授予参加者 1 学分。临床技能培训每次授予主讲人 3 学分，授予参加者 1.5 学分。参加者全年所获得的该类学分最多不超过 10 学分。

H. 经单位批准，凡有下列情形之一，经考核合格者，视为完成当年的继续医学教育 25 学分；不足规定时限，一个月授予 5 学分，不区分 Ⅰ 、Ⅱ类学分。

a. 到上一级医疗卫生单位进修 6 个月及其以上；

b. 出国进修或培训 6 个月及其以上；

c. 到老少边穷地区或下级医疗卫生单位工作或带教 3 个月及其以上；

d. 参加援外医疗任务 6 个月及其以上；

e. 本年度脱产参加成人学历(学位)教育 6 个月及其以上；

f. 本年度非脱产参加成人学历(学位)教育，每门考核合格授予 2 学分。

Ⅰ. 现代远程继续医学教育Ⅱ类学分授予与管理办法由各省、自治区、直辖市继续医学教育委员会制定。

2~8 项由单位继续医学教育主管部门负责审核后授予相应的学分。

③学分登记和考核。

A. 项目主办单位授予相应项目类别的学分，学员所在单位负责登记。

B. 省(区、市)继续医学教育委员会应统一印制和发放继续医学教育登记证或使用电子信息卡，内容包括项目编号、项目名称、举办日期、形式、认可部门、学分数、考核结果、签章等，由继续医学教育对象本人保管，作为参加继续医学教育活动的凭证。

C. 各单位主管职能部门每年应将卫生专业技术人员接受继续医学教育的基本情况和所获学分数登记，作为年度考核的重要内容。继续医学教育合格作为卫生专业技术人员职务晋升、岗位聘任和执业再注册的必备条件之一。

④继续医学教育学分证书的发放和管理。

A. 国家级和省级继续医学教育项目学分证书分别由全国和省级继续医学教育委员会统一印制。指定社团组织应按全国继续医学教育委员会统一规定的样式印制学分证书或推广使用电子证书。

B. 项目举办单位应根据项目类别，分别使用全国和省级继续医学教育委员会统一印制的学分证书。按要求发放和管理学分证书；严禁滥发证书、乱授学分。

C. 加强远程继续医学教育学分和证书的管理。国家级远程继续医学教育项目Ⅰ类学分证书，先由举办项目的远程教育机构提供学员参加学习的有关材料，经学员所在地的省级继续医学教育主管部门核实后发放相应的学分证书。非国家级远程继续医学教育项目Ⅰ类学分证书由卫生部远程医学教育中心发放电子学分证书。各省(区、市)继续医学教育委员会对全国继续医学教育委员会批准的远程教育机构开展的Ⅰ类项目均应予以认可。

D. 经省级及以上继续医学教育委员会批准的专业性杂志可授予继续医学教育Ⅱ类学分，不得授予Ⅰ类学分。

E. 规范企业对继续医学教育活动的赞助。遵循"商业赞助不影响学术"的原则，商业赞助不得影响继续医学教育活动学术内容的客观性和公正性，不得以任何形式作为商业赞助的交换条件，严禁对继续医学教育活动的干扰。

F. 凡弄虚作假、滥发证书、乱授学分的单位，一经查实给予全国通报，3 年停办国家级和省级继续医学教育项目的资格处罚。

**2. 存在问题**

中国的继续教育一直为广大医务工作者所诟病，主要原因如下：

(1)认识不足

①CME 对象认识不足。

卫生专业技术人员工作忙、任务重，难以抽出专门时间脱产学习。即使是自己单位组织的讲座或学习班，也因为工作忙和专业的不同而影响学习效果。他们在主观意识上没有继续学习"四新"内容的需求，参加 CME 的目的仅仅是为了领取学分证。不少人认为参加 CME 只与晋升有关；某些已晋升正高职称或不再想晋升的人员，对 CME 学习不够重视；有的人员在晋升期间集中学习，一旦晋升后则热情锐减。

②民办医疗机构领导对 CME 认识不足。

民营医院或私人诊所大部分规模较小，且为独立经营个体，需要参加或举办继续医学教育项目，花费较大且不能立刻创造效益，因此经营者不重视医师的继续医学教育。

领导中存在重工作轻培养、重经济效益轻技术提高、重近期利益轻远期效果的现象，严重影响了 CME 的深入开展。在此情况下，CME 的管理人员没有专职的，而多由医务科或科教科兼管。他们由于事务性工作较多，存在着表面性工作做得较多，缺乏深层次的研究与思考。由于受经费的制约，中医诊所投入不足，开展和参加项目较局限，影响了人才培养、技术交流和智力引进，从而影响了学科建设，后劲乏力。一些诊所未建立 CME 制度或虽然建立，但培养目标、考核与职称晋升、待遇、评优评先、执业再注册脱节，难以发挥其促进作用，严重挫伤了医务人员参加 CME 的积极性。

（2）项目水平不高

①目前，许多继续教育课程和内容不能充分反映"四新"。在教学目标上，对提高能力和素质作用不够，学习者感觉选择性较小，难以满足其需求。

②CME 内容不完善。

CME 中多注重医疗技术的继续教育，而没有把医务人员的极需熟悉的卫生执业法规、条令和服务意识、医德医风纳入继续教育的范畴，导致个别医务人员医疗技术有所提高，而执业法意识、服务意识、服务水平却停滞不前，两者不能协调发展，造成了医疗纠纷增多的不和谐局面。

③中医专业和西医专业没有区别对待。

中医师对中医方面知识掌握要优于西医的诊疗技术，西医师的诊疗技术要优于中医医师，但目前的继续教育，特别是在线的继续教育，对于这两类临床医师的 CME 基本上没有区别对待，而是一概而论的，对初、中级医师的专业技能和技术的提高作用不大。

（3）手段方式落后

培训地点太远、培训内容缺乏新进展、培训时间安排不合理、培训方式不适合、培训管理不规范等。

中医医院的 CME 方式多以外出进修深造、参加学术活动、参加短期学习培训班等方式为主，而论文交流、院内学术讲座和专题报告会、自学、科室小讲座、疑难病例讨论、教学查房、新技术新业务等的开展因缺乏有效的评估和登记制度，而无法实现其继续教育的作用，因此，难以适应中医机构临床实际工作的需要。

（三）鼓励社会办医时期，完善医师继续医学教育的重要性和建议

我国即将进入社会办医的高峰时期，国家大力支持和鼓励社会资本办医，从业人数将增量将大幅增加，但就目前我国社会办中医工作的现状来看，还存在着一些结构性和体制性的问题亟待解决，其中人力资源不足和 CME 问题严重束缚着中医基层医疗机构的发展。

继续教育的问题处理得好，将会为社会办医添砖加瓦，为其健康的可持续发展增添动力，但如果处理不好，社会办医将陷入人才的困境，将会严重障碍其长远健康的发展。

推进社会办医，从长远发展来看，必须要解决好社会办医医疗机构卫生技术人员的继续教育问题，目前我国的继续医学教育未能充分发挥其继续教育作用，社会办医医疗机构其从业人员如果无法解决继续充电提升，医疗技术和实现职称晋升问题的话，势必会影响到基层医疗技术水平，影响到群众的就医质量，医改的一个重要任务就是强基层，当前要求建立分级诊疗体系，而如果基层不强，那么分级诊疗难行，说到底，建立分级诊疗体系的前提就是一定要强基层。建立一套针对社会办医人员的继续教育体系，让没有进入公立医疗体系的从业人员也能够得到技术再教育，和技术水平再提高的制度和途径的保障，这必须引起高层主管部门的重视，如果通过改革，成功地实现医师技术、技能的提升，并能够简化机制实现基层医生职称晋升问题，势必可以吸引更多的处于观望的公立医疗机构技术人员投入到社会办医的队伍中来，实现政策引导的作用，真正双赢。

笔者建议，第一，要建立由医学会和相应的专科学会组成的学术性非官方认证和管理机构，由其承担全国的继续医学教育项目，并提供继续培训。

其次需要完善全国统一的医学教育网络平台，由卫计委和国家中医药管理局分别负责中西医两个部分的内容建设，充分利用网络资源，使继续教育更便捷，实现度更高，另切实保证教师和教学内容的水平，保证网络继续教育的高质量性，从而将"要我学"变为"我要学"，将"学习一阵子"变为"学习一辈子"，改变继续教育在广大医务工作者心目中的印象。

再次通过政策引导，保证社会办医疗机构能够合理安排机构医务人员的继续教育，确保社会办医疗机构 CME 的资金和时间，如确定每年收入的 5% 用于人员的继续教育，用于派出人员进修学习、参加各种培训班和各种 CME 活动，确保每人每年 32 小时(4 天)的带薪脱产学习时间。

培训的方式也需要作相应的改革：

首先，将获取继续医学教育学分的重点途径由课堂教学、会议转移到临床，通过信息平台统计医师的门诊、病房、手术等工作量和难度系数。

其次，可自选阅读核心期刊上的任意 10 篇有关专业的继续教育文章，并完成文章后面的评估表，回邮通过后即可获取继续医学教育学分。每个继续医学教育学分的获取应至少花费 1 个小时以上的时间，每位医生只有确实在教育活动上花费了时间才能申请学分。

最后，要增加市一级别的统一专业考试和医师执业法律法规考试，设立三年多次考试机会，每季度可考一次，总分达标即可，不强调单科成绩。设立针对性的专业考题(如中医类别考试不能设置西医学知识考题)，让医学技术人员能够通过不断的系统化的理论学习提高其专业技能水平。

增设医保法规、执业医师法和公共卫生法令的考试，其中要特别强调执业医师法和医保法规的考试和学习。全面开放社会办医，需要配套强化医师自由执业时的法律法规意识，需要保证其对执业医师法和医保法律法规的持续学习和更新，将以往"重准入，轻保质"的行政审批，通过强化持续自主学习，从意识层面加强社会办医从业人员的自律，减轻并弱化政府的监管责任，变为"轻准入，重保质"。

通过继续教育学习者可以学习英国的做法，采用奖励性质，成为高一级的医疗专家。限制措施上可以学习香港的做法，三年内必须取得至少 90 个继续医学教育学分，若未能按期完成者，在国家中医药管理局中医执业医师名册中予以除名，实现全国执业中医师名录的在线可查可删。

2015 年 3 月李克强总理在出席十二届全国人大三次会议，与江苏团代表一起审议政府工作报告时就明确问诊了基层医院的"医生职称晋升病"。总理说："手术没做好，论文写得不错，问题不解决，这不是花架子吗?"也责成卫计委进一步加快江苏省基层医生职称晋升机制改革试点工作。

让基层的和社会办的医务技术人员能够得到继续教育的时间、资金、质量的保证，让职称晋升更多地与临床相挂钩，改变以往与科研相挂钩的方式，是关系到社会办医的可持续性发展的问题，更深层次讲，也是涉及强基层实现分级诊疗的可行性的问题，推进社会办医必须要重视非公立医疗机构从业人员的继续医学教育问题，才可以真正实现社会办医的长治久安!

## 参考文献

[1]钱飞鸣，余璐. 和顺堂："过河卒"，向前冲[N]. 深圳商报. 2014-07-03(4).

[2]任壮. 创新模式，社会资本办中医大有可为[N]. 中国中医药报. 2014-06-25.

[3]崔文婷. 连锁中医馆，能有多大未来[J]创业邦. 2013；34-35.

[4]向全. 扬中医精华，扶人体正气[N]. 国际商报，2006-12-11(8).

[5]向全. 扬中医精华，扶人体正气[N]. 国际商报，2006-12-11(8).

[6]鄢然. 从专业迈向品牌，访广州扶元堂医疗产业集团王扶松董事长[N]. 国际商报，2007-11-05(8).

[7]张永贤. 卫生署中医药委员会组织定位与组织改造之探讨. 中医药年报，2005，23(1)：251-426.

[8]苏嘉宏，吴秀玲. 医事护理法规概论(增订六版)[M]. 第 6 版. 台北：三民书局，2007.4：212.

[9]注册中医名单[EB/OL]. http：//www. cmchk. Org. hk/cmp/chs/# main _ rdoctor _ choice. htm，2015-01-01/2015-03-20.

[10]表列中医名单[EB/OL]. http：//www. cmchk. Org. hk/cmp/chs/# main _ ldoctor _ choice. htm，2015-01-01/2015-03-20.

[11]有限制注册中医名单[EB/OL]. http：//www. Cmchk. Org. hk/cmp/chs/#main_rdoctor_ choice. htm，2015-01-01/2015-03-20.

[12]香港特别行政区政府. 中医药条例[Z]. 2011-12-01.

[13]2011 年有关中医师的医疗卫生服务人力统计调查[EB/OL]. http：//www. Dh. Gov. Hk/tc_chi/statistics/statistics_hms/sumcmp11. html，2012-11.

[14]香港特别行政区政府. 中医药条例[Z]. 2011-12-01.

[15]注册中医进修中医药学进修手册[EB/OL]. http：//www. cmchk. org. hk/cmp/pdf/ handbk_RCMP2013_c. pdf，2013-01-01.

[16]林昭庚.台湾中医师人力现状调查及分析[J].中医药年报,2008,26(3):111-228.

[17]苏晓宇,林晓风.2011年台湾地区中医药管理概况[J].福建中医药大学学报,2013,6:67-69.

[18]张永贤.卫生署中医药委员会组织定位与组织改造之探讨[J].中医药年报,2005,23(1):251-426.

[19]香港中医药管理委员会2013年年报[EB/OL].http://www.cmchk.org.hk/cmp/chi/#../../chi/main_public_annual2013bw.htm,2014.

[20]香港特别行政区政府.医院、护养院及留产院注册条例[Z].2012-02-08.

[21]香港特别行政区政府.医院、护养院及留产院注册条例[Z].2012-02-08.

[22]肖林榕.台湾地区强化中医医疗品质的路径[A].闽台中医药文化研究论文集下册(1995—2007)[C],2007:4.

[23]苏晓宇,林晓风.2011年台湾地区中医药管理概况[J].福建中医药大学学报,2013,6:67-69.

[24]王琬.台湾医疗保险组织体制:演进路径及其动因分析[J].武汉大学学报(哲学社会科学版),2013,1:57-61.

[25]施存丰,田志龙.台湾地区全民健康保险10年实施状况及其启示[J].中国卫生经济,2007,7:65-67.

[26]香港特别行政区卫生署.私家医院、护养院和留产院实务守则[Z].2010-04.

[27]刘国恩,官海静,高晨.中国社会办医的现状分析[J].中国卫生政策研究,2013(09):41-46.

[28]陈良侠.我国发展非公有医院的策略研究[D].华中科技大学,2010.

[29]张琳.美国医疗系统的中流砥柱:非营利性私立医院[J].医学与哲学,2005(2):52-54.

[30]庄一强,王培舟.中国民营医院发展报告(2014)[M].北京:社会科学文献出版社,2014:89.

[31]陈校云.日本私立医疗服务机构及相应政府职能简介[J].中华医院管理杂志,2006(11):788-792.

[32]王丙毅,尹音频.德国医疗管制模式的特点——改革取向和借鉴意义[J].理论学刊,2008:173.

[33]王丙毅,尹音频.德国医疗管制模式的特点、改革取向及借鉴意义[J].理论学刊,2008(7):58-61.

[34]黄高明,倪建,王凡.澳大利亚私立医院的状况[J].中国医院管理,2005(12):89-91.

[35]陈帅如.印度卫生医疗保障制度改革中的私有制[J].经营管理者,2008(12):64-65.

[36]吴淳,田瑀.英国医院公私合营发展现状及启示[J].中国市场,2014(3):43-48.

[37]刘琼玮,王慧,孙美平,周志男,顾凯辰.国内外公共卫生医师规范化培训进展与现状[J].首都公共卫生,2012,3:129-133.

[38]王远华，游桂英，曾诚．美国继续医学教育的认证制度[J]．中国医院管理，2009，11：76-78.

[39]杨文秀，徐霁，李鹏．国外继续医学教育的认证评估制度[J]．中国继续医学教育，2010，1：46-50.

[40]雷晓盛．英国全科医师的职业培训和继续教育[J]．中国全科医学，2006，11：902.

[41]王鹏鹏，韩冰，仰曙芬．国内外全科医师培养模式比较[J]．中国高等医学教育，2013，06：7-8.

[42]谢洪彬，贝文，汪澜．中国内地和香港医师注册制度对比分析及启示[J]．中国卫生资源，2010，1：37-38.

[43]刘冬莹．国外及香港地区继续医学教育的现状与发展[J]．继续医学教育，2004，4：17-19.

[44]GraceTang．如何开展继续医学教育活动：香港的经验[J]．中国继续医学教育，2011，1：15-17.

（饶远立、万建成、许星莹、庞震苗）

# 第四部分　广东社会办中医的抽样调查

## 一、穗莞深三地社会办中医的现状

广东省作为国内的"中医药强省"在大健康产业链的建设方面，在全国起步较早，在省内已经形成了一些比较优秀的中医医疗服务企业，如广州中医药大学祈福医院、和顺堂、扶元堂……分布在穗、莞、深等地，通过"推进社会办中医政策研究"课题组第一阶段三地的调研，我们发现了很多问题，现作一总结归纳如下。

### (一)研究对象和方法

**1. 研究对象**

课题组首选了广东乃至全国都比较具有代表性的深圳市、东莞市、广州市作为本课题第一阶段调研的三个对象城市，具体为三市的非公立的中医医疗机构及其从业人员。2015年4月由广东省中医药局发函至三市卫计委，然后由三市的卫计委中医处(科)负责组织其市内所管辖区域的卫生管理部门负责人和社会办中医医疗机构负责人召开调研座谈会，三地的会议都组织得很成功，卫管部门负责人和社会办中医医疗机构负责人畅所欲言、献计献策，调研过程中发现了很多一线基层的困难和问题，也涌现了很多可借鉴的解决方法和提议，调研是卓有成效和大有裨益的。

**2. 研究方法**

本次调查通过立意抽样的方法对参加座谈会广州市、东莞市及深圳市的与会代表发放调查问卷进行现场调查。

### (二)研究内容与方法

**1. 研究内容**

通过德尔菲法，课题组准备了4个调研工具，分别是①推进社会办中医医疗机构访谈问答卷；②推进社会办中医卫生管理部门访谈问答卷；③推进社会办中医医疗机构座谈会现场调研问卷；④推进社会办中医卫生管理部门座谈会现场调研问卷。

通过这4个调研工具，课题组目标获取以下研究内容的信息：

(1)一般情况调查，包括了受访对象所在医疗机构的类型、级别、等级、注册类型等。

(2)社会办中医医疗机构生存状况，包括了准入、监管、医保和税收、可持续发展和总体评价5个方面的内容。

**2. 研究的具体方法**

（1）赋值及计分方法。

问卷中所有条目均采用5级评分法，各个维度和条目的得分均为正向得分，即"非常困难"赋值为1分、"困难"赋值为2分、"一般"赋值为3分、"容易"赋值为4分、"非常容易"赋值为5分。

即得分越高，社会办医的难度越小。

（2）缺失值处理。

当一份问卷中有20%的数据缺失时，该问卷便作废，如果一个方面中有一个条目缺失，则以该方面另外条目的平均分代替该缺失条目得分。如果一个方面中有两个或以上条目缺失，那么就不再计算该方面的得分。

（3）问卷回收情况。

本次调查共发放问卷142份，其中①广州市：医疗机构座谈会现场调研问卷25份、访谈问答卷20份，卫生管理部门座谈会现场调研问卷12份、访谈问答卷6份；②东莞市：医疗机构座谈会现场调研问卷18份、访谈问答卷16份，卫生管理部门问卷无；③深圳市：医疗机构座谈会现场调研问卷17份、访谈问答卷16份，卫生管理部门座谈会现场调研问卷9份、访谈问答卷3份。

（4）资料整理与分析。

对收回的调查表按统一规则编号，采用EXCEL2007建立数据库进行数据录入，并剔除缺失值超过20%的数据。数据的统计采用SPSS18.0进行，结果以均数±标准差（±s）表示。单因素分析运用t检验或单因素方差分析，多因素分析运用多元线性逐步回归分析。

**（三）调查的数据结果**

通过实地调研，课题组获得了三地社会办中医医疗机构的一手数据：

**1. 穗、莞、深三地的社会办中医医疗机构构成状况（截至2015年4月）**

表4-1　　　　　　　　　　　　广州市社会办中医医疗机构数

| 行政区 | 社会办医疗机构数 | 社会办中医医疗机构数 | 社会办中医医院数 | 社会办中医（含中西医结合）门诊部数 | 社会办中医诊所数 | 社会办坐堂医药店数 |
|---|---|---|---|---|---|---|
| 广州市 | 1652 | 149 | 6 | 76 | 50 | 17 |
| 越秀区 | 140 | 25 | 2 | 16 | 6 | 1 |
| 荔湾区 | 202 | 15 | 1 | 6 | 5 | 3 |
| 天河区 | 320 | 20 | 1 | 11 | 2 | 6 |
| 白云区 | 392 | 15 | 0 | 6 | 9 | 0 |
| 黄埔区 | 72 | 3 | 0 | 1 | 1 | 1 |
| 海珠区 | 95 | 18 | 0 | 12 | 5 | 1 |

续表

| 行政区 | 社会办医疗机构数 | 社会办中医医疗机构数 | 社会办中医医院数 | 社会办中医（含中西医结合）门诊部数 | 社会办中医诊所数 | 社会办坐堂医药店数 |
|---|---|---|---|---|---|---|
| 萝岗区 | 53 | 4 | 0 | 0 | 4 | 0 |
| 番禺区 | 80 | 18 | 1 | 13 | 2 | 2 |
| 南沙区 | 26 | 6 | 0 | 4 | 2 | 0 |
| 增城区 | 92 | 11 | 0 | 1 | 10 | 0 |
| 花都区 | 116 | 7 | 1 | 3 | 3 | 0 |
| 从化区 | 64 | 7 | 0 | 3 | 1 | 3 |

数据来源：2015 年 4 月 20 日广州市各区卫生局

表 4-2 　　　　　　　　　　深圳市社会办中医医疗机构数

| 行政区 | 社会办医疗机构数 | 社会办中医医疗机构数 | 社会办中医医院数 | 社会办中医门诊部（含中医馆）数 | 社会办中医（含中西医结合）诊所数 | 社会办坐堂医药店数 |
|---|---|---|---|---|---|---|
| 深圳市 | 2829 | 765 | 1 | 83 | 626 | 55 |
| 罗湖区 | 253 | 60 | 0 | 14 | 39 | 7 |
| 福田区 | 438 | 287 | 0 | 29 | 243 | 15 |
| 南山区 | 299 | 86 | 0 | 18 | 55 | 13 |
| 盐田区 | 44 | 10 | 0 | 0 | 7 | 3 |
| 宝安区 | 664 | 106 | 0 | 9 | 91 | 6 |
| 龙岗区 | 571 | 116 | 0 | 9 | 97 | 10 |
| 光明区 | 178 | 36 | 0 | 1 | 35 | 0 |
| 坪山区 | 67 | 4 | 1 | 0 | 3 | 0 |
| 龙华区 | 293 | 58 | 0 | 3 | 54 | 1 |
| 大鹏区 | 22 | 2 | 0 | 0 | 2 | 0 |

数据来源：2015 年 4 月 21 日深圳市各区卫生局

表 4-3 　　　　　　　　　　东莞市社会办中医医疗机构数

| 行政区 | 社会办医疗机构数 | 社会办中医医疗机构数 | 社会办中医医院数 | 社会办中医门诊部数 | 社会办中医诊所数 | 社会办坐堂医药店数 |
|---|---|---|---|---|---|---|
| 东莞市 | 1031 | 44 | 1 | 8 | 26 | 9 |

数据来源：2015 年 4 月 28 日东莞市卫计委

表 4-4　　　　　　　穗莞深社会办医疗机构数占当地医疗机构的比重

| 行政区 | 医疗机构总数 | 政府办 | 社会办 | 社会办营利性 | 社会办非营利性 | 社会办占比 |
|---|---|---|---|---|---|---|
| 广州市 | 3914 | 1196 | 1652 | 1465 | 1223 | 42% |
| 东莞市 | 2378 | 501 | 1031 | 885 | 146 | 43% |
| 深圳市 | 3827 | 643 | 2829 | 3169 | 15 | 74% |

（社会办医目前的特征就是规模偏小数量众多，这是它们本身特征的一个反映，机构数占比高不能说明社会办医的数量已经足够充分，相反社会办医在整个医疗服务中所占的比例应该以总服务人次占比这一指标来衡量。整个成熟的市场应该由市场领导者、市场追随者、市场挑战者、市场补缺者这四种业态构成）

表 4-5　　　　　　　穗莞深社会办中医医疗机构数占社会办医机构的比重

| 行政区 | 社会办医疗机构数 | 社会办中医机构数 | 社会办中医机构数占社会办医的比重 |
|---|---|---|---|
| 广州市 | 1652 | 149 | 9% |
| 东莞市 | 1031 | 44 | 4% |
| 深圳市 | 2829 | 765 | 27% |

　　由数据构成可见，虽然三地的社会办医医疗机构数在总体比例上已经比较高，但其中主要是以除医院外的如门诊部、诊所为主的基层医疗机构数量为多，社会办医院数量并不多，提示我们今后发展社会办医的方向应该是，社会大资本应该优先考虑引入办规模较大的医疗机构，即拥有住院病床的各级各类医院。在统计社会办中医在整个社会办医所占的比例时，结果显示广州占比仅为9%，东莞占比仅为4%，深圳占比为27%。数据提示我们今后发展社会办医的方向应该是，基层医疗应该优先鼓励社会办中医，因为西医的诊疗机构在基层医疗机构中的比例已经严重偏高，因此大力鼓励社会办中医，特别是鼓励举办中医馆、中医诊所已经非常必要，这关系到中医未来的长远发展。当然在鼓励社会办中医方面，深圳市已经给了我们很好的经验和借鉴。在深圳，中医馆和中医诊所遍地开花，而让中医馆和中医诊所遍及中国街道的街头巷尾，这才是中医本来应该在中国出现的现象，同时这也关系到中医甚至是中国文化的复兴。但目前的现状正好倒过来，中医诊所在外国的唐人街街头却是鳞次栉比、店铺林立，很多纯中医、名中医在国内想开业却困难重重，转而去到国外开业，在国外不仅顺利开了业，而且还有很好的经营效益，这提示我们要思考中医的生存发展问题，是不是发展中医就一定是要发展有住院有病床的中医院？事实上在调研过程中我们不止一次感受到能够提供输液、做手术服务的中医院是很需要的，但真正运用纯中医技术和理念为社区居民服务的中医馆和中医诊所，是更贴近中医本来的发展规律和方式，而且目前数量和占比严重偏低，政府主管部门应调整思路出台政策，或给政策松绑，让中医重新绽放她的生命之花。

　　西医及西医医疗机构在中国独大的局面不仅存在于公立医疗机构中，而且在基层医疗机构乃至社会办医疗机构中的比例也是如此，这就说明中医在中国本土的生存现状堪忧。中医药的根在中国，土壤和信赖她的人们也在中国，这样的数据叫我们中国人情何以堪。中国自古民办中医的优势就是体现在贴近民众，贴近田野，服务方式灵活简便，但目前的现状让课题组再次感到"推进社会办医"中具有特别重要性！

**2. 穗、莞、深三地实地调研的数据信息的分析**

（1）调查对象一般情况。

对调研获得的 142 份问卷进行统计后得出以下数据：

按中医医疗机构的类型分类——中医院（8.3%）、中医门诊部（25.0%）、中医诊所（28.3%）、中医馆（21.6%）、坐堂医诊所（13.3%）、其他类型（3.3%）；

按中医医疗机构的级别分类——皆未评级；

按医疗机构注册类型分类——非营利性医疗机构（8.3%）、营利性医疗机构（91.7%）；是否已有医保——医保定点机构（21.7%）、非医保定点机构（78.3%）；

按是否已承担政府购买的医疗服务分类——已承担的（5%），未承担的（95%）；

按是否享受过政府财政补贴分类——全部参与问卷调查的中医医疗机构都未享受政府财政补贴（0%）。

具体构成比例反映了目前社会办中医医疗机构的总体状况，见以下示意图：

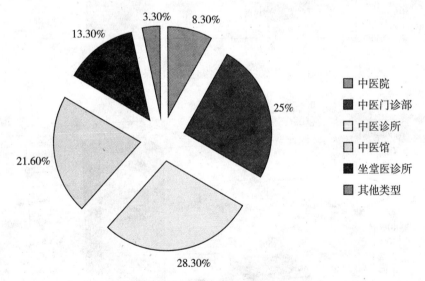

图 4-1 穗莞深三地中医医疗机构分布类型

（2）穗、莞、深三地社会办中医医疗机构对现阶段办医难度的评价分析。

穗、莞、深三地社会办中医医疗机构对现阶段办医难度按准入、可持续发展、医保和税收、监管和总体评价五个维度进行描述。各个维度和条目均为正向得分，即得分越高，社会办医的难度越小。

调查结果显示，五个维度得分由高到低依次是监管（4.17±1.09）、医保和税收（2.80±1.11）、准入（2.54±0.79）、可持续发展（2.33±1.02）、总体评价（2.10±0.75）。

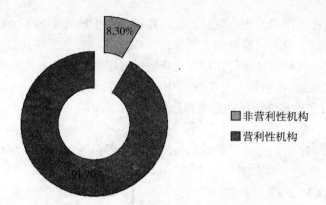

图 4-2 穗莞深三地中医医疗机构注册类型

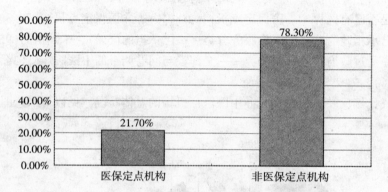

图 4-3 穗莞深三地中医医疗机构医保定点情况

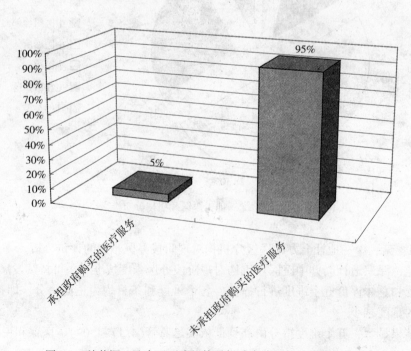

图 4-4 穗莞深三地中医医疗机构承担政府购买的医疗服务情况

表 4-6　　　　　　　广州、深圳及东莞三市社会办中医医疗机构基本状况

| 维　度 | 均值±标准差 | 条　目 | 均值±标准差 |
|---|---|---|---|
| 准入 | 2.54±0.79 | 准入申办 | 2.45±0.83 |
| | | 选址 | 2.45±0.79 |
| | | 获取《医疗机构批准书》 | 2.58±0.76 |
| | | 领取《医疗机构执业许可证》 | 2.65±0.86 |
| | | 名称审批 | 2.72±0.82 |
| | | 技术准入 | 2.42±0.69 |
| 可持续发展 | 2.33±1.02 | 医疗机构等级评审 | 2.15±0.81 |
| | | 学科及科研建设 | 1.81±0.74 |
| | | 人才引进 | 1.92±0.72 |
| | | 人员职称评定 | 1.84±0.71 |
| | | 继续教育 | 1.96±0.76 |
| 医保和税收 | 2.80±1.11 | 自主定价 | 2.70±0.74 |
| | | 医保定点 | 3.48±1.11 |
| | | 税收 | 2.07±0.95 |
| | | 经营补偿 | 2.96±1.12 |
| 监管 | 4.17±1.09 | 办理校验 | 4.17±1.09 |
| 总体评价 | 2.10±0.75 | 办医难易程度 | 2.10±0.75 |

（3）不同机构类型对社会办中医难度状况的评价比较。

经单因素方差分析，中医院、中医馆、中医门诊部、中医诊所、坐堂医及其他类型医疗机构在准入和可持续发展两个维度并不具有统计学意义（$P>0.05$），即说明各类社会办中医医疗机构在准入和可持续发展中遇到的问题和维度是一样的；但在医保税收、监管和总体评价三个维度的统计结果具有统计学意义（$P<0.05$），即各类社会办中医医疗机构在医保税收、监管和总体评价这三个维度下的办医难度是有显著差别的。具体见表4-7。

表 4-7　　　　　　　不同中医医疗机构对社会办中医状况的评价比较

| 维度 | 中医院 | 中医门诊部 | 中医诊所 | 中医馆 | 坐堂医 | 其他类型机构 | f 值 | p 值 |
|---|---|---|---|---|---|---|---|---|
| 准入 | 2.56±0.86 | 2.40±0.86 | 2.74±0.75 | 2.42±0.83 | 2.55±0.77 | 2.65±0.62 | 0.004 | 0.432 |
| 可持续发展 | 1.60±0.63 | 1.95±0.78 | 2.14±0.77 | 1.92±0.75 | 1.68±0.68 | 1.77±0.61 | 1.916 | 0.129 |
| 医保税收 | 2.56±1.26 | 2.94±1.19 | 2.85±1.18 | 3.17±1.30 | 2.95±1.34 | 2.98±1.07 | 3.482 | 0.018 |
| 监管 | 4.67±0.58 | 4.46±0.97 | 3.56±1.25 | 2.60±1.50 | 3.60±1.43 | 3.17±1.47 | 3.543 | 0.007 |
| 总体评价 | 2.00±0.00 | 1.77±0.73 | 2.61±0.81 | 2.20±0.77 | 2.30±0.95 | 2.67±0.82 | 2.393 | 0.048 |

再进一步运用 Multiple Comparisons(多重比较)对不同社会办中医医疗机构的各个维度得分做两两比较后得知:在医保税收维度中,中医院与中医馆的得分具有显著性差异(P<0.05),且中医院比中医馆更容易得到医保。在监管维度中,中医院与中医馆、中医门诊部与中医馆的得分具有显著性差异(P<0.05),且中医院、中医门诊部的受监管程度比中医馆高。在总体评价维度中,中医门诊部和中医诊所的得分具有显著性差异(P<0.05),中医诊所比中医门诊部的经营难度高。

(4)影响社会办中医难度的多元逐步回归分析。

采用多元逐步回归模型分析,分别把准入方面,可持续发展方面、医保税收方面和总体评价的得分作为因变量,将准入申办、选址、获取《医疗机构批准书》、领取《医疗机构执业许可证》、名称的审批、技术准入、医疗机构等级评审、学科及科研建设、人才引进、人员职称评定、继续教育、自主定价、医保定点、税收、经营补偿、办理校验等影响因素作为自变量。自变量经多元线性逐步回归模型筛选后,有统计学意义的因素最终将进入模型,模型的自变量选入标准为 $\alpha = 0.05$。

①以准入维度的得分为因变量,逐步回归筛选标准 $\alpha = 0.05$,一共有 1 个变量进入回归方程,进入方程的自变量是"名称的审批",名称的审批变量对准入维度的得分呈负相关,也就是说"名称的审批"在审批准入中遇到的阻力最大。具体见下表 4-8。

表 4-8　　　　　　　　　　　准入维度回归分析结果

| 变量 | 偏回归系数 | 标准误差 | 标准回归系数 | t 值 | p 值 |
|---|---|---|---|---|---|
| 名称的审批 | -0.132 | 0.031 | -0.885 | -4.260 | 0.008 |

②以可持续发展维度的得分为因变量,逐步回归筛选标准 $\alpha = 0.05$,一共有 4 个变量进入回归方程,进入回归方程的自变量为学科与科研建设、人才引进、医疗机构等级评审及人员评定。四个自变量对可持续维度的得分呈正相关,也就是说解决了"学科与科研建设"、"人才引进"、"医疗机构等级评审"及"人员职称评定"这些问题,将会对社会办中医医疗机构的可持续发展有着正向积极的作用。具体见表 4-9。

表 4-9　　　　　　　　　可持续发展维度回归分析结果

| 变量 | 偏回归系数 | 标准误差 | 标准回归系数 | t 值 | p 值 |
|---|---|---|---|---|---|
| 学科与科研建设 | 1.309 | 0.132 | 0.358 | 9.894 | 0.000 |
| 人才引进 | 1.422 | 0.120 | 0.374 | 11.815 | 0.014 |
| 医疗机构等级评审 | 0.931 | 0.100 | 0.279 | 9.324 | 0.008 |
| 人员职称评定 | 1.172 | 0.129 | 0.306 | 9.118 | 0.026 |

③以医保税收维度的得分为因变量,逐步回归筛选标准 $\alpha = 0.05$,一共有 2 个变量进入回归方程,进入回归方程的自变量为税收和自主定价。两个自变量对可持续维度的得分

呈正相关，也就是说实现了"合理征税"和"自主定价"问题，将会对社会办中医的医保税收问题有着正向的积极作用。具体见表4-10。

表4-10　　　　　　　　　　可持续发展维度回归分析结果

| 变量 | 偏回归系数 | 标准误差 | 标准回归系数 | t 值 | p 值 |
|---|---|---|---|---|---|
| 税收 | 1.189 | 0.092 | 0.680 | 12.977 | 0.002 |
| 自主定价 | 1.003 | 0.113 | 0.489 | 8.899 | 0.041 |

④以总体评价得分为因变量，在 $\alpha = 0.05$ 的水准上，经多元逐步回归分析后，进入多元回归方程的因素分别为：医疗机构等级评审、人才引进、人员职称评定、自主定价、医保定点、税收、选址，其中全部自变量与总体评价得分都呈正相关。具体见下表4-11。

表4-11　　　　　　　　　　总体评价得分回归分析结果

| 变量 | 偏回归系数 | 标准误差 | 标准回归系数 | t 值 | p 值 |
|---|---|---|---|---|---|
| 医疗机构等级评审 | 0.913 | 0.149 | 0.112 | 6.282 | 0.000 |
| 人才引进 | 1.273 | 0.153 | 0.169 | 8.342 | 0.000 |
| 人员评定 | 0.827 | 0.133 | 0.095 | 6.234 | 0.000 |
| 自主定价 | 1.023 | 0.130 | 0.137 | 7.855 | 0.000 |
| 医保定点 | 0.964 | 0.104 | 0.148 | 9.264 | 0.000 |
| 税收 | 0.983 | 0.079 | 0.177 | 12.460 | 0.000 |
| 选址 | 0.978 | 0.111 | 0.124 | 8.829 | 0.000 |

综合各影响因素逐步回归分析结果可看出，"名称的审批、医疗机构等级评审、学科与科研建设、人才引进、人员评定、自主定价、医保定点、税收和选址"是影响社会办中医发展最主要因素，也是政府主管部门在修订政策时最需要关注的项目。

（四）分析

从研究数据结果可知，调查中的全部社会办中医医疗机构均未被评级，这既说明了我们机构评定工作推进缓慢，也说明了现阶段社会办中医医疗机构仍然薄弱，或尚未达到评级的标准。在医疗机构注册类型方面，91.7%的社会办中医医疗机构是营利性质，8.3%的社会办中医医疗机构为非营利性质，可见现阶段社会办中医医疗机构以营利性质为主。举办非营利性质的社会办中医医疗机构一方面需要繁琐的批文，另一方面由于非营利性医院的盈利不能进行分红，无法实现投资者的投资愿望，这些规定在一定程度上限制了投资者的积极性。在医保定点方面，78.3%的社会办中医医疗机构为非医保定点机构，仅有22.7%的社会办中医医疗机构拥有医保定点，可见医保定点在社会办医疗机构中的覆盖面非常有限，如此不平等的待遇，不利于社会办中医医疗机构获取民众的信任。在是否已承担政府购买医疗服务项目上，95%的社会办中医医疗机构没有承担政府购买的医疗服务，可见距离政府转变职能，实现管办分离还有相当远的距离。其次，事实上现阶段社会办医医疗机构本身的生存发展已经面临很大的困难，但他们实际上已经承担了政府部分的公卫职能，如家庭病床、普查普治、妇幼保健、预防保健、健康咨询、辖区义诊、健康教育等，社会办医自掏腰包自带干粮为居民提供公卫服务，政府应该给予购买服务的补偿，长远来看才有助于其健康发展。最后全部受调单位均未享受过政府财政补贴，说明现阶段政府在财政方面对社会办中医医疗机构并无实际性政策倾斜。

具体分析五个维度的得分可知，得分高低依次为监管方面、医保和税收、准入方面、可持续发展方面以及总体评价方面。五个维度中除"监管"项以外，其他四个项目的得分都偏低（均低于3分），客观上反映目前社会办中医的难度仍然偏大。

监管项目得分最高。这说明中医医疗机构从业人员对于社会办中医的监管工作较为宽松。在此问卷中关于监管的部分主要集中于办理校验的过程，之所以这方面得分较为高，与监管部门办理校验时的手续较为简单，大部分的中医医疗机构能够顺利地完成年度校验有关。

准入方面，所有条目的得分相对较低。准入方面的得分皆低于3分，这表明这个方面的条目均处于非常困难至一般之间，即办理难度仍然偏高。准入申办、选址、获取《医疗机构批准书》和领取《医疗机构执业许可证》、名称审批和技术准入方面都处于较为困难的程度。准入作为中医医疗机构进入市场的第一步，目前的门槛仍然较高，将影响相关人员进入该行业的信心。

可持续发展方面的得分较低。这与中医医疗机构在发展过程中所遇到的挫折较为多有关。在可持续发展的所有条目中，医保定点的得分最高且较为平均。主要的原因在于部分中医医疗机构已纳入医保定点范围，特别是广州市的中医医疗机构。根据《定点医疗机构管理办法》（穗人社发〔2013〕70号）和《分批次定点资格核准通知》（穗人社发〔2014〕34号）的有关规定，中医医疗机构已纳入有限定点医疗机构的六类之一。比较三地，广州市在推进社会办医医疗机构的医保定点资格审批政策上执行效率较高。深圳、东莞两市在医保定点上虽已有所放宽，但医疗机构反映准入门槛仍偏高。如深圳市于2014年底发布了《深圳市社会医疗保险定点医疗机构管理办法》以及《深圳市社会医疗保险定点零售药店管理办法》，办法取消了以往对定点医疗机构的数量限制，只要符合受理条件、评分达到85分就可纳入医保定点，但其中如对新增定点为中医馆类别的评分要求中，或者拥有国家、省、市认定的"名中医"，或者拥有本市"医疗卫生三名工程"认定的"名医"，或者拥有曾任或现任的省级以上医学会或医师协会的常委或理事以上成员，又或者拥有曾任或现任的三甲以上医院临床科室主任或学科带头人，这一条目的得分在100分中就占到了50分，这过高的门槛，让几乎全部的中医馆都望洋兴叹，能够达到要求的中医馆是少之又少。医保定点准入门槛相对较高，导致了医保定点在深圳市中医疗机构的覆盖面并不高。深圳市调研数据显示其在社会办中医医疗机构的可持续发展方面，其中的学科及科研建设、人才引进、人员职称和继续教育四个条目的平均分均低于2分，即说明社会办中医医疗机构从业人员认为这四方面目前是处于非常困难的状况，亟须政府的扶持。在人才引进方面，调研中发现由于纯中医盈利可能性低，生存发展困难，更难以吸引、引进年轻中医师，现阶段社会办中医市场对于中医师处于极度需求状态。在人员职称方面，由于现阶段社会办中医医疗机构的从业人员在晋升职称方面较为困难，主要障碍来自于课题，年轻人的上升路径断裂，进而也影响了人才的吸纳之路。在继续教育方面，由于缺乏大的平台支撑，中医医疗机构相关从业人员缺乏高质素的继续教育资源，这并不利于行业长远的发展。在税收方面，由于大部分中医医疗机构的属性是营利性机构，仍需要缴纳税费，这方面的税费对于他们而言仍是沉重的负担。

在五个维度的评价中"总体评价"项的得分最低是(2.10±0.75)分，对应状况为"困难"，这是社会办中医医疗机构从业人员对于目前生存状况的评价结果，同时也反映出了现阶段社会办中医仍需要在准入、可持续发展、医保和税收、监管等各方面政策上作出有力的改善和推进。

### (五)讨论——以穗莞深为代表的社会办中医亟待解决的问题

**1. 纯中医药服务利润极低，影响中医生存的问题**

目前，民营的中医诊所和中医院的利润基本上不是来源于中医药服务。因为中医药一直以廉价著称，所以中医、中药的价格一直以来都维持在低水平，比同等水平的西医价格要低。民营中医机构的利润主要来源于治疗费，即推拿、针灸、理疗，以及西医的检查、输液等服务。中医药服务没有利润，医疗机构必须增大治疗和西医服务的比例。

在调查过程中，许多社会办中医医疗机构呼吁给予医保待遇，其集中反映是如果没有医保，那么许多到中医馆看病的病人取了药方就走，转去有医保定点的机构再抓药，许多中医馆收取和市面持平的诊金如15元，如此一来，就变相成为义诊，因为医馆聘请一位专家的费用绝不仅是15元一方可以支付得起的。当然我们也知道，医保采用的是定额支付的方式，按照目前广州在一级医疗机构的做法，每定点病人每年医保支付400元给医疗机构，如果病人没有患病没有生成消费，那机构就有盈余，但目前实际的情况是，因为广州政策规定每市民每月有300元的医保消费额度，所以大量的老人争办定点，每天去社区卫生服务中心排队"合理合法"开药，导致大量一级医疗机构叫苦连天，以课题组所在的某中医药大学第一附属医院海珠区第二门诊部为例，截至2015年4月，定点医保患者已经消费掉所有的400元医保局支付的费用，从5月开始，每位医保定点患者每再开一次300元药费，医院就要赔300元药费，这笔巨大的开销让医院院长不得不正在考虑是否要被迫关掉这家门庭若市的门诊部，因为看得越多赔得越多。所以医保是名副其实的一把双刃剑。

当然，社会办中医呼求医保定点资格，不仅仅是希望得到医保的支付，而且更深层次的原因是得到一个"正名"，一个与公立医疗机构平等的身份，一个被社会主流认可的名称。因此课题组认为要真正解决社会办中医医疗机构问题的还不是表面的医保定点资格问题，更深层次的症结还是在于中医医疗服务项目偏少，医疗定价过低，同样是治疗一个前臂骨折，西医切开复位上钉再加术后功能恢复锻炼，至少5万元，但中医一个手法复位外加小夹板固定和中药益气活血化瘀，不到500元，中医药治疗方式为人民群众和社会节省了大量的医疗成本，极大地降低了社会总体医疗负担，创造了大量的正的外部效应，但却因"市场失灵"而没有得到应有的补偿，造成劣币驱逐良币，中医药服务市场日益萎缩。

因此鉴于中医药能为国家社会提供大量的价廉物美的基本医疗服务，又能极大地减少社会的总体医疗负担，政府应当核算中医的正向外部效应的大小，给予一定的返偿，这既能促进中医药的发展，又能形成医疗费用节约的良性循环，即政府应当提高中医药服务价格或尽快形成科学合理的中医药补偿机制。

**2. 人才引进、培养问题**

目前，中医毕业生的规范化培训主要是由公立医院开展，没有进入公立医院体制内的毕业生，难以获得规范化培养。在人才培养上，一方面是社会办医疗机构抱怨自身庙小，不能对机构内的人员进行培养，无法开展科研活动。另一方面是各区的卫生行政部门开展继续教育培养、科研活动没有社会办医疗机构来参加。部分机构担心员工参加培训、科研后，能力提升容易跳槽，所以也不热衷于让员工参加提升交流。

造成这一问题的原因是缺乏规范的社会办医继续教育机制。应该从政府层面建立起规范的社会办医继续教育机制，使医务人员能够获得公平、有效的继续教育机会，使每一个中医人才都能够得到持续的能力培养和提升，从而从整体上提高社会办中医的业务水平，而不是让医疗机构自己对员工进行培训，造成巨大的差异。

**3. 自制剂的问题**

面对越来越快的都市人生活，中国传统的煎、煮、熬制中药汤剂显得不够灵活，事实上中医药千百年来一直有着中医药的特色膏丹丸散制剂方法，在没有西药药片进入到中国的时代，膏丹丸散就是中国人发明的可随身携带的汤药，因为中国药监的许多政策的束缚和制约，中医药的高丹丸散呈现了衰退的征兆，而日韩两国则正好利用这个时机大力发展他们的制药技术，在我们调研的三地 15 家中医馆和中医诊所中，购入韩国的煎药机器的就超过 50%，每台的售价有的高达十几万，在日韩港台中医诊所里还流行使用浓缩中药，都能够大大缓解病人没时间煮中药的这个问题。

膏丹丸散是中医药的宝贵传统特色，按照文献的梳理，早在明清时期中成药制剂就已经到达巅峰，从明清时期留存下来的中华老字号就超过了百余家，当时市集之上，药号与药号之间比的就是各自独特的膏丹丸散制剂，让人痛心的是现行的药监制度之下，膏丹丸散难再续辉煌，政策束缚太多。对于大型三甲中医院他们都有不能承受之重感，更何况对于社会办中医医疗机构？这已经成为一道难以跨越的鸿沟。

**4. 申请大型设备、开展新技术的门槛太高**

对于开展了康复和中医骨伤科服务的社会办中医医疗机构，X 光、CT 等检查设备对患者病情的检查、诊断、指导治疗有着重要的意义，但是目前的政策规定，配置这些大型检查设备必须配备有两个以上放射专业高级职称主任(副主任)医师、三个放射诊断中级主治医师、两个中级以上技师，并具备 CT、MR 大型设备的上岗证，对于社会办医疗机构来说，门槛显得过高，不切实际。

其次，在申请开展新的医疗技术项目时，卫生主管部门要求已有开展的成功病例数及基础，这一点对民办医疗机构来说尤为困难。

**5. 同一政策各地方一线监管部门解读不一、区域差别大**

在税收方面，各层级、各地的税务部门对非营利性医疗机构的税收标准不一致。据反映，越秀区的非营利性医疗机构一直都没有享受免征企业所得税政策，但深圳、惠州及其他区的非营利性医疗机构是享受免税政策的。

在环评证方面，取得医疗机构经营许可证需要获得环评的同意，但在实际操作过程中却遇到了困难，部分环保局认为中医医疗机构的经营对环境污染极小，不需要也不同意对其进行环评，但是拿不到环评，就拿不到医疗机构经营许可证，对社会办中医医疗机构来说这是典型的"玻璃门"问题，现在大部分现行做法是填报"环境影响登记表"。在环评中广州市的12个区中就有1个区与众不同地对社会办医医疗机构实行严格的环评程序，不仅要求医疗机构提供"环境影响报告表"，还要求其提供"环境影响报告书"。大家都知道对环境不产生不利影响或影响极小的建设项目只需要填写登记表，对环境可能造成有限的不利影响的需要提交报告表，只有对环境可能造成重大的不利影响，而且这些影响可能是敏感的、不可逆的、综合的或以往未有过的，才需要提交报告书。同在一个城市，不同的区对待社会办医的采取的做法就可以呈现完全南辕北辙的两种做法。我们认为像中医馆、中医诊所这样的小型社会办医疗机构，以三个指头加一个枕头为主要经营方式，顶多再加上些针灸火罐，对环境造成的污染极为有限，对其进行如此严格的审查，对经营主体来说在时间和费用上都对其造成了极重的负担。据反映在广州仅办理一个环评，大概需要花费的时间就可能在3~6个月不等，费用6~10万元不等。

在社会办医疗机构的服务定价方面，部分物价局对营利性医疗机构的医疗服务价格备案不受理，目的是既然没受理也就不存在后续的监督工作。但物价局如果不受理的话，医疗机构自然也就无法开展收费，否则会被认定为违法的乱收费现象。

造成这个无法实现自行定价问题的原因是与卫生部门与物价部门没有联合发文，造成环评待遇不一的问题原因是卫生部门与环保部门没有联合发文，造成非营利性社会办医疗机构还要每年多缴几十万企业所得税问题的是卫生部门与地方税务部门没有联合发文，课题组提出，建议推行部委的联合发文和联席制度，使基层有法有据可依，否则将会造成比比皆是的"弹簧门"事件。

### 6. 恢复中医名誉的"扶正祛邪法"

现在有很多医疗养生美容、保健机构都打出传统中医的名号进行经营活动，一些非医疗机构以"中医推拿"、"中医按摩"、"中医保健"等名义开展经营活动并宣传治疗作用，夸大了的疗效和不正确的手法操作，不仅损害了顾客的身体更损害了"中医"的声誉。而正规的医疗机构因为受到新医疗广告管理办法（2008年1月1日起执行）的限制，在广告宣传方面鲜能有所作为，与消费者之间的信息沟通不顺畅，正好被拿工商拍照的养生美容机构盗取了先机，大打各种乳腺、卵巢的中医美容广告，导致的结果是中医市场乱象丛生，鱼龙混杂。同时，又因为中医养生美容机构拿的是工商牌照，虽行中医治疗之实，却未在卫生行政部门注册，给行政监管造成了极大的困局。

我们的建议是，与其规范工商市场的庞大的伪中医养生美容（事实上也是不可能做得到的），倒不如改变思路，给我们的社会办中医医疗机构松绑，如现在养生美容机构主要做的是"治未病"这一块，但目前因为"治未病"一词过于抽象，过于缺乏实际操作性，所以无法得到广大老百姓的民心，我们建议国家中医药管理局能够给"治未病"修订下二级的项目和科目，如增设中医健康管理、中医情志调理、中医肝脏调理、中医乳腺调理、中医卵巢调理、中医孕育调理、中医美容、中医男性保健、中医熏蒸……条目，让抽象的

"治未病"通过喜闻乐见的方式能够让老百姓理解并接受其概念，另配合社会办中医医疗机构在准入上的政策松绑，李逵来了李鬼自然就没了市场，市场自然逐步洁净起来。

### 7. 中医坐堂医诊所的问题

（1）关于经营范围的问题。

调研中我们发现，深圳执行的是深圳市的中医坐堂医诊所的基本标准，里面有一条重要的前置条件，就是药品零售药店除了要具有《药品经营许可证》和《营业执照》外，还限定了经营范围只能为零售中药饮片和中成药，也就是不得出售西药，而在广州和东莞两地则执行的是国家的中医坐堂医诊所管理办法，里面则没有这条规定，因此比起穗莞两地坐堂医诊所活得很滋润的状况来说，深圳的中医坐堂医诊所举办人纷纷反映基本的生存都很困难。原因很简单，中医坐堂医诊所前身是药店，所以很多是分布在医疗不发达的城乡结合部，而在这里生活的主要是外来务工群体，他们多从事工作时间较长的体力劳动，对于一些常见病如感冒咳嗽，他们都希望能够做到便捷。只有实现了在家门口、不用去医院排长队，就可以在有医学经验的医生指导下买到对症的西药，那么这个药店才会有顾客，那这个药店才会有生存下去为更多患者和更多病种服务的空间。这也就是为什么深圳自2007年11月率先在国内推行中医坐堂医诊所到2014年12月份6年间，中医坐堂医诊所共计发牌仅56张（一年开办不足10家），且从2015年1月至今无人申办的原因之一。

我们建议对于中医坐堂医药店的设置标准，应该推广国家层面的试点做法，纯中药饮片和中成药的经营模式，大大限制了其健康生存和发展的空间。

（2）场所使用权证明材料过于严格问题。

中医坐堂医诊所作为提供基本医疗的医疗机构，选址应更靠近基层。《深圳市中医馆和中医坐堂医诊所的设置行政许可实施办法》中明确规定申办的中医坐堂医诊所的选址须有房产证作为场所使用权证明材料，而目前，我国在城市化建设的进程中，在城乡结合部有着大量的不具备房产证的小产权房，而许多城乡结合部又正是卫生服务供给的空白区域，作为药店，当初申办时，药监部门只要求提供租赁合同就可以，也就是说药店已经事实存在了多年，但现在若要升级为中医坐堂医的话，就需要在审批时提交房产证，这种两个主管部门自相矛盾的法规让社会资本、申办人倍感无奈。

在调研过程中，课题组就这个问题专门问询了基层卫监部门的顾虑是什么，他们的回答是，如果没有房产证，一旦在医疗机构中发生医疗用房坍塌的事件时，主管部门需要负全部责任，为了避免承担过大的责任所以采用了必须提供房产证的做法。事实上，同是国家级的两个部门，卫计委和食药局为什么就不能统一口径和做法呢，卫生系统应当向药监系统学习其灵活先进的做法和经验，比如在药店的连锁问题上，又比如在合法的房产证明这一问题上，既然药监认可租赁合同，卫生也同样应该接受和认可，当然在操作层面上可以更严谨一些，譬如，为了避免二次三次转租的问题，附带要求必须提供房产拥有方同意的租赁合同即可，如果真像某些主管领导那样，担心房子塌下来会害死人的话，也大可以通过强制购买房屋保险来解决这个问题，而不是用这种小概率事件来阻碍在缺医少药的城乡结合部开办中医诊所和中医坐堂医的进程，这近似于另一种形式上的害命。

在调研过程中，课题组发现中医坐堂医的问题十分严峻，目前全国43.2万家药店，有17万张执业药师牌照，其中执业中药师牌照只有6.2万张，也就是说按照2012年1月国务院印发的《国家药品安全"十二五"规划》，明确指出"自 2012 年开始，新开办的零售药店必须配备执业药师；到"十二五"末，所有零售药店法人或主要管理者必须具备执业药师资格，逾期达不到要求的，取消售药资格"。未来新增药店或者说新增中医坐堂医的可能性已经十分低，因为这 6 万张执业中药师的牌照中，还有大部分是存在在公立医院里的。再加上严苛的房产证明和 55 平方米以内还要新增 10 平方米的诊室区域等后置要求（作为药店的先期阶段已事实不具备），今后中医坐堂医难再有发展，注定会逐步萎缩。解决的方法是认可药监阶段的房产证明文件，并不对诊室区域作过高的要求，建议不限定中医坐堂医诊所只能下设一个科室，鼓励其开展针灸、推拿等中医治疗。

### 8. 亟需地方性"医学赶集网"的信息平台支持问题

在调研中不止一地、也不止一家医疗机构反映，作为数量巨大的现在的社会办医疗机构，对政府的政策、法规、文件都无法及时获取相关资讯，还有大量的需求问题，如社会办医需要退休中医，但退了休的外地老中医想打工却不知道哪家机构需要人，双方的需求急需一个信息平台进行有效的融汇。同时打开社会办中医的市场后，我们急需一个信息平台可以查询医师的合法执业资格，这种信息平台可以有效地驱逐无资质的游医。参考香港的做法，所有有资质中医师，都可以在其香港中医药管理局网站上输入姓名后查询得到，同时名单会每 12 个月更新一次（新的名单补充，旧的名单是否通过了 3 年 60 个学分的继续教育获取延期的资格）。

课题组建议此项工作不宜由本已负担过重的卫生主管部门承担，应该转变思维尽快推进行业协会，由行业协会有效开展此项工作。

### 9. 连锁社区中医馆的诉求

在 2013 年的《国务院关于促进健康服务业发展的若干意见》和 2014 年的《关于加快发展社会办医的若干意见》中都有提到：优秀的中医药机构将被鼓励扶持至境外开办中医医院、连锁诊所。国家也鼓励社会办医连锁发展的道路。

在调研中多家有实力的社会办中医医疗机构反映，他们目前的发展陷入"连锁"困局的问题，如深圳和顺堂、广州扶元堂、东莞和乐中医。具体原因是，目前现行的《医疗机构管理条例》中规定，开办中医诊所的主体必须是自然人而不是法人。以和顺堂为例，因为目前对中医馆的开办条件要求是比较高的，最基本的要求是 200 平方米以上的面积，3 个以上的科室，4 个以上的中医师，2 个以上的护士和 1 个中药士，基本前期投入达到 300 万元以上，所以作为社会资本在进行连锁扩张时会考虑是否存在较为低廉的扩张路径，中医坐堂医药店和中医诊所就成为了可供选择的两条路径，但当我们具体分析发现，二路根本走不通，其一，对于中医坐堂医药店来说，目前每药店必须要有一名驻店执业药师的药监硬性要求，已经限定了药店数量增加的可能性，没有药店又何来的坐堂医呢？所以第一条路走不通。其二，对于中医诊所，主办人必须是自然人而不是法人，也就是说社会资本老板必须将铺面连药物连人员都归入某位具有开办资质员工的名下才可能开办得成这家和顺堂中医诊所（在不起眼的角落还要挂上张××中医内科诊所的牌子）。但问题是即便是白送还有一些临战退缩的老中医伙计（因为怕承担不必要的麻烦），更重要的是名不正言不顺给企业的发展带来许多隐形的不利因素。

课题组建议迫切需要修改相关法令，第一修改《医疗机构管理条例》中规定，将开办中医诊所的主体由自然人改为既可以是自然人也可以是法人。

第二，如不改变当前政策法规，则需要出台新的认定政策。学习海王星辰、老百姓、大参林等连锁药店的管理方法，药监的做法是最少要求同一法人已经拥有5家药店，然后就可以去工商局办理连锁公司的营业执照，取得工商连锁的资质后回到药监，如果具备了这5家药店拥有统一的仓储库房、价格、业务系统、店面装修、服务标准的话，那么就可以在药监办理连锁的药店营业许可证了。

连锁的诉求属于资本的基本属性，推进社会办中医，必须尊重资本的自然属性，创新管理渠道，而且还要有效的实现同一区域内的连锁和跨市跨省的跨区域连锁。中医馆也必须出台一些像药店一样的规范性文件出来，这样有别于单体诊所的管理。在难以突破某些地方行政策壁垒的情况下，创新的连锁认定方式，将有助于实现优质中医品牌的异地快速化、规范化发展。

**10. 退出机制不够完善问题**

对于违法经营、不诚信经营的社会办医疗机构目前缺乏完善的退出机制，准许开，又如何吊销其经营资格呢？缺乏严谨的执法依据，由于一线卫监部门长期面临问题多人手不足的困境，因此也缺乏严格执法的动力和魄力，碍于情面让许多违法、不诚信的机构仍可以苟延残喘。

**11. 港澳台同胞可以获得大陆执业医师资格，却但不能够开诊所的问题**

根据目前的条令规定港澳同胞可以开办诊所，但台胞仍不具备开办诊所的资格，事实上港澳台有着许多长足的开办中医诊所的经验和做法，在珠三角和长三角也有着许多在内地务工的港澳台同胞，推进社会办中医，应该允许所有对中医有感情的中华同胞办医，课题组建议我们可以区别于西医，可以允许台胞开办中医诊所，这对促进两岸的交融，和促进中医的学术交流都具有积极的意义。

**12. 一级医疗机构中医分科管理不合理**

目前在卫生监督管理的实际操作中，是按照西医学的方式来对中医医疗体系进行管理的，比如在中医诊所的命名上，以深圳为例开办中医诊所必须要有二级命名，如必须明确并开办的是中医内科诊所、中医妇科诊所还是中医骨科诊所并挂牌，而不是普通概念上的中医诊所而已，在监督过程中，执法人员还会为中医内科诊所看了儿科、妇科的病患，用了针灸和推拿手段，而考虑经营者是否存在超执业范围的违法经营行为。这种沿用西医的设置标准的做法和方法，对中医来说是极不科学的、不合理的、扭曲的。

中医是一门全科医学，因为中医的"整体观"是贯穿整个理论体系的。但长久以来为了方便卫生系统管理，中医也被动地按照西医学方法进行了分科，这种做法在三级医疗机构中确实有利于培养专才，在某一专科领域的技术和科研方面的高精尖人才。但在一级医疗机构，类似于国外的家庭医生，全科才是重点工作任务，专科是二级及三级这些高层次医疗机构的任务。中医师从其学术理论基础到学校的教学培养，再到实际处方遣药，都属于名副其实的全科医师，而中医针灸和推拿更只是中医的等同于中药的一种治疗手段而已，不是二级分科的专科类别，因此用二级分科的方法来对中医诊所进行管理的方法是十分不合适的！

课题组建议主管部门应该尽快出台政策给予修正，中医诊所不要后缀二级分科。修订执业医师法关于医师必须按照核定科目行医的相关规定，必须明确指出，中医师在一级医疗机构开展医疗服务，不需限定其二级分科，可以做全科工作。另由明科公司为原卫生部开发的两个信息系统，医疗机构注册登记系统和医师执业登记系统，也需要尽快修改其编程，以适应现实社会的需求，基层简称其为"明科系统"。

### 13. 群众对民营医疗机构信任度低的问题

通过政府或协会给优质社会办中医医疗机构授予统一标识，可以命名为诚信单位或示范单位，这种集中亮相的全行业做法，可以大大减少群众对民营医疗机构的成见，是另一种形式的政府加大宣传。

课题组建议由国家中医药管理局牵头，策划一套统一的社会办中医医疗机构标识，类似于香港知识产权署推行"正版正货承诺"计划，由香港知识产权署和香港旅游局分别授予优秀的商铺"正"和"优"的标志。

### 14. 关于中医馆的医师多点执业问题

在调研中课题组发现，对于连锁的中医馆存在着一个人不能尽其用的问题，以和顺堂为例，因为每个分店的病人并不多，所以企业高薪聘请的专家完全可以做到一三五到分店A看诊，二四六到分店B看诊，这不仅造福患者，更节约了社会办医的成本，但根据粤卫〔2012〕165号——关于印发《广东省卫生厅关于医师多点执业的试行管理办法（2012年版）》中规定：第十七条　医师在第一执业地点以外执业时，不作为校验、审核该医疗机构时的审核标准中的"人员"，这间接造成了连锁中医馆，需要养一大批医生，但实际上医生可以在连锁内有效流动。

课题组建议，取消多点执业管理办法中的此条限制，或修改《中医馆和中医坐堂医诊所的基本标准》中的条件，将中医馆中4个医师，进一步修订为，其中1个副高，1个主治，其他不作驻店要求。

### 15. 中医内科诊所到底是否需要配备护士的问题

中医内科诊所可以做到深入群众、短小精悍，一医师、一诊台足矣，但在实际操作过程中，由于法规前后矛盾，出现了不同地方，对政策有不同理解和执法的状况。如中医诊所到底是否需要配备护士，在操作层面我们看到很多老中医开诊，甚至不设立中药饮片和成药柜，只开处方，因为没有西药和输液及注射，就更谈不上需要护士，一人一诊台足矣。按照卫生部1994年与《医疗机构管理条例》同期公布的对《医疗机构设置标准》，其中第二条"人员"的具体要求中明确说道：需要至少有1名取得医师资格后从事5年以上临床工作的中医师。经批准设置中药饮片和成药柜的，须配备具有中药士以上职称的人员共同执业。其中并没有要求必须配备护士，但在16年后，2010年卫生部印发的《诊所基本标准》中，明确所有的诊所都至少要有1名注册护士，而且在公布此法令时，并没有同时宣布1994年的《医疗机构设置标准》中的条文废止，如此一来基层在审批和进行卫生监督时遇到了模棱两可的执法和审批难题。

课题组建议中医诊所应区别于普通的诊所，应给予免"必须配备一名注册护士"的配置要求，降低成本就是给予中医诊所最好的政策支持。

### 16. 是否应该给予中医馆和中医诊所资金扶持的问题

在调研过程中，不止一处，不止一人反复提到现在中医馆的生存十分困难，上有三级大医院下有社区卫生中心，两面夹击，是夹缝中挣扎生存的状态。他们呼吁国家和地方政府应当适当给予资金的扶持，帮一把扶一把渡过难关。

课题组认为，全面扶持的做法不可取，但对能够帮助政府解决偏远贫困地方老百姓看病难问题的中医医疗机构应当给予扶持，具体做法可以通过地方政策制定，如按照城市所划分的区域，如是在三类经济不发达区域的开办中医诊所和中医馆的应给予奖励或某种扶持。

**17. 关于中药药渣是否属于医疗废物的问题，还需要中管局明确**

在调研过程中，这个问题也是急需明确的，目前在基层的执法中，由于没有明确中药药渣是否属于医疗废物的文件，所以基层采用了较为粗放式的标准，即只要是从医疗机构出来的都属于医疗垃圾，故一并收齐医疗垃圾处理费。按照医疗废物的定义，医疗卫生机构在其活动中产生的具有直接或间接感染性、毒性以及其他危害性的废物，被称之为医疗废物。中药药渣是可以被食用的，因此，准确来说，不应归入到医疗废物垃圾的范畴中。对于中医馆和中医诊所来说，开源节流，在经营压力比较大收入不足以维持其开支的情况下，应进一步为其合理科学地节省成本，课题组认为，中药药渣不应按医疗废物垃圾处理，更不应收取相关费用(目前港台地区也是这样做的)。

**18. 关于鼓励名老中医开办诊所的问题**

国务院关于扶持和促进中医药事业发展的若干意见，国发〔2009〕22号文件说："积极促进非公立中医医疗机构发展，形成投资主体多元化、投资方式多样化的办医格局。鼓励有资质的中医专业技术人员特别是名老中医开办中医诊所或个体行医，允许符合条件的药品零售企业举办中医坐堂医诊所。非公立中医医疗机构在医保定点、科研立项、职称评定和继续教育等方面，与公立中医医疗机构享受同等待遇，对其在服务准入、监督管理等方面一视同仁。"

从中央到地方，都明确指出要鼓励名老中医开办诊所，但事实上在调研中发现，没有名老中医愿意开办诊所，以东莞市为例，市卫计委医政科的主管中医的负责人说，每年我们市这个指标都是零，我们都达不到要求。这其中的原因耐人寻味。

既然鼓励名老中医开办诊所，那有没有实质性的鼓励措施呢？如果没有，面对如此紧缚的政策环境，实在难有原因在功成名就、耄耋之年还会考虑去开办中医诊所的老人。

**19. 关于延迟退休工作年龄进一步挤压了民营医疗发展空间的问题**

按照2015年最新公布的延迟退休年龄的规定，预测男到65岁，女到60岁，而按照目前多点执业规定，非第一执业地点的专家不能算入本机构的固定人员中。以深圳目前的条例为例，民办医疗机构如果要申请进入医保，需要达到至少拥有一位高级别的知名专家，专家具体要求如下：注册执业于该医疗机构拥有以下一种(同一人具有多项头衔的不予重复计数)：①国家、省、市认定的"名中医"；②本市"医疗卫生三名工程"认定的"名医"；③曾任或现任的省级以上医学会或医师协会的常委或理事以上成员；④曾任或现任的三甲以上医院临床科室主任或学科带头人。

这种既要名医实名注册该机构坐镇，又不准名医提早退休的做法，实在是将民营医疗机构可发展空间进一步完全压榨了，建议尽快修订执业医师法和各地方特色性医保定点政策。首先要允许在职执业医师可以申请开办诊所，其次要允许多点执业地点不超过两个的名医，能作为其专家力量计算入该机构的资源内，以最终实现医保报销公私一视同仁。

**20. 社会办医疗机构在卫生行政主管部门和工商管理部门命名无法统一问题**

按照《医疗机构管理条例实施细则》中的第41条规定：各级地方人民政府设置的医疗机构的识别名称中应当含有省、市、县、区、街道、乡、镇、村等行政区划名称，其他医疗机构的识别名称中不得含有行政区划名称；以广州的十三行国医馆为例，因为受限于《医疗机构管理条例》中没有国医馆这一机构名称及不得含有行政区划名称的规定，故其医疗机构执业许可证上的名称为"十三行中医门诊部"，而作为营利性医疗机构需要缴纳税收，故其在工商部门税务登记证上的名称为其原名"广州市荔湾区十三行国医馆"，两个名称无法统一给社会办医疗机构带来诸多不便，如每年医保局的年审、办理银行POS机及对海外的业务交往……此问题需要通过修订1994年版的《医疗机构管理条例》方可解决。

# 二、案例：深圳市福田区"社会医疗机构行业协会"的运作模式

在国家支持和推进社会办医的文件中明确指出，要发展民营医疗机构相关支撑性服务，支持发展医疗服务评价机构第三方组织，充分发挥行业协会、学会及中介组织对社会办医的指导和服务功能。在广东调研过程中，我们欣喜地发现深圳市福田区大胆地先行先试，依靠着福田区卫生局局长董宏伟的敏锐眼光，较为成功地成立并运作了"福田区社会医疗机构行业协会"。

深圳市福田区是深圳的老城区，辖区内有较多的社会办医疗机构，如何管理好、规范好、发展好辖区内的社会办医疗机构，依靠政府的人手和资金都显得不切实际，于是深圳市福田区卫生和计划生育局大胆创新，依托福田热衷公益事业的11家社会办医疗机构，发起、组建了"深圳市福田区社会医疗机构行业协会"，自2013年6月成立至今，在短短不到两年的时间里，为辖区内的社会办医事业作出了卓有成效的突出贡献，其创建经验和运作模式值得推广，现作介绍如下：

## (一)协会的创建

深圳市福田区社会医疗机构行业协会(以下简称协会)成立于2013年6月18日，是由深圳市福田区卫生和计划生育局倡导，福田区的社会医疗机构自愿发起、依法登记成立的群众性团体，属于非营利性的行业性协会组织。

该协会的成立是在福田区社会工作委员会、福田区民政局、福田区卫生和计划生育局的大力支持下，特别采用了"用相关联的企业法人为社会医疗机构进行担保"的模式，才完成了申请成立协会的必备手续(据民政部门的法规要求，成立社会团体需要50家具有独立法人的单位共同申请。但由于社会医疗机构不需进行商事登记，只需在卫生主管部门登记注册、申办了执业许可，就可开业，因此大部分社会医疗机构本身无法人主体，只有相应的关联企业法人，此种状况与民政部门对社会团体成立的法规要求不符)。

深圳市福田区社会医疗机构行业协会由其推选出的理事会进行决议，并对协会负责。同时，协会下设秘书处，负责协会人、财、物等日常工作的管理，以及协调各分会的工作

和日常事务。目前协会理事会成员35家（包括会长单位1家，副会长单位7家），监事会成员3家（包括监事长单位1家，监事单位2家）。2014年10月，协会成立了三个专业分会，分别是西医综合分会、口腔分会和中医分会。福田辖区目前有社会办医的中医类机构76家，其中中医门诊部1家，中医馆20家，中医诊所55家。入会的中医会员30家，其中中医馆（含1家中医门诊部）9家，中医诊所21家。

### （二）协会的运作

人员及分工方面，协会专职工作人员在秘书处由秘书长领导，对协会的法人负责。秘书长负责协会全盘事务，并对专职工作人员进行财务、项目执行、会员管理等分工。

资金来源及支出方面，协会的资金主要来源于会费、政府购买服务经费、申报项目经费、少量捐赠（目前协会的会费为：医院单位4800元/年、门诊部单位2400元/年、个体诊所1200元/年）。

办公培训用地方面，协会目前有两处办公场所，分别由福田区社康服务管理中心和福田区社工委主导提供，办公场所均免费使用；协会培训用地是在深圳社会组织总部基地（福田）的会议室，该总部基地培训场地的使用基本免费，亦属福田区卫生系统事业单位支助提供。

团队能力建设方面，除了协会后备人才的自我培养及出外培训，协会积极申报各类项目，提高协会的项目管理能力和水平，并扩大协会的影响力。成立以来，协会成功申报的省、市、区级项目已有七项。

### （三）协会的功能

协会主要功能有：以评选"福田区社会医疗机构示范单位"的方式，建立行业标准，用医疗质量评估标准规范社会医疗机构的医疗服务质量；建立会员与政府的沟通平台并反映共同诉求，同时组织相应的会员服务工作（包括义诊、健康宣教、继续教育平台搭建、医疗文书的团购印制等）；积极整合资源，搭建适合区内社会办医疗机构发展的医联体，创建符合社会医疗机构行业特点的社会办医医责险等。

此外，笔者获知协会于2014年10月成立了中医分会后，制定了中医分会的四年工作规划及2015年的工作计划，同时组建了中医"智囊团"，分会领导走访机构进行调研，了解会员诉求，提出了加强业务研讨、建立中医特色专科、探索"中医联盟"模式、加强中医行业评估以规范行业行为、为会员机构制定医生多点执业的相关管理规则、组织义诊、参加"医联体"合作模式、研究反映医保定点申请中门槛设置问题、支持中医申请"非遗"、形成季度例会制度、加强中医党建工作等思路。

中医分会"智囊团"由10多家有一定社会影响、规范、优质的中医类机构负责人和专家组成。根据中医分会的规划，"智囊团"的成员将定期举办活动，实行行业规范治理、统筹进行业务研讨、探求中医发展的特色路子、制定中医行业标准等，在中医分会的建设中发挥领导核心作用。

### （四）小结

随着政府职能的转移、医改的推进、简政放权力度的加大，社会团体承接政府职能的机会将会越来越多。深圳市福田区社会医疗机构行业协会的运作模式为社会办医行业自治、规范自治提供了良好的示范参考。作为具有凝聚力和号召力的行业性社会团体，在主管的政府牵头引领下，逐渐成长的行业自治协会完全可以承接卫生主管部门职能转移，做好为社会办医疗机构服务和链接政府业务的纽带。

## 三、执业中医师开办中医诊所的意愿

面对目前社会办医正处在"国家支持，地方审批困难"的阶段，执业医师对涉足市场、脱离体制、抛开铁饭碗，自行开业的意愿是如何的呢？特别是对于像开办中医诊所这类，规模小、人员结构简单，还不需要高精尖的仪器设备，在家门口在社区内就可以为老百姓服务的医疗机构，执业中医师们目前的开业意愿到底是如何的呢？按照报告中第二部分的分析，个体中医诊所是最经济、最高效、又最符合非营利性要求的医疗机构类型，这种婴婴小草是明日参天大树的前期阶段，培育这个市场是港澳地区已经成功实践的经验模式。执业中医师作为社会办医的重要力量，他们自己对于开办诊所的意愿是社会办医政策执行的重要影响因素。通过对执业中医师开业意愿的调查，可从执业中医师的角度，了解我国社会办中医存在问题与不足，并为政策的研究和制定提供可靠的方向和根据。

为此，笔者联合"医学界"杂志，利用腾讯微信平台向广大中医界医务工作者发放调查问卷，现将调研结果汇报如下：

### （一）对象和方法

对全国获得执业中医师资格证的医生进行微信问卷调查。

通过德尔菲法，笔者准备了调研工具《执业中医师个体开业意愿的调查问卷》。该问卷共含 12 个题目，其中含有单项选择题 11 个，开放式问答题 1 个。发放时间为 2015 年 3 月 26 日至 4 月 18 日，共计 43 天，通过微信平台面向公众开放，具备执业中医师资格的人士可点击进入答题，答题完整即可顺利提交，不完整则无法成功提交，发放并回收的有效问卷共 1581 份，有效回收率 100%。

在 1581 位执业中医师中，住院医师占 42.50%，主治医师占 36.12%，副主任中医师占 15.69%，主任中医师占 5.69%，符合了医生层级结构的正态分布，即初级职称的住院医师人数最多，中级职称的主治医师占比约 1/3，高级职称的医师最少，且其中正高级职称又远低于副高级职称医师，这组数据在一定程度上反映了本次微信平台调研的客观公正性。

获得执业中医师资格年限上，3 年以内的占 27.26%，3~5 年的占 15.75%，5~10 年的占 22.77%，10 年以上但尚未退休的占 32.32%，已退休的占 1.90%。因《执业医师法》是自 1999 年 5 月 1 日起才开始施行的，因此在没有设置 15 年以上这一类别选项。从构成比例上看，以获执业中医师资格"10 年以上但尚未退休"的人数最多，占 32.32%，而这一部分也是最有医学和社会经验、最有可能会下海的医师人群,这组数据进一步反映了本次调研结果具有反映现实的意义。

(二)数据结果

在第一个条目"你或你身边的同行,有过独立或合伙开办中医诊所的想法么?"的调查结果中显示,83%的受访者都有过独立或合伙开办中医诊所想法,仅17%的被调查医师无此意愿。还有82%受访者认为目前国内中医诊所过少,有11%受访者认为数量适中,7%受访者认为数量已经过多。

在第五个条目"如果政策明确:中医诊所必须只能从事传统中医诊疗,不得使用西药,不得开展手术治疗",73%的受访者表示,对传统中医诊疗很有信心,还是会考虑开办中医诊所,有27%的受访者表示,对传统中医诊疗信心不足,将不会再考虑开办中医诊所。

在对开办诊所的障碍的评判方面,有45%的受访者认为,目前国内制约民办中医诊所发展的最大障碍是卫生主管部门设置的准入门槛过高,其次是医保政策对中医诊所支持力度不足,占28%,还有27%的受访者认为,是优质的中医人才受制于人事制度,流动性低(见图4.5)。

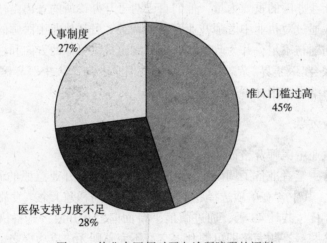

图 4-5　执业中医师对开办诊所障碍的评判

在实践层面中,部分地区的卫生管理部门要求中医诊所的用地必须是商铺或办公用地,而民宅不能用于办诊所。如能自由选择办诊所之场所,41%的受访者会选择使用成本低的民宅,41%的受访者会选择办公用地,仅有18%的受访者会选择使用商铺。另外,卫生主管部门要求中医诊所必须配备护理人员,70%的受访者认为这是不合理的,30%受访者认为是可以接受的。再次,卫生主管部门要求中医诊所必须配备中药饮片区及中药师,66%的受访者觉得不合理,认为病人完全可以持中药处方在社会其他药店购药,34%的受访者认为是合理的(见表4-12)。

表 4-12　　　　　　　　　执业中医师对举办中医诊所实践层面的认知

| 实践层面 | 选项 | 数量 | 百分比 |
|---|---|---|---|
| 场所的选择 | 商铺 | 280 | 18% |
| | 办公用地 | 650 | 41% |
| | 民宅 | 651 | 41% |
| 护理人员的配备 | 合理 | 477 | 30% |
| | 不合理 | 1104 | 70% |
| 中药饮片区及中药师的配备 | 合理 | 542 | 34% |
| | 不合理 | 1039 | 66% |

对于强制医师购买个人医疗执业责任保险，83%的受访者认为必须购买，此举能与国际接轨，能为解决医疗纠纷提供制度性的保障。17%则担心购买医疗执业责任险会增加经营成本，认为不应强制购买。

如果实行医师继续教育制度和资格证的考核和计扣分制度，76%的受访者表示赞同，认为可以通过学习，从意识层面加强自律，减轻并弱化政府的监管，24%的受访者则表示不同意，担心个人开业后工作压力大，没时间学习和参加考试(见图4.6)。

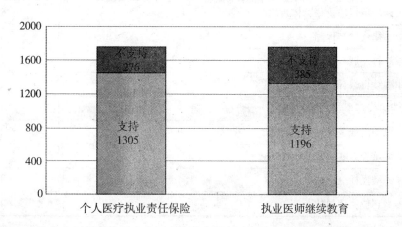

图 4-6　执业中医师对购买个人医疗执业责任保险与实行执业医师继续教育的态度

在问卷最后的开放性问答题中(对于执业中医师开办个体诊所，您还有什么意见和建议?)，回答中"需要政府""社会支持"两个词频出现得最多，词频达到259次，其次是"降低准入门槛，简化程序"、"加强监管，规范市场，保证医疗质量"、"医保支持"、"中西医公平对待"、"放开政策，简政放权"等。现将再1581份调查中，出现频次超过10次的建议排序如(见表4-13)。

表 4-13 执业中医师对开办个体诊所的意见与建议

| 意见与建议 | 词频数 |
|---|---|
| 1. 希望获得政府、社会各方面的支持 | 259 |
| 2. 降低准入门槛，简化程序 | 132 |
| 3. 加强监管，规范市场，保证医疗质量 | 113 |
| 4. 医保支持 | 106 |
| 5. 中西医公平对待 | 104 |
| 6. 放开政策、审批、简政放权 | 103 |
| 7. 国家控制中药饮片质量 | 69 |
| 8. 开放多点执业 | 43 |
| 9. 允许在职医生开诊所 | 35 |
| 10. 职称准入与晋升问题 | 32 |
| 11. 考核制度符合中医临床特色 | 28 |
| 12. 减免税收与费用 | 28 |
| 13. 中医为主，中西医结合诊断与治疗 | 26 |
| 14. 提倡治疗方式要针、药、推拿等中医诊疗技术并用 | 24 |
| 15. 提高中医诊疗项目的价格，体现医生价值 | 22 |
| 16. 希望获得法律支持与保障 | 16 |
| 17. 关注中医专科发展 | 16 |
| 18. 中医人才继续再教育 | 15 |
| 19. 放宽中医诊所制剂、膏方配制 | 14 |
| 20. 中医生传统中医规范化培养 | 12 |
| 21. 推广师带徒培养方式、承认师承制 | 12 |
| 22. 宣传中医，增强社会认同度 | 11 |
| 23. 政策落实不到位，望尽快落实 | 11 |

## （三）结论

### 1. 执业中医师对开办传统中医诊所的支持度高

调查显示，执业中医师对于开放社会办中医诊所的支持度还是很高的，作为开办传统中医诊所的中坚力量，执业中医师的支持能够使社会办中医得到有序良好的发展。而且大部分执业中医师认为目前国家政策尚未落地，缺乏切实可行的政策支持。社会上的中医诊所过少，说明中医诊所的市场还有很大的发展空间，可积极推进。此外，对于开办只能使用传统疗法的中医诊所，七成的执业中医师都还是对传统中医诊疗很有信心，认为即便只能使用传统中医药手段，仍有信心能解决患者的问题。执业中医师的这一态度能够促进中医诊所与西医诊所分开管理，突出中医特色。

但是，大部分的中医师还是希望中医诊所能够开展部分西医的诊疗项目，因为我国执业中医师不管是在本科五年的学习过程中或执业资格的考取中，都需要经过西医理论和技能操作的考核，目前我国又已全面开展了三年规培的制度，经过三年三甲医院的临床轮转，执业中医师完全具备开展西医诊疗活动知识和操作技能。

**2. 障碍执业中医师开业的主要顾虑**

对社会开办中医诊所的障碍认知调查中，"准入障碍"是最受诟病的。在卫生条件和设备配置上国家对中医诊所和西医诊没有区别要求，中医是经验医学，西医是实验医学，在诊所这一点就体现出极大的差异，如果政府不能在经营项目和定价收费上能体现出中医和西医的差别的话，就可以考虑在准入时体现差别，让中医诊所更容易申办，因为中医诊所具备了设备简单，环境污染低，废物少的许多西医无法比拟的优势。

医保既没有对中医传统诊疗科目进行覆盖，却对社会开办中医诊所造成障碍，因为很大一部分的患者会偏向于选择到有医保覆盖的医疗机构进行就医，医保覆盖既是一种经济上的支持，也是一种对医疗机构诚信的一种认可。建议顶层领导应在卫生劳保部门的考核指标中加入，社会办医机构医保覆盖率作为绩效考核指标，在制度上敦促一线卫管部门有所作为，用李克强总理的话来说，就是"中央的部长们都批了，难道还要地方的处长们同意才可实现吗？"

中医人才流动障碍是社会办中医诊所的第三大障碍，优质的中医人才大多在公立医院任职，劳保、晋升、课题、职称等事务已经将医生和医院捆绑在一起，医生无法自由流动，医生不愿放弃前途到民办机构来，民办医疗机构很难获得优质的中医人才，造成发展上的困局。

**3. 关于经营场所的选择倾向**

租金是中医诊所经营成本的一个主要部分，特别是对于闹市中的商铺来说，为了节约成本，大部分受访者都偏向于选择租金较低的办公用地或民宅来开办中医诊所。因为普通的中医诊疗活动设备简单，办公用地具有租金相对低廉，还配备公用的卫生间，保洁成本低等优势。而民宅的租金成本是最低廉的，受欢迎程度与办公用地一致。

**4. 护理人员、中药饮片区及中药师配备非必须**

中医与西医相比，具有简、便、易、廉的特征，而且中医的发展一直都是以中医师为主体，通过望闻问切诊断病情，采用中药等传统手段进行治疗。而护理人员主要是西医学发展的产物，传统中医学里并没有这一学科，中医护理学是20世纪50年代后，随着中医医院的成立，从中医医学中分化出来的学科[1]。对于提供基本医疗服务的中医诊所，特别是还限制使用西药和输液的机构，护理人员的作用并不大，提请有关部门在修订《医疗机构管理条例》时应区别对待。

中医药不分家，千百年来如此，中医诊所是否配备中药房，由开办者决定，但即便是配备中药房，也完全不需要强制配备执业中药师，而只需要配备一名药士就可以了。现今社会分工极细、市场极发达，处方的去向主办者是无法控制的，既然如此，就不需要将是否配备中药饮片区作为开办中医诊所的必备条件，也是另一种层面的对诊所准入门槛的降低。

**5. 个人医疗执业责任保险需求大**

由于医疗的不确定性，在西方国家，医疗责任保险与医疗服务业是不可分割的。没有投医疗责任险的医生开业会冒风险。而在我国，因为一直以来医生都是体制内的人，发生了医疗事故或医疗纠纷通常都由医院出面处理，而不是医生个人，所以个人医疗执业责任保险并没有得到重视与发展。然而，从我国目前的医患关系和医疗环境出发，执业中医师如果想开办个体中医诊所，失去了医院组织层面的保障，个人医疗执业责任保险的需求是很大的，本调查也显示执业中医师对购买个人医疗执业责任保险的意愿是积极的。

**6. 实行医师继续教育制度和资格证的考核和计扣分制度支持度高**

全面开放社会办医，需要配套强化医师的专业技能及医保法律法规知识的持续学习和更新，改变既往"重准入，轻保质"的行政审批做法，我们可以学习香港、澳门的全科医师继续教育制度，借鉴驾驶员驾驶证的考核和计扣分制度。医师通过继续再教育提高自身的技能，对于中医师自身的发展和中医整体医疗质量的提高起到了重要作用。本次调查显示，绝大部分(76%)的执业中医师接受执业后的继续教育模式，这种积极的态度对继续教育机制的建立和发展起到很好的支撑作用。

此外，由于中医教育的特殊性，师承教育形式曾经是培养中医药人才的主要模式，也是中医中药得以延续和发展的主要因素[2]。目前，受到法律、政策承认的教育模式主要学院教育模式，师承制缺少广泛的承认与开展，不少中医师希望能通过受官方承认的师承模式，获得医疗技术的提升与发展，事实上国家已经出台了相关的政策和文件，这反映了目前临床医师和诊所对政策的不敏感，也反映了我们需要构建一个能够实现点对点的医政信息发布平台。

**(四) 建议**

1. 降低准入标准，明确实施细则。

2. 中医诊所护理人员、中药饮片区和中药师的配备应该实现分级管理，大型的中医诊所应该要求配备护理人员、中药饮片区和中药师，小型的中医诊所可不作严格要求。一旦配备，监管要严格。

3. 个人医责险应全面推广。

4. 建立适应中医的人才培养模式，重视师承的发展。

5. 尽快构建新型的医师继续教育制度和资格证的考核和计扣分制度，确保社会办医的整体医疗质量。

**参考文献**

[1]沈勤.影响中医护理技术临床应用与发展的因素及对策[J].中华护理杂志，2010，3：265-267.
[2]温茂兴.中医师承教育与院校教育之比较[J].江苏中医药，2005，10：60-62.

(庞震苗)

# 第五部分　社会办中医发展中的突出问题

社会办中医存在着与社会办医共同的困难和问题，可以按：准入问题，资本问题，可持续发展问题，监管问题，医保、税收、服务定价问题等划分为五大类，课题组按类别归纳了其共性问题、现有的各地政府的解决政策方案，课题组还针对中医的特性提出针对性的社会办中医的政策解决方案。

## 一、准入问题

表 5-1 准入类问题

| 分类 | 共性问题 | 解决方案 | 文件 | 中医特殊性 |
|---|---|---|---|---|
| 土地使用 | 地价过高，土地使用权难以获得 | 社会资本办非营利性医疗机构采取行政划拨或协议出让方式，营利性医疗机构则采取土地招拍挂方式<br>非营利性民办医疗机构可以通过行政划拨方式取得土地使用权，相应土地作为国有资本保留<br>严格控制原行政划拨用地转为有偿出让用地。确需由行政划拨改为有偿出让的，按国家相关规定办理，地价差价款由原土地使用者支付。向营利性民办医疗机构供地采取有偿出让方式，土地出让金支付方式在编制的出让方案中予以明确，起始地价按照公共管理与公共服务用地中的医卫慈善用地结合所在市行业地价水平评估确定 | 重庆市人民政府办公厅《关于加快发展社会办医的通知》、温州市《关于加快推进社会资本举办医疗机构的实施意见》二十四条 | 优先对社会办中医医疗机构进行土地行政划拨、优先进行招拍挂等有偿出让；加大对非营利性民办中医医疗的用地补偿 |
| | 营利性医疗机构用地性质规定模糊，享受不了地价优惠；中医馆、坐堂医、诊所用地性质不清 | 将营利性大型医疗机构（例如三级）用地性质限制为卫生用地，并享受医疗用地地价优惠政策，按办公用地的30%计列<br>诊所用地性质规定为商铺（中医可除外） | 深圳市《关于鼓励社会资本举办三级医院的若干规定》、《深圳市宗地地价测算规则（试行）》 | 各种规模民办营利性中医医疗机构均享受不同程度的地价优惠政策，以当地财政允许状况为基础；中医馆、坐堂医、诊所不作用地、用房性质硬性规定 |

续表

| 分类 | 共性问题 | 解决方案 | 文件 | 中医特殊性 |
|---|---|---|---|---|
| 选址及房屋建筑 | 由于区域卫生规划及医疗机构设置规划限制，社会办医疗机构在选址上存在明显的准入困难 | 放宽社会办医疗机构选址位置和距离限制，并实行民营医疗机构选址优先、准入优先 | 《关于落实省政府加快广东省民营医疗机构发展的意见的通知》 | 社会办中医医疗机构不受区域卫生规划限制 |
| | 门诊部、诊所的选址，房屋用地为小产权房，无法提供房产证明 | 向药监系统的做法靠拢，提供由房产拥有者提供的租赁合同，即可被视为有效房产证明 | | |
| 基层诊疗科目设置 | 中医基层医疗机构诊疗科目设置不合理问题 | 建议对于中医馆、中医诊所和中医门诊部这些基层医疗机构，诊疗科目进行重新划分，按照中医的历史分类方法，分为中医方脉科(包括内科、儿科、妇科、肿瘤科、老年病科、针灸科、推拿科、康复科)、中医外科(包括外科、皮肤科、骨伤科、肛肠科)、中医五官科(包括眼科、耳鼻喉科)、中医口腔科和中医急诊科 | | 必须从操作层面给予中医生存合理的空间，不能套用西医的做法，人为地使中医陷入不正宗、不地道的局面 |
| 申请人 | 诊所举办者必须是执业医师 | 举办者不应限定为执业医师，应该允许法人及个人(非医师)均可申请开办诊所，但主要负责人必须是执业医师 | | 只有允许法人作为诊所举办者，才可以实现连锁中医馆中医诊所 |
| | 在职医师不可以申办社会办医疗机构，将医师与医院紧紧的捆绑在一起，无法解决人力这一最重要的社会办医要素的问题 | 同国际接轨，取消申办医疗机构主要负责人必须提供非在职证明这一条例 | 国家中医药医政发〔2010〕58号文件《中医坐堂医诊所管理办法(试行)和基本标准(试行)的通知》 | |
| | 申办材料中负责人执业医师既要提供不在职证明又要提供前一单位出具的医师聘用证明(两者自相矛盾)、还有无医疗事故证明……这些所谓的证明增加了提高了申请的门槛，增加了申请的难度 | 报批材料中要求提交聘用人员名单是合理的，但要提供聘用人员不在职证明是不合理的，医生属于紧缺职业类别，有多少个医生会辞职待在家里等新医疗机构报批装修然后上岗？另外还要求提供原医疗机构聘用该医师任职合同，大部分医师是公立医院的固定工，不是聘用的合同工，怎么会有合同可以提供呢？还要求提供医生的五年无医疗事故证明，既然已经要离开原单位，原单位就不会乐意给你提供这些证明。建议修改为提供执业医师资格证即可 | | |

| 分类 | 共性问题 | 解决方案 | 文件 | 中医特殊性 |
|---|---|---|---|---|
| 护理人员要求 | 门诊部及诊所均需配备护士的要求 | 文件明确规定中医馆不得使用西药,不得开展手术和注射治疗,而中医诊所也必须保证有 85% 的中医治疗率,既然没有注射也就没有护士存在的需求,取消这一硬性限制,可谓中医医疗机构节约成本 | | 鉴于纯中医的特殊性,建议取消中医馆 2 名护士的硬性要求,中医诊所 1 名护士的硬性要求 |
| 受理审批周期 | 在受理期内(通常为一年)若医疗机构申请受理已满额,则需在下一年受理期内才能申请 | 深圳将新增医疗机构定期受理调整为常年受理 | 深圳市 2010—2015 年医疗机构设置规划 | |
| | 核发《医疗机构执业许可证》的受理周期为 45 个工作日内,变更《医疗机构批准书》的受理周期为 20 个工作日内,受理审批周期过长 | 核发《医疗机构许可证》压缩为 20 个工作日,变更《医疗机构批准书》压缩为 10 个工作日 | 2014 年 11 月 1 日开始实施的《重庆市医疗机构管理条例》、青海省要求 15 日内办理相关手续 | |
| 审批受理程序 | 审批受理程序存在循环批复,如申请医疗机构执业许可证需要先期获得用地批准,而申请卫生用地则需要先期获得医疗机构执业许可证 | 以出具同意书的形式实行用地批准和执业许可证的同步办理,解除相互矛盾问题 | | |
| 医疗机构分类管理 | 2000 年卫生部、国家中医药管理局、财政部、国家计委曾联合印发《关于城镇医疗机构分类管理的实施意见》,其中规定"城镇个体诊所、股份制、股份合作制和中外合资合作医疗机构一般定为营利性医疗机构" | 社会资本可以按照经营目的,自主申办营利性或非营利性医疗机构,非营利性医疗机构到民政部门登记管理,营利性到工商部门登记管理非营利性医疗机构应该享有与事业单位同等的优惠及待遇 | 《民办非企业单位登记管理暂行条例》 | |

续表

| 分类 | 共性问题 | 解决方案 | 文件 | 中医特殊性 |
|---|---|---|---|---|
| 缺乏落实执行的措施 | 部分政策指标无法执行落实，如《关于落实省政府加快广东省民营医疗机构发展的意见的通知》中明确，民营医疗机构的实际床位、门诊服务量低于当地总量的15%的地区，今后3年内优先发展民营医疗机构，不增加公立医疗机构的数量，不扩大现有公立医疗机构的规模，确有需要增加、扩大公立医院数量和规模的，必须先报省级卫生行政部门审批 | 目前除病床数可以提供较为准确的统计数据外，门诊服务量因缺乏统一采集信息的平台，尚无法作估算，目前仅能统计医疗机构数，但小型的医疗机构数量不能代表门诊服务量，所以，此条文件将无法执行落实<br>建议一：尽快增加社会办医疗机构诊疗人次这一官方指定采集指标；<br>建议二：为了增加落实执行的力度，应增加顶层设计，如增加一个地区社会办医纳入医保率的指标，通过这一指标使相关部门重视指导社会办医的数量和质量的推进工作 | | |
| 民办医疗机构连锁的问题 | 有政策无具体措施如国务院印发《关于促进健康服务业发展的若干意见》中明确"鼓励和扶持优秀的中医药机构到境外开办中医医院、连锁诊所等"，但并未明确具体的鼓励和扶持措施 | 1. 修订《医疗机构管理条例》及其实施细则，并明确今后每5年修订一次<br>2. 须尽快增加实施细则中的医疗机构类别：中医馆、中医坐堂医药店<br>3. 为中医馆、中医诊所连锁打好法律法规的基础，建议增加连锁中医馆、连锁中医诊所的类别 | | 建议增加"国医馆"这一名称（自1930年起中国政府就已经允许使用国医馆这一名称，它的文化和历史价值极高，目前在天津也有一大批政府扶持的国医馆，应通过条例将命名其合法化） |

社会资本举办中医医疗机构的准入类问题，比较集中在区域卫生规划及选址、房屋及土地使用、基层中医医疗机构诊疗科目设置、申请人主体性质与卫生技术人员配备要求、连锁等问题上。

（一）受限于区域卫生规划，既往准入困难

如在广州市的越秀区和天河区这种老城区和经济中心区，卫生主管部门已明确表示医疗机构数量已饱和，无增加的计划，这样的结论直接关上了社会办医的大门。又如关于医疗机构选址距离的问题，医疗机构设置条例中明确规定，新增医疗机构与同类别医疗机构之间直线距离不少于 500 米，由于对"同类别医疗机构"的概念界定不同（同类别是指：同是医疗类别，还是同是中医或西医类别，还是同是医院或门诊部、诊所、坐堂医药店?），导致社会办医准入困难。

所幸，根据 2015 年 5 月国务院办公厅最新发布的《中医药健康服务发展规划 2015—2020 年》文件中明确提出：对于社会资本举办仅提供传统中医药服务的传统中医诊所、门诊部，医疗机构设置规划、区域卫生发展规划不作布局限制。这一文件的出台在准入层面为社会办中医打开了大门。

（二）房屋及土地使用问题

**1. 房屋产权及使用证明**

医疗机构设置条例中要求申办者需提交用房产权证明作为医疗机构申请设置必备材料之一，但在城乡结合部、城中村许多房屋为小，无法提供房产证，这一问题给社会办医的准入带来很大困阻。如深圳市龙岗区坂田华为基地片区，属于深圳市关外区，典型的城乡结合部，有着大量的外来务工人员，但同时又缺乏足够的医疗服务机构，虽然深圳市 2015 年经济特区医疗条例中有作出放宽要求的指导性意见，指出提供房产证或合法房屋使用证明即可，但因区一级卫计局认为合法房屋使用证明无从界定，于是仍按必须提供房产证来操作。建议卫生系统向药监系统（药店的审批）的做法靠拢，合法房屋使用证明统一界定为由房屋拥有者提供的租赁合同即可。

**2. 土地使用的扶持问题**

土地扶持政策落实困难，限制社会办中医医疗机构（特别是民营中医院）发展空间。在土地资源紧张的情况下，民营中医院想通过划拨、协议出让、租赁的形式以较低价格获取土地使用权越来越难，而通过"招、拍、挂"形式获取土地使用权的价格越来越高，远远超出民营中医院正常的营利能力，用地难问题日益突出。如广州的愈生中医医院开办于越秀区五羊邨，经营性质属于非营利性医疗机构，经营场地为三层楼 2000 平方米左右，以租赁形式签约十年租赁期，在土地使用和房屋租赁方面，市、区一级卫计局没有提供任何实质性的优惠措施，完全依靠中医院自身能力寻找经营场所和承担房屋及土地租赁使用费用，非营利性中医医疗机构需要承担较高的用房用地成本。又如东莞市南城区宏元堂中医院是由中医门诊部升级而来，属于营利性民办中医医疗机构，业务用房为四层楼面积 2000 平方米左右，中医院负责人陈院长介绍，中医院的经营场所也是通过租赁方式以高额的租金长期获得，在申办中医院过程中并未获得由政府提供的土地扶持及房屋优惠措施，致使中医院要独自承担沉重的房屋租金成本和面临巨大的生产经营压力。

温州和平整形医院在计划医院扩建时，选定了距市中心约 7 公里的南白象某一地块，有意新建一所高端医院，在完成了前期的区域卫生规划、规划红线、征地、土地勘探等十六七项行政审批手续，却因某一部门意见未通过而最终搁置。直到温州推进社会办医的"1+11"政策文件体系出台，此事才发生转机，最终完成整体审批。和平整形医院院长薛志辉表示，如果温州不是社会办医联系点城市，温州没有大力推进社会办医发展，民营医院想拿地扩建是不可能的。同时，曙光医院院长金叶道表示，目前政府在民营医院发展的规划上前瞻性不够，所批建设用地普遍较小，仅够几年或十几年的发展需求，未能做几十年或上百年的远景规划和空间预留，导致民营医院发展面临发展空间不足、扩建审批、再次发展空间不足、再次扩建审批的恶性循环，不利于民营医院的长期持续发展。

笔者建言，考虑给予非营利性质社会办中医院国民待遇，其用地应获得等同于公立医疗机构的机会与待遇。对于社会办中医门诊部和诊所，属于非营利性质的则应考虑给予等同于社区卫生服务中心和站的租赁补偿待遇。

### (三)诊疗科目设置不合理问题

在中医门诊部、中医馆和中医诊所中都存在着共同的诊疗科目设置不合理的问题，目前中医学的二级科目划分完全套用了西医学的方法，导致了部分不合理的现象存在，如在传统的中医馆和中医诊所中，如果申办时没有设置针灸、推拿这些二级科目的话，就不允许在该医疗机构中开展针灸和推拿治疗，甚至中医内科医师不允许诊治妇科和儿科病患，特别是在进行医疗事故和医疗纠纷仲裁时，这些都属于典型的踏红线行为。中医执业医师自古以来就采用整体辨证论治的方法，是典型的全科医师，进入高等院校接受医学教育，也学习了全科，只是对于进入三甲医疗机构的医务人员，做了专科专系专病的二级分化，基层医疗机构需要做的是全科的基础性医疗服务工作，复杂的疑难病情需转诊至二级或三级专科医疗机构，况且针灸、推拿只是中医治疗的不同于中药的一种手段和方法而已，目前这种套用西医学的诊疗科目设置方法，严重影响了中医在基层的发展，中医本来就存在着收费项目少，收费定价低的廉的问题，办中医少收益是大家都有共识的问题，为了更好地鼓励社会办中医，我们应该尽量节省办中医的成本，目前的这种诊疗科目设置和医师科目的要求，耗费了更多的医师人力资源、加重了经营运作成本，增加了其举办经营的难度，直接影响了社会办中医的积极性。

建议对于中医馆、中医诊所和中医门诊部这些基层医疗机构，重新分科，按照中医的历史分类方法，分为中医方脉科(包括内科、儿科、妇科、肿瘤科、老年病科、针灸科、推拿科、康复科)，中医外科(包括外科、皮肤科、骨伤科、肛肠科)，中医五官科(包括眼科、耳鼻喉科)，中医口腔科和中医急诊科。

如深圳市五味中医馆地处深圳市坂田区，是经营比较成功的中医馆之一，日门诊量在100人次左右，业务用房建筑总面积约500平方米，经营类别为纯中医药经营，中医馆内从装修装饰和经营中都透露出浓浓的中医药文化韵味，根据其负责人介绍，他们不图挣块钱，就要扎扎实实做中医，前期投入约500万元，包括了装修费、转让费、人员聘用费、审批过程中的租金等，审批时间约为3~6个月，目前医馆只提供纯中医的诊疗和中药服务，诊金低，盈余少，如果成本能降低的话才有可能生存，生存后才能谈发展问题。

（四）申请人主体性质与卫生技术人员配备要求

**1. 中医医疗机构申请人主体性质不一**

问题总结：

按照医疗机构管理条例规定，中医院及中医门诊部、中医坐堂医诊所与中医馆的申办，申请人主体性质都要求为法人，另外主要负责人为注册执业医师，而中医诊所则要求申请人主体性质为个人，并且是执业医师。建议中医诊所的设置也应该向前者靠拢，申请人既可以是具有执业医师资格的自然人，也同时应该允许法人或不具备执业医师资格的自然人申办，但后者需有以此诊所作为第一执业地点的执业医师作为主要负责人。

**2. 卫生技术人员配备要求过高**

问题总结：

中医门诊部要求配备相应的检验和放射等技术人员，中医馆和中医坐堂医诊所要求每个中医临床科室至少注册 1 名第一执业地点为该诊所的执业中医师，至少配备 2 名护理人员和 1 名中药士。中医药诊疗以医师望闻问切的经验开药和治疗为主，基本不进行检查检验与放射等诊疗活动，中医门诊部对于该功能卫生技术人员的配备要求过高；中医馆与中医坐堂医经营规模较小，且中医药诊疗基本不要求护理，执业中医师同样具备护理与配药能力，因此对于护理人员和中药士的配备要求过高。

实例论证：

东莞市南城区和乐中医馆以纯中医药诊疗经营，中医馆经营场所位于南城区元美路的东强亨美商业大厦 10 楼，面积约为 500 平方米，经营模式类似于港式中医馆，同时也聘请了许多名老港台中医在此坐诊，并配备了 3 名护士，据负责人罗先生介绍，中医馆相比于那些店面设在一楼商铺的中医医疗机构，和乐中医馆开设于写字楼中，形式较新颖，但目前经营压力很大，每天的门诊量大概是 15 人次左右，由于中医馆以纯中医药经营，基本不需要开展临床护理，3 名护士多是在药房负责中药的拣配，这种情况使得护士的配备既没有发挥应有的功能，反倒变成阻碍中医馆经营和发展生存的经济负担。

（五）中医诊所连锁设置卫生法规不完善

问题总结：

中医诊所作为社会办中医医疗机构的主要组成部分，相比于中医院和中医门诊部，中医诊所的连锁开业更符合市场化，但在实际办理中医诊所连锁的审理过程中，中医馆及中医坐堂医诊所遇到连锁名称设置问题的困阻，中医诊所（二级科目）遇到主体性质非法人性质而无法办理连锁的问题，这些问题阻碍的社会办中医医疗机构的品牌建设和品牌拓展，不利于中医产业的健康发展。此外，我国尚未有对于社会办中医医疗机构连锁以及兼并设置的具体准则和实行办法，导致在审批受理过程中卫生行政部门以及社会办中医医疗机构无明确的参照依据。

实例论证：

和顺堂创办于 2005 年 3 月，是以"精品中药饮片"和"中医诊疗服务"为核心成功打造了极具社会影响力的中医品牌，采用"名药、名医、名馆、名厂"3+1 经营模式的综合性连锁国医药馆服务企业，是中国迄今规模最大的连锁国医药馆企业，全国近 60 家和顺堂连锁国医药馆，其下设中医医疗机构有中医馆、中医坐堂医诊所和中医内科诊所。据和顺堂董事长宋刚介绍，"和顺堂"三个字是公司注册商标，在连锁开办的招牌设置时，母公司的商号不能用于各连锁分支医疗机构的招牌设置，对和顺堂品牌的建设和拓展造成非常大的局限。

目前深圳中医药条例，将中医执业机构分为中医坐堂医诊所、中医馆两种类别，在实际执行中，还有中医内科诊所等中医二级科目诊所这个类别，但中医内科诊所的申办人主体性质为个人，机构名称只能是个人名字，不能用公司法人名义来申请，这表明中医内科诊所等中医二级科目诊所无法实现连锁，对社会办中医医疗机构的连锁化造成一定的阻碍。而目前和顺堂中医馆和中医坐堂医诊所都已顺利实行连锁，但和顺堂旗下的中医内科诊所却以医师个人名称来命名，因此未能实行连锁，这对于和顺堂公司品牌的发展和拓展造成了一定程度上的阻碍。

# 二、资本问题

表 5-2                                    资本投入类问题

| 分类 | 共性问题 | 解决方案 | 文件 | 中医特殊性 |
|---|---|---|---|---|
| 非营利性民办医疗机构所有权 | 民办非营利性医疗机构是进行民办非企业单位登记，投资方不具有对该机构的财产权和支配权，不具有对盈余资产的所有权，盈余资产不能用于成员的分配；执业终止时，投资方也不具有剩余资产的财产权和支配权，必须继续用于公益事业，导致举办非营利性医疗机构的资本积极性低 | 实行法人分类管理办法，将非营利性民办医疗机构按民办事业单位由民政部门登记，投资人拥有出资财产的所有权和支配权，举办者在医疗机构存续期间不得抽回资产，但其产（股）权份额可以转让、继承、赠与 享有公立医疗机构建设项目规费减免方面同等待遇，已缴纳税费由当地财政部分返还 对非营利性民营医疗机构依法清算后，规定返还后的资产增值部分，给予举办者不超资产增值部分一定比例的奖励，也可由其选择以营利性医疗机构的标准清算，清算结余部分归举办者所有 | 温州市《关于加快推进社会资本举办医疗机构的实施意见》及其社会办医的融资、奖补资金配套政策 |  |

| 分类 | 共性问题 | 解决方案 | 文件 | 中医特殊性 |
|---|---|---|---|---|
| 非营利性民办医疗机构投资收益 | 非营利性民办医疗机构不仅收入盈余不得分红，无任何投资收益回报外，而且对于违反经营目的、收支结余用于分红或变相分红的还要受到严厉处罚，导致投资举办非营利性质医疗机构的社会资本积极性低 | 非营利性民营医疗机构同样能获得投资回报，扣除办医成本、预留发展基金及其他有关费用之外的收支结余，可以提取部分用于举办者的奖励金，年奖励总额不超过举办者累计出资额为基数的银行一年期贷款基准利率2~3倍利息额，对非营利性民办医疗机构歇业，可对举办者给予不超过资产增值部分10%的一次性奖励 | 温州市《关于加快推进社会资本举办医疗机构的实施意见》及其社会办医的融资、奖补资金配套政策 | 在非营利性民营医疗机构同等投资回报基础上，增加5%的收入盈余提取比例，以用于非营利性民营中医医疗机构举办者的奖励金，并提高年奖励额度 |
| 优质资本界定 | 鼓励优质资本优先举办民营医疗机构，但对优质资本无明确界定标准 | 优质资本明确为举办二级以上医疗机构，且举办者项目资本金（自由资金）比例在总资金（含银行贷款）中占40%以上，且其余资金可用于医疗机构的融资者 | | 在二级以上医疗机构的同等条件申请中，考虑优先批准中医医疗机构的建立 |
| 投资额度 | 外资医疗机构投资额度设置欠合理。中外合资合作医疗机构投资总额不得低于2000万元人民币，港澳资本投资举办合资合作医疗机构投资总额不得低于1000万元人民币；最低投资额远远超出了小型诊所开办所需资金，实际上是鼓励外商独资举办大型医疗机构 | 应鼓励各规模类型的民办医疗机构申办，降低中外合资合作医疗机构和外资医疗机构的投资额度限制，或采取综合医院、专科医院和门诊部、诊所分类管理的模式，分别设置合理的投资额度要求 | | |

| 分类 | 共性问题 | 解决方案 | 文件 | 中医特殊性 |
|---|---|---|---|---|
| 投资环境与融资渠道 | 非营利性民营医院不拥有投资资产所有权和支配权，致使医疗行业资产权属错位，难以引进和吸引新的资本进入；民办医疗机构的社会公益设施性质规定其财产不得抵押，致使融资渠道受到限制 | 将民办医疗机构设立为投资公司性质，允许以公司名义进行财产抵押<br>鼓励社会资本参与医疗产业基金等投资引导基金，明确营利性民办医疗机构可以通过以有偿出让方式取得的土地、产权清晰的房产等固定资产申请抵押贷款，民办医院也可以其收费权、知识产权作抵押进行融资<br>鼓励金融机构为民办医院提供用于扩大和改善办医条件的信贷支持 | | |
| 投资方向 | 经济较为发达且公立医疗服务体系较为完善的地区，提供基本医疗服务的民办医疗机构发展艰难。而在城乡结合部等医疗资源配置水平一般或紧缺的地区却无民办医疗机构前来发展 | 合理选择不同的社会办医投资发展模式，例如鼓励社会资本在经济较发达地区举办提供营利性的非基本医疗服务或高端医疗服务的民办医疗机构，选择有丰富办医经验的境内外优秀社会资本，让社会办医独立发展，与公立医疗机构形成错位竞争、优势互补的格局<br>在医疗资源配置水平一般或紧缺的地区，则应主要着眼于更好地满足居民基本医疗服务需求，鼓励社会资本举办非营利性社会办医机构，增加基本医疗服务供给；或通过社会资本参与经营管理，改善公立医疗机构的服务绩效 | | |

社会资本举办中医医疗机构的资本问题，比较集中在所有权归属、投融资、优质资本界定、投资方向等问题上。

## (一)所有权归属及投资融资

### 1. 非营利性民办中医医疗机构所有权丧失

社会办非营利性医疗机构是进行民办非企业单位登记，按照医疗机构管理条例规定，投资方不具有对该非营利性医疗机构的财产权和支配权，盈余资产不能用于该医疗机构成员的分配；执业终止时，投资方也不具有剩余资产的财产权和支配权，必须继续用于公益事业。营利性医疗机构比例远高于非营利性医疗机构，必须通过政策引导，鼓励社会资本办非营利性的医疗机构，增加在薄弱地区的基本医疗服务的投入，错位增加在发达地区的高端医疗服务投入，实现政府鼓励社会办医的初衷。

**2. 非营利性医疗机构融资困难**

非营利性民办医疗机构投资者不拥有该医疗机构资产所有权和支配权，致使医疗行业资产权属错位，难以引进和吸引新的资本进入。此外，民办非营利性医疗机构被赋予社会公益性设施属性，其财产不得用于抵押，因此融资渠道受到限制。

### （二）优质资本界定标准与鼓励措施不清

国家鼓励优质资本优先举办民营医疗机构，举办二级以上规模的民营中医医院资本才算优质资本，在鼓励社会办中医层面，不一定要鼓励兴办医院，广泛在群众中开展中医诊所、中医馆、中医门诊部队推进中医药的基层服务都具有十分明显的现实意义，应此应将优质资本定义为举办者项目资本金(自由资金)比例在总资金(含银行贷款)中占40%以上，且其余资金可用于医疗机构的融资者。此外，国家缺乏对优质资本投资民营中医院的具体引导性、鼓励性措施，地方政府应对优质资本投资建成民办医院后，予以哪些扶持性、优惠性措施支持作出指引，并可适当对中医类医疗机构给予更多的政策性倾斜，以鼓励社会办中医。

# 三、可持续发展问题

社会资本举办中医医疗机构的可持续发展问题，比较集中在人力资源、医疗卫生信息平台、双向转诊、医疗技术准入和与公立医院的竞争等问题上。

### （一）人力资源

**1. 社会办医人员参与学术组织、科研评审、职称晋升等遭到区别对待**

由于公立医院得天独厚的优势，大部分医疗协会、学术组织、评审专家选拔往往倾向公立医院人员，最终造成公立医院垄断医疗资源问题，对社会办医无疑是不公平的；同为社会事业类机构，非营利性民办医疗机构与公立医疗机构相比存在明显的差别待遇，包括不享受事业单位待遇，不享受政府财政补助，职工的社会保障待遇也存在明显差距；同等待遇政策执行也缺乏约束，按照国家近年来的有关政策规定，社会办医在医保定点、政府购买服务、技术准入等享受和公立医疗机构同等待遇，但由于政策执行情况难以监督，民办医疗机构及其人员实际上难以享受到同等待遇。在深圳、东莞和广州的调研中，民营中医机构医生表示自己在课题申请方面受到歧视，影响职称评审，工作积极性也随之下降，这也是机构留不住人才的重要原因。课题组建议，医学类行业协会、学术组织和医疗机构评审委员会要平等吸纳非公立医疗机构人员参与，扩大非公立医疗机构人员所占的比例。比如职称评定中，合理确定非公立医疗机构人员的具体比例。

表 5-3　　　　　　　　　　　　　　　可持续发展问题

| 分类 | 共性问题 | 解决方案 | 文件 | 中医特殊性 |
|---|---|---|---|---|
| | 社会办医人员参与学术组织、科研评审等受忽略。由于公立医院得天独厚的优势，大部分医疗协会、学术组织、评审专家选拔往往倾向公立医院人员，最终造成公立医院垄断医疗资源问题，对社会办医无疑是不公平的 | 医学类行业协会、学术组织和医疗机构评审委员会要平等吸纳非公立医疗机构人员参与，扩大非公立医疗机构人员所占的比例。比如职称评定中，合理确定非公立医疗机构人员作为评审专家的具体比例 | | |
| 人力资源 | 公立和民办非营利性机构待遇差别明显。同为社会事业类机构，非营利性民办医疗机构与公立医疗机构相比存在明显的差别待遇，包括不享受事业单位待遇，不享受政府财政补助，职工的社会保障待遇也存在明显差距。公立医院医护人员绝大多数是事业单位正式编制，社会资本举办的医院职工多数系企业身份 | 需要为在民办医疗机构的医务人员提供公平的政策待遇，包括社会保障、人事关系转移接续、学术地位、职称评定、专业技术和职业技能培训以及落户、住房、子女入学入托等方面。这方面温州市进行了大胆的探索，将民办医疗机构注册民办事业单位，在机构享受事业单位待遇的同时，也允许其职工参加事业单位各类社会保险。政策规定民办医院卫技人员可按公立医院同类人员标准参加事业单位社保，中层以上行政管理人员经审核也可参加事业单位社保。原参加企业职工社保人员调整为参加事业单位社保的，按规定补缴职工养老保险已缴数额的差额部分。此举消除了大部分公立医疗机构医务人员向社会医疗机构流动的后顾之忧。建立卫技人员最低工资保障制度，人才培养专项经费制度，应明确规定民营医院按照当年业务收入的1%，足额提取教育培训经费，用于本单位各类继续教育 | | |

| 分类 | 共性问题 | 解决方案 | 文件 | 中医特殊性 |
|---|---|---|---|---|
| 人力资源 | 人才匮乏，普遍存在"人难招、更难留"的现象，现有的社会办医机构卫技人才梯队基本处于两头大、中间小的"沙漏型"结构，即以新毕业的学生和退休人员为主，缺乏年富力强且有一定经验的中青年骨干队伍，不利于社会办医机构的长远稳健发展 | 地方政府卫生主管部门指导建立最低工资保障制度，全面推进劳动(聘用)合同制，有效保障民办医疗机构员工的合法权益。打通民办医疗机构和公办医疗机构工作人员在社保、养老、公积金等待遇在制度上的壁垒，使民办医疗机构工作人员可参照公办医疗机构同等标准参加事业单位社会保险、养老保险、公积金缴纳等。鼓励公立医院卫技人才和管理人员，以下派、挂职、对口支援等形式帮扶社会资本举办的医院，缓解其人才紧缺困境，提高其管理能力和技术水平。经组织选派到民营医院工作1~2年的公立医院人员，保留其原身份，工资福利和社会保险由所在民营医院按原标准承担，并视同为基层帮扶经历，在晋升职称时认可 | 温州市建立了民办医院的最低工资指导线，明确规定市级民办医院卫技人员工资指导线不得低于市级公办医院卫技人员岗位绩效工资的70%。此举保障了社会医疗机构工作人员的待遇问题。政策规定将民办医疗机构当年业务收入的1%作为员工的教育培训经费，民办医疗机构严格落实政策 | 开展师承教育，在民办中医医院、门诊部、诊所遴选人才去跟师，让名老中医到基层开展师带徒 |
| | 职称评审标准问题尚待创新<br>目前我国职称评审存在着明显的重科研轻临床现象，对于公立医院尚且存在争取科研的机会，但对社会办基层医疗机构来说，开展科研是不现实的也是不符合实际情况的 | | | 建议在中医类医师职称评审中鼓励使用、推广和保护中医经典处方，挖掘整理中医药文献资料和民间中医药诊疗方法，研制开发中药新药、中医诊疗仪器、设备等作为职称评审的新指标 |

| 分类 | 共性问题 | 解决方案 | 文件 | 中医特殊性 |
|---|---|---|---|---|
| 医疗卫生信息平台 | 医疗卫生信息化落后。区域医疗所需的基础数据系统建设刚刚启动，居民健康档案、区域医疗数据中心等系统也处于起步阶段 | 推进医疗卫生信息化建设，建立人口健康信息专网，建设市、区两级人口健康信息平台，建设和完善人口信息、电子健康档案和电子病历数据库，促进医疗卫生信息的资源共享。如建立社区医疗基本模式，也就是在一个社区建立一个数据中心，外联若干个社区卫生服务站和区域内的社会办医疗机构。基本功能是记录社区内的全部医疗过程，完成计费、药品和医疗物资管理，为每个社区居民建立健康档案，能够做到区内的医疗文档共享，支持药品配送。系统升级后，还能支持包括全科医生团队管理、家庭病床管理、慢病管理和慢病随访等新功能，甚至实现支持患者"上传"和"远程预约挂号" | | |
| 双向转诊 | 民营医院对口转诊问题尚不明确。目前关于转诊问题，一般为公立转公立模式，而对公立与民营互转的问题尚不明确，解决这个问题，有助于民营医院的健康发展 | 上级医院对转诊机构提供优惠措施，吸引基层医疗机构转诊。如黑龙江省哈尔滨市红十字中心医院与道里区140余家民营医疗机构签订双向转诊协议。市道里区约民营医疗机构180余家，市红十字中心医院为签约民营医疗机构转诊的病人开通绿色通道，将符合下转条件的患者及时转回民营医疗机构，并提供后续治疗、康复方案及诊治指导意见。该院还选派业务技术水平高的医务人员，到签订协议的民营医疗机构出诊、讲课、会诊、查房、参与疑难病例讨论或对手术进行术前指导等；对口医疗机构可以优先参加市红十字中心医院组织的学术交流、讲座、培训 | | |

| 分类 | 共性问题 | 解决方案 | 文件 | 中医特殊性 |
|---|---|---|---|---|
| 医疗技术准入 | 医疗技术准入受限。因为我国医疗技术实行分类管理，许多医疗技术的应用会有医疗机构等级方面的要求，但在很多地方，民办医疗机构并未评级，事实上在医疗机构准入方面仍会面临障碍 | 社会办医和政府办医享受同等的技术准入待遇。可学习天津的做法，将社会办医机构统一纳入全市医疗服务质量控制与评价范围，保障社会办医机构相关技术的临床应用准入与公立医院同等对待 | | |
| 公立医院竞争 | 公立医院功能定位不清。除了提供基本医疗服务，还大力发展 VIP 服务，政府在决策时要给社会办医腾出空间，不能让公立医院涉及一整块蛋糕，导致社会办医发展空间不但没有拓展，反而更加受到挤占 | 让公立医疗机构真正专注于提高基本医疗服务，卫生规划中应明确不再审批公立医院。考虑到学术界对基本医疗服务的界定存在争议，可将由政府定价、社会医疗保险支付、按政府指定规则提供和接受服务的医疗服务项目和产品定义为基本医疗服务。公立医院只能在此框架下设立专家门诊和等级病房，实行分级定价。优先支持社会办医进入高端医疗行域，社会资金可直接投向资源稀缺及满足多元需求服务领域，或者以多种形式参与公立医院改制重组 | | |

**2. 人才匮乏，缺乏竞争力**

由于民营医院在社会(养老)保障、公积金缴纳、职称晋升、课题申报、进修学习等多方面所享受或分配到的比例远远低于公立医院，因此大部分优秀人才纷纷流向公立医院，民营医院普遍存在"人难招、更难留"的现象。根据课题组的调研，医疗机构反映目前民营中医机构基本靠"挖人"引进人才，通过高薪聘请公立医院专家加入，甚至不惜重金邀请已退休著名医师加盟，却基本没有民营医院自身培养出来的高级专家，民营中医机构现有的卫技人才梯队基本处于两头大、中间小的"沙漏型"结构，即以新毕业的学生和退休人员为主，缺乏年富力强且有一定经验的中青年骨干队伍，导致了卫技人才梯队培养上断层现象严重，不利于社会办医机构的长远稳健发展。另外，不少地方民办医疗机构引进的高级专家均反映，离开公立医疗机构到社会医疗机构后，其学会中的职务很快就失去。

因此，课题组建议要优化社会办中医用人环境：(1)建立最低工资保障制度，全面推进劳动(聘用)合同制，有效保障民办医疗机构员工的合法权益。(2)打通民办医疗机构和公办医疗机构工作人员在社保、养老、公积金等待遇在制度上的壁垒，使民办医疗机构工作人员可参照公办医疗机构同等标准参加事业单位社会保险、养老保险、公积金缴纳等，鼓励民办医疗机构提高人员经费的指出比例，进一步提高卫生技术人员的工资福利待遇。(3)进一步保障民办医疗机构卫技人员教育培训经费保障，全面纳入卫技人员继续教育培训体系，提高卫技人员业务能力。同时，鼓励民办医疗机构对高级卫生技术人才的引进，完善引进人才的保障措施，在子女入学、科研经费、政府津贴等方面享受相应优惠政策。(4)鼓励公立医院卫技人才和管理人员，以下派、挂职、对口支援等形式帮扶社会资本举办的医院，缓解其人才紧缺困境，提高其管理能力和技术水平，经组织选派到民营医院工作1~2年的公立医院人员，保留其原身份，工资福利和社会保险由所在民营医院按原标准承担，并视同为基层帮扶经历，在晋升职称时认可；开展师承教育，在民办中医医院、诊所遴选人才去跟师，让名老中医到基层开展师带徒。以温州市为例，其还建立了民办医院的最低工资指导线，明确规定市级民办医院卫技人员工资指导线不得低于市级公办医院卫技人员岗位绩效工资的70%。此举保障了社会医疗机构工作人员的待遇问题，政策规定将民办医疗机构当年业务收入的1%作为员工的教育培训经费，民办医疗机构严格落实政策。

**3. 社会办医职称评审标准问题尚待创新**

据调研，目前我国医疗相关职称评审过度注重科研，在一定程度上忽略了医护人员的实践能力，不利于医学科学的发展。课题组建议，在职称评审中，使用、推广和保护中医经典处方，挖掘整理中医药文献资料和民间中医药诊疗方法，研制开发中药新药、中医诊疗仪器、设备等也算晋升的砝码。这样，可以进一步弘扬中医药文化，促进社会办中医的创新和发展。

### (二)医疗卫生信息化落后

中国的区域医疗信息系统还处于摸索和试验阶段，政府在区域医疗的管理流程和管理政策方面还没有成熟，例如如何转诊、病历的所有权归属等问题有待于进一步明确，区域医疗所需的基础数据系统建设刚刚启动，居民健康档案、区域医疗数据中心等系统也处于起步阶段。课题组建议继续推进医疗卫生信息化建设，建立人口健康信息专网，建设市、区两级人口健康信息平台，建设和完善人口信息、电子健康档案和电子病历数据库，促进医疗卫生信息的资源共享。如建立社区医疗基本模式，也就是在一个社区建立一个数据中心，外联若干个社区卫生服务站，基本功能是记录社区内的全部医疗过程，完成计费、药品和医疗物资管理，为每个社区居民建立健康档案，能够做到区内的医疗文档共享，支持药品配送，系统升级后，还能支持包括全科医生团队管理、家庭病床管理、慢病管理和慢病随访等新功能，甚至实现支持患者"上传"和"远程预约挂号"。

## (三)民营医疗机构对口转诊机制尚未健全

目前关于转诊问题，一般为公立转公立模式，而对公立与民营互转的问题尚不明确，解决这个问题，有助于民营医疗机构的健康发展。课题组建议上级医院对转诊机构提供优惠措施，吸引基层医疗机构转诊，同时落实好康复期转回民营基层医疗机构的措施，提供人才培训等优惠政策，避免不良竞争。如哈尔滨的做法，黑龙江省哈尔滨市红十字中心医院与道里区140余家民营医疗机构签订双向转诊协议。市道里区约民营医疗机构180余家，其中绝大部分承担着部分社区卫生服务。市红十字中心医院为签约民营医疗机构转诊的病人开通绿色通道，将符合下转条件的患者及时转回民营医疗机构，并提供后续治疗、康复方案及诊治指导意见。该院将选派业务技术水平高的医务人员，到签订协议的民营医疗机构出诊、讲课、会诊、查房、参与疑难病例讨论或对手术进行术前指导等；对口医疗机构可以优先参加市红十字中心医院组织的学术交流、讲座、培训。

## (四)社会办医机构医疗技术准入受限

在课题组的调研中，民办医疗机构反映，新申报开展一项医疗技术时，卫生部门会要求该技术已经开展一定的例数，以证明其具备医疗技术应用的能力，但对于计划新开展的医疗技术，医疗机构往往是还没有开展应用，更不用说达到相应的例数标准。另外，尽管国家规定在医疗技术准入方面实行民办、公立医疗机构同等对待，但由于国内医疗技术实行分类管理，许多医疗技术的应用会有医疗机构等级方面的要求，但在很多地方，民办医疗机构并未评级，事实上在医疗机构准入方面仍会面临障碍。课题组建议社会办医和政府办医享受同等的技术准入待遇，可学习天津的做法，将社会办医机构统一纳入全市医疗服务质量控制与评价范围，保障社会办医机构相关技术的临床应用准入与公立医院同等对待。

## (五)公立医院功能定位不清，挤占社会办医空间

目前公立医疗机构特别是城市大医院仍普遍快速扩张，加上大医院功能定位未得到有效落实，服务领域和范围从普通病、常见病到疑难杂症，从基本医疗服务到特需医疗服务，现实情况中，社会办医发展空间不但没有拓展，反而更加受到挤占。课题组建议政府在决策时要给社会办医腾出空间，不能让公立医院瓜分一整块蛋糕。让公立医疗机构真正专注于提高基本医疗服务，卫生规划中应明确不再审批公立医院。考虑到学术界对基本医疗服务的界定存在争议，可将由政府定价、社会医疗保险支付、按政府指定规则提供和接受服务的医疗服务项目和产品定义为基本医疗服务。公立医院只能在此框架下设立专家门诊和等级病房，实行分级定价。优先支持社会办医进入高端医疗行域，社会资金可直接投向资源稀缺及满足多元需求服务领域，或者以多种形式参与公立医院改制重组。

政策规定公立医院可享受财政补助，而社会办医不享受财政补助，营利性医疗机构还有按要求缴纳税收。也就是说，社会办医不受政府青睐。但是社会办医和政府办医要在同一医疗市场上竞争，这对社会办医无疑是不公平的。在调研中，医疗机构表示：与公立医院相比，目前受到的待遇缺乏公平，需要政府的资金和政策扶持。课题组建议政府创新社

会办医财政补助政策，激励民办中医机构发展。例如，温州市、县两级政府设立社会办医专项奖补资金，用于医学重点学科、专科和实验室建设，以及基建项目投资奖励、大型设备购置补助等，建立对上规模民办医院的贷款贴息机制。又如深圳市：社会办三级医院提供的基本医疗服务的床位数经核定后，将由深圳市按照每床 10 万元标准给予一次性奖励补贴。而在医院开办之后，政府还将对医院为本市参保人提供的基本医疗服务，按每门诊 20 元/人次、每住院 60 元/床日标准进行补贴。而对于社会办医院，只要取得三级乙等和三级甲等资质，政府将分别一次性给予 1000 万元和 2000 万元的奖励。

# 四、监管问题

表 5-4　　　　　　　　　　　　　　　　　　监管问题

| 分类 | 共性问题 | 解决方案 | 文件 | 中医特殊性 |
|---|---|---|---|---|
| 多点执业 | 医师多点执业区域注册问题<br>至于区域注册，如何具体实行，目前尚未有解决方案 | 建议在北上广深等发达城市先试点区域注册。以广东为例，"广东医师多点执业 2.0 版"的亮点之一是探索区域注册，广东省拟鼓励参加国家城市公立医院改革试点的地级及以上市探索医师多点执业区域注册 | 医师区域注册即将医师的执业地点由原来的单位变成某一区域。国家卫计生委等 5 部门出台《关于推进和规范医师多点执业的若干意见》 | 不应限制退休医师的执业地点数目。关于多点执业，规定在职医生限定三个以下执业地点，是合理的，但应单列退休医师出来，特别是中医师 |
| | 医师跨省多点执业问题尚未得到解决 | 以北京为例，目前正在向国家卫计委申请北京，今后有望试点医生跨省多点执业。这意味着，如果试点获批准，那么北京医生有望到河北、天津多点执业。国家卫计委也将出台指导意见，医生执业政策将会更开明，有望不受执业地点限制 | 关于印发推进和规范医师多点执业的若干意见的通知（国卫医发〔2014〕86 号）中明确了医师多点执业的问题，但没有提到医师跨省执业如何操作 | |
| 校验 | 目前对诊所的年度校验，因其数量众多，但卫监人员有限，基本流于形式，容易出现敷衍了事现象 | 考虑学习交通部门做法采用 12 分的记分制，但须增加一线执法人员和执法力度 | | 纯中医类诊所和门诊部可由一年一检改为两年一检 |

| 分类 | 共性问题 | 解决方案 | 文件 | 中医特殊性 |
|---|---|---|---|---|
| 病历存档 | 1994年版医疗机构管理条例中要求门诊病历保存15年，住院病历保存30年，对于社会办医疗机构有一定的困难 | 尽快完善社会办医疗机构的医疗信息平台，实现电子病案 | | |
| 医疗广告 | 目前，社会办医整体尚未走出"诚信危机"的阴影，虚假广告、虚假治疗、虚假专家时常被各种媒体曝光，社会认可度低。不良经营也导致公众对其信任度低下，其发展阻力远大于支持动力 | 市场净化机制 | | 鉴于部分西医出身的卫监人员对中医不熟悉，产生一些执法上的偏倚，建议卫监部门应设中医监督科，保证有中医药背景的人士指导监督工作 |
| 非医疗机构开展中医推拿、刮痧、拔罐和美容等活动 | 一些非医疗机构（养生美容、保健机构）以"中医推拿"、"中医按摩"、"中医保健"等名义开展经营活动并宣传治疗作用，夸大了疗效和不正确的手法操作，不仅损害了顾客的身体更损害了"中医"的声誉。导致的结果是中医市场乱象丛生，鱼龙混杂。同时，又因为中医养生美容机构拿的是工商牌照，虽行中医治疗之实，却未在卫生行政部门注册，给行政监管造成了极大的困局 | 课题组建议与其规范工商市场的庞大的伪中医养生美容(事实上也是不可能做得到的)，倒不如改变思路，给我们的社会办中医医疗机构松绑，如现在养生美容机构主要做的是"治未病"这一块，但目前因为"治未病"一词过于抽象，过于缺乏实际操作性，所以无法得到广大老百姓的民心，我们建议国家中医药管理局能够给"治未病"修订下二级的项目和科目，如增设中医健康管理、中医情志调理、中医肝脏调理、中医乳腺调理、中医卵巢调理、中医孕育调理、中医美容、中医男性保健、中医熏蒸……条目，让抽象的"治未病"通过喜闻乐见的方式能够让老百姓理解并接受其概念，另配合社会办中医医疗机构在准入上的政策松绑，李逵来了李鬼自然就没了市场，市场自然逐步洁净起来 | 卫生部、国家中医药管理局关于中医推拿按摩等活动管理中有关问题的通知（国中医药〔2005〕45号）非医疗机构不得以"中医治疗"的名义开展推拿、按摩、刮痧、拔罐和美容等活动 | 1994年《医疗机构管理条例》规定，非卫生技术人员不得在医疗机构工作，但部分医院中，很多推拿师、足疗师都不是卫生技术人员，仅持有"职业资格技能鉴定证"，建议在中医医疗机构中，在上级医生指导下允许技师开展部分中医推拿、刮痧、拔罐和美容等活动 |

续表

| 分类 | 共性问题 | 解决方案 | 文件 | 中医特殊性 |
|---|---|---|---|---|
| 卫生执法腐败 | 部分卫生行政人员腐败为政，监管失职，故意刁难申请办医的人员，诱导办医机构向其行贿，或者从中获取经济利益。在医疗资源越稀缺的地方，办医所得利益就越大，"关系户"行为就越严重，行政人员的腐败行为最终会影响社会办医的质量 | 纪委部门继续加大对公务员的监督，严厉打击以权谋私的违法乱纪行为。还可以学习香港模式，对社会办医实行管办分离，政府承担"管行业"功能，如政策的制定等，从而削弱政府的办医权力。如温州市成立了市级公办医院管理中心，引导公办医院建立现代法人治理制度，为社会办医营造公平竞争、健康发展外部环境，这也是目前国内社会办医综合改革的创新举措 |  |  |

社会资本举办中医医疗机构的监管类问题，比较集中在多点执业、校验、病历存档、医疗广告、非医疗机构开展中医推拿、刮痧、拔罐和美容等活动、卫生执法腐败等问题上。

（一）国家关于"医师多点执业区域注册""跨省多点执业"尚未有具体可操作方案

医师区域注册即将医师的执业地点由原来的单位变成某一区域。国家卫生计生委等5部门出台《关于推进和规范医师多点执业的若干意见》（国卫医发〔2014〕86号），要求推进医师合理流动，优化医师多点执业政策环境；鼓励医师到基层、边远地区、医疗资源稀缺地区和其他有需求的医疗机构多点执业。条件成熟的地方可以探索实行区域注册，以促进区域医疗卫生人才充分有序流动。但是，至于"区域注册"和跨省多点执业"，如何具体实行，目前尚未有解决方案。课题组建议在北上广深等发达城市先试点区域注册和跨省多点执业。以广东为例，"广东医师多点执业2.0版"的亮点之一是探索区域注册，广东省拟鼓励参加国家城市公立医院改革试点的地级及以上市探索医师多点执业区域注册，即将医师的执业地点由原来的单位变成某一区域；以北京为例，目前正在向国家卫计委申请，在北京今后有望试点医生跨省多点执业。另外，不应限制退休医师的执业地点数目，关于多点执业，规定在职医生限定三个以下执业地点是合理的，但退休医师没有限制其执业地点数的必要，退休人员可按照自己身体允许的程度开展其医疗业务活动，特别是对于中医师。

（二）关于校验

目前对诊所的年度校验，因其数量众多，但卫监人员有限，基本流于形式，容易出现敷衍了事现象。考虑学习交通部门做法采用12分的记分制，但须增加一线执法人员数量和执法力度及责任人负责制。纯中医类诊所和门诊部可由一年一检改为两年一检。

### (三)病历存档问题

1994 版医疗机构管理条例中要求门诊病历保存 15 年,住院病历保存 30 年。在调研中发现社会办中医机构的病历保存有一些差异,有机构采取纸质版病历并通过扫描储存在电脑里面,也有机构直接转化为电子病历来保存,还有机构对未在该机构取药者,除了挂号信息并未保存患者病历。课题组认为社会办医疗机构需要统计其诊疗人次,需要通过统一的信息系统来采集这一信息,这一信息对社会办医疗机构以后的纳入医保、向政府取得购买公共卫生服务的资格等都具有重要作用和意义,应尽快实现及时的信息统计功能。

### (四)医疗广告问题

自 1993 年正式出台《医疗广告管理办法》到 2007 年实施新《办法》,我国政府对医疗广告法律、法规建设上不断完善,监管力度上不断加强,然而,尽管如此医疗广告市场违法、违规现象仍不断频出,多重管理、监督滞后、执法依据不明等弊端逐渐显现。

在调研中,有医生表示从没有做过广告宣传,而有医生表示派发传单时遭到相关部门反对,大多数机构依靠口碑宣传,守法经营者无法在短时间内打开经营局面,一定程度上限制了中医药文化的传播。课题组建议有关部门要在大众传媒上加大中医药文化的宣传,如地方中管局与地方电视台开设专门的中医类养生节目,如北京台的养生堂节目,请专业的名老中医讲中医健康教育,通过正面渠道宣传、营造中医药文化氛围。

总之对不守法者需要加大惩处力度,但也不能因噎废食,全面放弃了中医药文化的官方正面的引导。

### (五)非医疗机构开展中医推拿、刮痧、拔罐和美容等活动的问题

一些非医疗机构(养生美容、保健机构)以"中医推拿"、"中医按摩"、"中医保健"等名义开展经营活动并宣传治疗作用,夸大了的疗效和不正确的手法操作,不仅损害了顾客的身体更损害了"中医"的声誉。导致的结果是中医市场乱象丛生,鱼龙混杂。同时,又因为中医养生美容机构拿的是工商牌照,虽行中医治疗之实,却未在卫生行政部门注册,给行政监管造成了极大的困局。课题组建议与其规范工商市场的庞大的伪中医养生美容(事实上也是不可能做得到的),倒不如改变思路,给我们的社会办中医医疗机构松绑,如现在养生美容机构主要做的是"治未病"这一块,但目前因为"治未病"一词过于抽象,过于缺乏实际操作性,所以无法得到广大老百姓的民心,我们建议国家中医药管理局能够给"治未病"修订下二级的项目和科目,如增设中医健康管理、中医情志调理、中医肝脏调理、中医乳腺调理、中医卵巢调理、中医孕育调理、中医美容、中医男性保健、中医熏蒸……条目,让抽象的"治未病"通过喜闻乐见的方式能够让老百姓理解并接受其概念,另配合社会办中医医疗机构在准入上的政策松绑,李逵来了李鬼自然就没了市场,市场自然逐步洁净起来。

根据国中医药发〔2005〕45 号文《卫生部、国家中医药管理局关于中医推拿按摩等活动管理中有关问题的通知》明确指出:非医疗机构不得以"中医治疗"的名义开展推拿、按

摩、刮痧、拔罐和美容等活动。1994 年版《医疗机构管理条例》规定，非卫生技术人员不得在医疗机构从事医疗卫生技术工作。结合这两个文，不难看出，在医疗机构中非卫生技术人员不能从事中医推拿、刮痧、拔罐等活动，于是广大群众的这一部分需求无法得到满足，特别是对于高端的客户群，因为去医院要耗费大量的时间和精力，而对于高端客户来说，时间就是金钱，于是这种现实的市场需求，就被没有医疗经营许可证的养生美容机构就觑准了，由完全没有资质或由仅持有"职业资格技能鉴定证"的推拿师、足疗师开展实质性的中医医疗技术活动。事实上社会办中医医疗机构完全可以承担这一部分市场需求，同时起到洁净中医市场，为中医正名的作用。实现这一设想，需要具备两个条件，一是放开社会办中医的准入门槛，二是大量培养有一技之长的中医推拿针灸按摩医师。（建议在过渡期，对于中医医疗机构中，特别允许在上级医生指导下技师可以开展部分中医推拿、刮痧、拔罐和美容等活动）

# 五、医保、税收、服务定价问题

## （一）医保问题

### 1. 医保定点申报门槛高

成为医保定点单位，对于社会办中医医疗机构来说无疑是一种提高服务量，改善运营情况的重要手段，同时也是国家促进社会办中医医疗机构迅速壮大和发展的重要措施。国家也在政策层面上大力鼓励社会办医机构成为医保定点单位，指出应将社会办医机构与公立医疗机构申请医保定点实施同等标准。但是，在全国范围内民营医疗机构包括社会办中医医疗机构普遍认为当地医保定点申请困难重重，门槛高。在浙江温州市有 58% 的民营医疗机构申请医保定点需要六个月或以上，而申请成功的机构仅仅三成左右。又如上海市医保部门参保标准中有一项是近三年的服务量，一般来说，机构在开业初期而且还没成为医保定点单位，其服务量和运营情况一般不会无法符合参保标准，申请存在着障碍。又如深圳市于 2014 年底发布了《深圳市社会医疗保险定点医疗机构管理办法》以及《深圳市社会医疗保险定点零售药店管理办法》，办法取消了以往对定点医疗机构的数量限制，只要符合受理条件、评分达到 85 分就可纳入医保定点，但其中如对新增定点为中医馆类别的评分要求中，或者拥有国家、省、市认定的"名中医"，或者拥有本市"医疗卫生三名工程"认定的"名医"，或者拥有曾任或现任的省级以上医学会或医师协会的常委或理事以上成员，又或者拥有曾任或现任的三甲以上医院临床科室主任或学科带头人，这一条目的得分在 100 分中就占到了 50 分，这过高的门槛，让几乎全部的中医馆都望洋兴叹，能够达到要求的中医馆是少之又少。医保定点准入门槛相对较高，导致了医保定点在深圳市中医疗机构的覆盖面并不高。目前，我国对于营利性非公立医疗机构来说，申报医保定点单位的评价标准过高，缺少可及性和可操作性。我国医保政策应适当调整参保标准，如浙江温州市取消申请医保定点的两年期限。对于社会办中医医疗机构，参保标准应该以机构的服务水平和特色中医服务为主要的评价标准。

表 5-5 　　　　　　　　　　医保、税收、服务定价问题

| 类别 | 共性问题 | 解决方案 | 文件 | 中医特殊性 |
|---|---|---|---|---|
| 医保 | 诊所申请医保定点需有 7% 增长额，才具备申请的资格，但因社会办医疗机构开始的几年增长率不高处于创业期，导致无法满足医保过高的要求 | 医保定点单位的评价标准不应仅关注服务量，应制定全面而综合的评价体系 | | 中医医疗机构可优先进入医保，如开业满 5 年，医疗服务量与同类机构持平，连续 3 年无 4 级以上医疗事故，连续 3 年无卫生行政处罚，中医生、中药师占全部医生 60% 以上，中药饮片处方占全部处方 70% 以上，医疗收入中，中医占 70% 以上，参保标准应当主要考量中医医疗机构的依法执业和中医特色服务两个指标 |
| | 民办医疗机构使用的发票是税务发票，公立医疗机构使用的是统一的财政发票，导致部分外地病人无法回到当地报销 | 主管部门即人力资源与社会保障部应该发文明确医保报销认可社会办医疗机构所开具的税务发票，异地就诊，参保人员可先在当地医保部门登记，核实医疗机构的医保资格后，医保部门应给予报销 | | |
| | 在医保报销上如何体现对社会办中医的倾向。 | | 2013 年《昆明市基层中医药服务能力提升工程实施方案》 | 1. 中医药报销比例高于西医《方案》要求，全市落实基本医疗保险中医药倾斜政策。使全市公立中医医院均能提高中医药报销比例，报销比例较西医药提高 10% 以上；参合人员在中医医疗机构住院起付线降低 10%。同时，将针灸、推拿等中医非药物诊疗技术和符合条件的医疗机构中药制剂纳入城镇职工医保及城乡居民医疗保险报销范围，引导应用中医药适宜技术。鼓励和支持乡村医生自采、自种、自用中草药并纳入城乡居民医疗保险报销范围。<br>2. 积极推行按病种付费等支付方式改革，探索适合中医药服务特点的医保支付方式和制度。<br>3. 在医保支付制度改革中，完善差别支付政策，将支付比例进一步向基层倾斜，鼓励城乡居民使用中医药服务 |
| | 医保中医疗服务项目和范围过于局限，如中医的针灸、推拿等部分地区都不在门诊医保范围内 | | | 应将更多传统中医服务项目纳入医保报销范围，如针灸、推拿、中药熏洗等中医特色服务 |

续表

| 类别 | 共性问题 | 解决方案 | 文件 | 中医特殊性 |
|---|---|---|---|---|
| 税收 | 非营利性社会办医疗机构的企业所得税是否属入免税范围 | 目前社会办医疗机构特别是中医类医疗机构营利空间非常小，对法定的免税政策应进一步加快落地落实，以实现减负的目的 | | |
| | 社会办医机构需缴纳的税收款项繁多，税收负担大，特别是营利性非公立医疗机构 | 在税费政策方面的创新温州市通过建设项目规费减免享有公办医院同等待遇、民办医院医疗收入免征营业税，以及缴纳其他税费地方所得部分由财政予以适当返还等方法，使得非营利性的民办医院实现了与公立医院享受同等税收待遇的问题 | | 降低社会办中医医疗机构的企业所得税，建议采纳与"创新行业""高新科技行业"等同的不高于15%的优惠税率 |
| | 国家规定科研和教学用品的进口医疗器械可免征进口关税及增值税，由于绝大多数民办医疗机构不是学校附属医院，因此也享受不到这一税收优惠政策 | 学校积极联系行业协会，给规范化的社会办医疗机构挂教学基地牌，这样既有了学习的机会，也实现了社会办医疗机构的减免税收的想法 | | 中医药院校和社会办中医机构积极沟通，并支持人才、科研、技术方面的交流和合作，推动社会办中医的发展 |
| | 对于营利性社会办医机构来说，三年的免税期太短 | 适当延长营利性社会办医医疗机构的免税期限，可考虑延长至5年 | | 因为中医医疗机构的盈利能力比西医更低，投资的回报期更长，从鼓励中医的发展，和从吸引投资的角度，建议社会办中医医疗机构的免税期从3年增至7年。<br>另河南省对在免税期后的5年内，将地方留存部分的50%以奖励形式返还，中医可以返还80% |

| 类别 | 共性问题 | 解决方案 | 文件 | 中医特殊性 |
|---|---|---|---|---|
| 服务定价 | 医疗服务价格偏低，缺乏价格定期调整制度 | 学习国际上的医疗服务价格调整机制 | | 根据中医的特色，改革价格计量方法，与西医比较，中医医疗服务需要投入时间成本、人力成本、技术成本以及风险成本，应以此判断中医医疗服务的技术难度和风险程度 |
| | 目前以病种、药品进行审核报销，是不科学的，同时进入医保的单位必须使用政府指导医药定价，会使得社会办医疗机构丧失了自行定价权，在财政没有补贴的情况下，不利于社会办医疗机构的长期发展 | 应制定统一的基本医疗保险报销起付线、封顶线、细化门诊和住院的报销规范，同时大力发展商业保险作为积极的补充 | | 适当提高中医药服务的报销比例，鼓励优先使用中医特色服务 |

**2. 医保额度低，额度调整不符合实际情况**

对于社会办中医机构，参保后出现的问题在于医保额度低，范围较局限。限定医保额度主要是为了控制医保定点单位不会滥用医保，但如果额度较低，会促使参保的营利性医疗机构有意控制每个医保患者的费用，容易造成患者该享受的医疗服务没有得到，应该得到的药没有拿到，导致医疗服务质量有所下降。根据现行的政策规定，社会办中医医疗机构作为医保定点单位的第一年，医保额度无总量限制，第二年开始根据前年的医保费用涨幅限定7%内作为本年的医保额度。作为第一年的参保单位，其服务量的增长十分有限，如果以第一年作为基数，容易造成额度偏低。同时，每年医保费用增幅都限制在7%内，容易忽视机构本身实际服务量的增幅，阻碍了机构的发展。

社会办中医医疗机构初期成为医保定点单位时，服务量一般不会有较大的上升空间，应对这类医疗机构提高医保额度，不能机械地限定医保费用涨幅比例。对于社会办中医医疗机构，应充分考虑市场变化以及参保单位的运营情况合理设置医保额度，并按机构实际增长幅度情况给予相应的医保额度增量。对于特色中医药服务项目，应增大医保额度，鼓励患者有限使用中医药服务。

**3. 医保范围过于限制，中医诊疗项目医保范围小**

社会办中医医疗机构作为医保定点单位，其医保范围十分有限。在医保范围均以西医类医疗服务为主，医保药品目录中是西药居多，很大一部分的中药以及中医特色疗法都不在医保范围。以中医坐堂医为例，坐堂医也可以门诊的形式纳入医保的门诊部，目前大部分地方都将中药饮片纳入了医保范围，但是具有中医特色的针灸、推拿等疗法很多地方并没有纳入到门诊医保范围。

为推进社会办中医医疗机构，应将更多中医服务项目纳入医保报销范围。将针灸、推拿等中医非药物诊疗技术和符合条件的医疗机构重要制剂纳入城镇职工医保及城乡居民医疗保险报销范围，引导使用中医药适宜技术。在医保支付制度改革中，完善差别支付政策，将支付比例进一步向基层倾斜，鼓励城乡居民使用中医药服务。

**4. 社会办医疗机构申报医保定点与现有政策冲突**

我国的医保政策和自主定价政策有冲突。政策规定社会资本举办的医疗机构可自行定价，但现行医保政策不能报销市场定价的医疗费用，它必须要求民营医疗机构按照规定进行服务项目定价。另外一个政策冲突还体现在异地就诊医保报销的问题。民营医疗机构使用的发票是税务局发票，医保报销需要的是财政监制的发票，使得部分外地病人无法回到当地报销。

对于异地就诊报销问题，在政策层面上应加以规范。如异地就诊的参保人可先在当地医保部门登记，核保时只要经过官方途径确认该医疗机构属于合法医保定点机构即应承认该民办医疗机构所开具的税务局发票，并予以报销。

## （二）税负过重的问题

营利性医院税种清单：营业税、城市建设税、教育费附加、义务兵优抚费、水电建设基金、地方养老基金、超过 960 元工资部分的企业所得税、房产税、城镇土地使用税、车船使用税、印花税、企业所得税等十几项。仅最主要的六项税费，其平均总负担就占到医院全年业务总收入的 10.11%，而目前民营综合医院的年结余占总收入最高的约为 14%，平均才 7.66%，[①] 很明显目前国家对社会办医疗机构所纳税收比例远超过了其结余比例，是不科学的，更是严重阻碍其健康合理发展的。老话说：羊毛出在羊身上。税收和经营成本过高，导致了这些社会办医疗机构不得不考虑创造收入，自然这些过高的税负也就会变相转嫁到患者的身上，若要社会办医疗机构健康持续合理的发展的话，必须放开准入门槛，通过政策调整降低其经营成本，同时一定要科学合理地减少其税负，还其一个健康的生存生长环境。

对于营利性医疗机构，目前营利性医院有头 3 年的免税期，按照税法规定：（1）对营利性医疗机构取得的收入，按规定征收各项税收。但为了支持营利性医疗机构的发展，对营利性医疗机构取得的收入，直接用于改善医疗卫生条件的，自其取得执业登记之日起，3 年内给予下列优惠：对其取得的医疗服务收入免征营业税；对其自产自用的制剂免征增值税；对营利性医疗机构自用的房产、土地、车船免征房产税、城镇土地使用税和车船使用税。3 年免税期满后恢复征税。（2）对个人投资或个人合伙投资开设医院（诊所）而取得的收入，应依据个人所得税法规定，按照"个体工商户的生产、经营所得"应税项目计征个人所得税。也就是说头 3 年免征营业税及相关的城建税、教育费附加，但并不免征个人

---

[①] 陈绍福、王培舟主编：《中国民营医院发展报告》(1984—2012)，社会科学文献出版社 2012 年版，第 233 页。

所得税。因此，仍需要按照税法的规定计算交纳个人所得税。另外，纳税人具体免税的税种，应当以取得主管税务机关核发的免税批文为准。

按照目前的做法非营利性医疗机构到当地民政部门申请核定期非营利性质后可以以非营利性组织身份享受免税的政策，但目前对于非营利性医疗机构来说，是否需要缴纳企业所得税问题存在着明显的部委间法令抵触的问题，急需尽快由部委间联席解决，否则会出现明显的地方差异性执法。抵触的法令存在于不同部委确定的非营利性医疗机构免税的范畴不一致：

《财政部、国家税务总局关于医疗卫生机构有关税收政策的通知》（财税〔2000〕42 号）规定："为了贯彻落实《国务院办公厅转发国务院体改办等部门关于城镇医药卫生体制改革指导意见的通知》（国办发〔2000〕16 号），促进我国医疗卫生事业的发展，经国务院批准，现将医疗卫生机构有关税收政策通知如下：（1）关于非营利性医疗机构的税收政策。对非营利性医疗机构按照国家规定的价格取得的医疗服务收入，免征各项税收。不按照国家规定价格取得的医疗服务收入不得享受这项政策。医疗服务是指医疗服务机构对患者进行检查、诊断、治疗、康复和提供预防保健、接生、计划生育方面的服务，以及与这些服务有关的提供药品、医用材料器具、救护车、病房住宿和伙食的业务。（2）对非营利性医疗机构从事非医疗服务取得的收入，如租赁收入、财产转让收入、培训收入、对外投资收入等应按规定征收各项税收。非营利性医疗机构将取得的非医疗服务收入，直接用于改善医疗卫生服务条件的部分，经税务部门审核批准可抵扣其应纳税所得额，就其余额征收企业所得税。（3）对非营利性医疗机构自产自用的制剂，免征增值税。（4）非营利性医疗机构的药房分离为独立的药品零售企业，应按规定征收各项税收。（5）对非营利性医疗机构自用的房产、土地、车船，免征房产税、城镇土地使用税和车船使用税。"

而财税〔2009〕122 号和财税〔2014〕13 号，财政部、国家税务总局关于非营利组织免税资格认定管理有关问题的通知中又指出：根据《中华人民共和国企业所得税法》第 26 条及《中华人民共和国企业所得税法实施条例》（国务院令第 512 号）第 85 条的规定，现将符合条件的非营利组织企业所得税免税收入范围明确如下：非营利组织的下列收入为免税收入：（1）接受其他单位或者个人捐赠的收入；（2）除《中华人民共和国企业所得税法》第 7 条规定的财政拨款以外的其他政府补助收入，但不包括因政府购买服务取得的收入；（3）按照省级以上民政、财政部门规定收取的会费；（4）不征税收入和免税收入孳生的银行存款利息收入；（5）财政部、国家税务总局规定的其他收入；本通知从 2008 年 1 月 1 日起执行。

国税部门的纳税做法明显与卫生行政部门给予医疗机构执业许可证即可确认机构是否享受免税优惠资格的政策是相悖的。

医院既然不是企业，那社会办的医疗机构当然也不属于企业单位，税务部门将民营医院等同于餐饮业，征收 5% 的营业税和 33% 的企业所得税，是对其非企业性质的否定，是否可以考虑采纳与"创新行业""高新科技行业"等同的 15% 的优惠税率？另外他们还要缴纳教育附加费和地方教育附加税，共占营业税的 3%，这样的纳税政策显然不符合卫生与教育同属社会公益性事业的属性。除此以外营利性医院也承担了基本医疗服务和政府交办的任务，如城镇医保、新农合、非典及禽流感等突发公卫事件、社区卫生服务，政府没给任何财政补助，还要照章纳税，挤占了社会办医医疗机构的生存空间，这些税务条款都亟待改革更新。

## (三)医疗服务定价问题

### 1. 中医医疗服务价格普遍较低

当前中医类医疗服务价格偏低在我国各地是最普遍的现象，同时也是我国医疗价格形成机制中一个最突出的问题。以2009年南京某三甲中医医院骨科为例，西医骨科200多个项目平均收费为1000元左右，而中医骨伤15个收费项目平均收费只有164元[1]。李林贵[2]对浙江8家县级中西医医疗击鼓门诊对比研究发现，西医直肠肛门手术34个项目平均价格为857元，中医肛肠科项目平均为253元，仅为西医肛肠科价格的29.52%。以2014年广东省物价局公布最新中医类医疗服务价格为例，46个中医骨伤类医疗服务项目平均收费168.65元；28个针刺服务项目平均收费20.93元，14个推拿疗法项目平均收费38.36元。中医服务项目收费价格与西医类相比较，差距较大。

目前定价未能充分反映中医医疗服务的特点和成本构成。中医药学在几千年的传承发展中形成了独特的理论体系和诊疗特色。其以整体观念和辨证论治为指导思想，以阴阳五行、脏腑经络、病因病机等为理论基础，以"望闻问切"为主要诊断方法，并以中药方剂为主要治疗手段。同时，针灸、推拿、拔火罐等非药物疗法更是凸显中医医疗的顺应自然特色[3]。故在制定中医医疗服务定价时，应考虑中医的诊疗服务特色，如诊疗服务主要依靠医务人员的知识、经验和技术；中医医疗服务具有较高风险性，尤其是突出体现个人技术的手法技术；中医隐性知识多，需要大量的实践和应用等因素，充分考虑其时间成本、人力成本、风险成本等，制定一套合理的适合于中医的定价机制，提高特色中医服务的价格。

### 2. 挂号费低，中医医疗服务的劳动价值无法体现

现行定价制度下，中医医疗服务的挂号费较低，无法体现中医医疗服务的劳动价值，也无法打破以药养医的局面，难以控制基本医保费用。在中医医疗服务过程中，大多数诊疗服务不需要使用大型医疗设备，也不需要做大检查，大手术，主要依靠医务人员的经验和技术完成医疗服务。因此，在一次诊疗活动中，人力成本占整个成本的绝大部分。然而，中医医疗的人力成本却被忽视，使得现行中医服务项目价格缺乏人力成本部分，使得许多中医医疗项目长期处于亏损状态。这种现状造成了许多中医药医疗服务项目因价格低廉缺乏收益，因而中医医疗服务项目得不到医疗机构的重视与青睐，同一病种，选择高收费的西医诊疗方法。

挂号费作为医生的诊疗费，就是医生劳动价值的主要体现。故要提升中医疗服务的劳动价值，首先应该调整中医挂号费，如可按照医生职称等级从低到高依次调整为30元、50元、80元、100元、200元、300元等。同时，应该细化收费标准，实行分级定价，根据中医师年资和级别或者技术水平执行不同的收费标准。

### 3. 价格调整机制具有滞后性

新版《全国医疗服务价格项目规范》于2012年发布，旧版的规范则是2000年发布，其间相距了十年，可见政府部门对医疗服务价格的调整间隔比较长，价格的变动跟不上社会

经济的发展，造成价格调整机制的滞后性。另一方面，医疗服务价格的测算和制定一般早于政策发布的一到两年的时间，造成了发布时与实际情况存在差距，导致了医疗服务价格的变动与实际情况不相符，特别是附加收费项目少的中医医疗服务价格。

中医医疗服务价格应该根据市场的需求，实行灵活价格管理体系，政府管理部门可根据社会经济发展水平和物价水平等变化做出及时的调整价格。社会办中医医疗机构可根据市场的需求，可在政府指导价范围内根据物价和服务水平确定实际的医疗服务价格。

**4. 中医医疗服务项目数量少**

在 2012 年发布的《全国医疗服务价格项目规范》上，共有 9360 个医疗服务项目，中医服务项目共有 327 项，占项目总数 3.5% 左右；西医项目 9023 项，占 96.4%。除床位费、实验室诊断、辅助操作等无技术难度和风险程度项目，有技术难度和风险程度的项目共计 8234 项，其中中医项目 337 项，西医项目 7897 项。这说明了还有相当大部分的中医服务项目还没有纳入到规范中，这不仅给各地方政府制定医疗服务价格带来一定的困难，也对医疗服务价格标准建立带来很大的难题。马洪瑶等学者研究发现，各地现行的医疗服务价格标准或手册规定的中医收费项目基本不足 300 项，占比大多在个位数。一些民间流传具有特色和疗效的中医疗法因为没有收费依据，就无法在正规的医疗机构开展，既满足不了群众需求，又阻碍中医特色技术的传承创新，无疑会打击社会办中医的积极性。

中医发展缓慢，很大程度在于人们习惯用西医的标准衡量评价中医，使得中医丧失了原创性，逐渐丧失了固有的中医特色。推进社会办中医，应该重拾并规范中医特色诊疗项目，组织中医专家对中医服务项目进行全面的征集和筛选，逐步完善和丰富中医医疗服务项目的内容。

**5. 申请新增中医医疗服务项目难**

在 2014 年发改委发布的《关于非公立医疗机构服务实行市场调节价有关问题的通知》指出：营利性质的非公立医疗机构可自行设立医疗服务价格项目；非营利性质的非公立医疗机构应按照《全国医疗服务价格项目规范》设立服务项目。根据该政策营利性非公立医疗机构应该有很大的空间去新增服务项目，但是以广东的坐堂医这类形式的营利性非公立医疗机构为例，我们发现在广东深圳等地方的坐堂医目前只有一项正规的中医医疗服务项目，就是中药饮片处方服务。这是因为在我国新增医疗服务项目是需要申报的，而中医服务项目申报的标准同时也是西医执行的标准，许多西医专家不懂中医，不认可中医医疗的原理和技术价值，导致中医服务项目申报困难，难以保证社会办中医医疗机构特别是营利性的机构设立新的医疗服务价格项目。

要推进社会办中医，放开中医医疗服务市场十分重要。在医疗项目申报方面，应该分别制定中西医疗服务申报标准，鼓励中医服务项目申报。中医项目申报标准应该符合中医整体性、经验性、个性化等特点，并且应依据中医的理论基础制定。鼓励有资质的医疗机构创新并积极上报审批中医医疗服务项目，鼓励医疗机构充分挖掘中医的民间传统项目，特别是确有疗效的民间秘方秘技，并赋予其收取合理费用的权利。

**6. 定价机制将中医类服务的技术难度和风险程度定得较低**

服务项目的技术难度、风险难度在一定程度上影响服务价格的高低，一般来说，技术难度大、风险程度大的项目，收费价格也会因此比较高。《全国医疗服务价格项目规范》

给医疗服务项目制定了相应的技术难度和风险程度，但是在中医服务项目上侧重于"物"而看轻人的劳务价值，因此将中医医疗服务技术难度、风险程度定得较低。与西医项目比较，中医项目的技术难度偏低，二者基本处于一种倒置的状态，中医项目在赋值 0~39 分之间所占比例较高，西医项目在赋值 60~100 分之间所占的比例较高。中医项目有 72% 的项目风险系数在赋值 0~39 分之间，而西医仅占 29%，大部分西医项目的风险系数远远高于中医项目。

在中医医疗服务过程中，一般很少借助于外部的医疗器械，主要是依靠中医师的临床经验和技术水平，人力成本在整个中医医疗服务过程成本占据绝大部分，这是与西医类医疗服务成本构成有很大的区别，如果以西医服务价格形成标准衡量中医医疗服务，将出现"重物轻人"现象，从而导致中医服务价格低。因此，定价机制应该根据中医的特色，改革价格计量防范，与西医比较，中医医疗服务需要投入时间成本、人力成本、技术成本以及风险成本，应以此判断中医医疗服务的技术难度和风险程度。

### 7. 中医医疗服务定价区分性不强

中医讲究的是辨证论治、同病异治，同样的疾病可能因为患者身体素质的差异或者其他因素的作用，导致治疗的复杂程度和风险程度都不一样，但目前的服务价格形成机制并没有体现中医辨证价值，对中医医疗服务项目一般只有单一的价格，例如针灸对脸、眼、腹、胸、背等不同部位的不同针法所需要的技术水平和所承担的风险程度都是不一样的，但目前针灸治疗是以人次计算，并没有区别不同针灸部位形成不同的服务价格。在西医，同病种可以根据其复杂程度的不同采取不同的收费价格。另一方面，《改革药品和医疗服务价格形成机制的意见》指出：根据医疗机构等级、医师级别和市场需求等因素，对医疗服务可以制定不同的指导价格。对于社会办中医医疗机构，既有非公立医院、门诊，还有规模较小的坐堂医等形式，是否可以考虑根据不同类型不同等级的机构制定不同的服务项目价格。

中医医疗服务定价应增强区分性。只有这样才能体现医院辨证论治、选穴取穴的技术水平和风险水平价值。同时，应根据中医类医疗机构的特色类别，如中医馆、中医坐堂医诊所等社会办中医机构的不同，制定不同的收费标准。定价应细化中医服务项目收费，对不同病种所需的技术价值和人力成本制定价格标准，以及对同种病种的不同技术难度和成本制定价格标准。

## 六、小　　结

综上所述，社会办中医在发展中的突出问题可以概括为三个方面：

一是行业政策执行方面的问题。因为缺乏配套操作细则或因认识理解的差异，导致好的宏观政策在各级各地政府主管部门落实或执行困难，社会办中医申请医保定点的条件过高，民营医疗机构使用的税务发票无法异地报销，中医服务医保报销范围过于局限；在行业准入、业务用地、职称评定、医保、税收、服务定价等方面遭遇不公平待遇，导致经营成本过高；简单地套用西医行业的标准与做法，导致中医基层医疗诊疗科目设置不合理，护士等辅助人员配备要求不符合中医机构经营传统；举办中医诊所申请主体设置要求导致社会办中医诊所无法连锁开业，品牌拓展受限；因为对非营利性医疗机构的概念、所有权和支配权理解的偏差，严重影响了社会资本对非营利性医疗机构的投资积极性。

二是卫生经济方面的问题。社会办中医的税负过重，免税期较短，社会办中医的服务定价普遍较低、挂号费低，中医医疗服务的劳动价值无法体现、价格调整机制具有滞后性、中医医疗服务项目数量少、申请新增中医医疗服务项目难、定价机制将中医类服务的技术难度和风险程度定得较低、中医医疗服务定价区分性不强。

三是创业与经营环境方面的问题。如非公立医疗机构医学人才严重匮乏，人才队伍结构不稳定，与其在学术科研、课题申报、职称晋升方面的机会少有关，社会办医机构从业人员的就业环境有待进一步优化；目前公立与民营医疗机构之间的双向转诊的机制尚未建立，社会办医院分担基本医疗任务的目标差距甚远；因为大多数非公立医疗机构尚未评级，其医疗技术准入受到限制；非医疗机构以中医的名义开展中医推拿、刮痧、拔罐和美容等相关活动，严重干扰了中医服务市场的信誉和秩序。

## 参考文献

[1]刘玉，佘磊．加快中医药价格改革，促进中医药事业发展．中国医院管理，2011，31（8）：41．

[2]李林贵．浙江8家县级中西医疗机构门诊经济学调查研究．中国卫生经济，2009，28（11）：74．

[3]马洪瑶，申俊龙，徐浩．我国中医医疗服务价格现状浅析与改革初探[J]．江苏中医药，2013，45(8)：65-67．

（庞震苗）

# 第六部分　影响社会办中医的各种因素

## 一、文　化　因　素

### (一) 中医文化自信心不足

#### 1. 中医话语权缺失

当前，在中国，中医常常处于被西医语境压制甚至控制的地位。有些攻击中医的所谓学者们，利用中西医学概念体系、理论模式、思维方法的差异，以科学一元论作为立论的依据，以西方的形式逻辑为辩论工具，把中医药的实际功效分化消解而近趋于零。中医学只要无法摆脱被现代医学审视的处境，就会始终被西化的语言环境牵着鼻子走，就要不断地回答自己是不是"科学"的这一问题。

例如，中医的"神"常被译为英语的"spirit"（神灵），由于"spirit"是一个基督教的特有名词，容易使中医被看成类似于一种宗教，而降低中医的科学性[1]；当西医已经取得人民群众支持、立足中华时，随着科学精神的高扬、进化论的广泛传播，话语权逐渐地被掌握在现代科学派手中。作为维护中医、为中医辩护的杜亚泉、恽铁樵已不得不用西医的术语来解释中医的一些理论，虽然这样便于自我辩护，但也形成后来中医用西医理论自我辩护的滥觞，表明中医话语权已经开始失落。

#### 2. 中医药知识产权保护不力

中医作为世界四大传统医药体系是唯一具有系统性的医学理论和丰富的临床实践的医疗体系。西方和日韩等发达国家把中药(包括经典中医处方药)当做可供共同开发的"公共领域"，最大可能地利用先进技术挖掘经济利益。通过中外专利数据库服务平台(CNIPR)，研究统计美国、日本、韩国、印度、法国、德国在我国的中药专利申请注册状况，截止日期到 2014 年 4 月 26 日，共检索得到五国相关专利信息量 1604 个。其中，日本、美国、韩国在申请总数上列前三，如表 6-1 所示。

表 6-1　　　　　美国等国家在中国取得中医药专利项目个数汇总情况　　　　(单位：例)

| | 单味药 | 中成药 | 中西医结合 | 其他 | 合计 |
|---|---|---|---|---|---|
| 美国 | 77 | 271 | 95 | 16 | 485 |
| 日本 | 95 | 275 | 112 | 19 | 505 |
| 韩国 | 12 | 167 | 62 | 22 | 277 |

续表

| | 单味药 | 中成药 | 中西医结合 | 其他 | 合计 |
|---|---|---|---|---|---|
| 法国 | 9 | 54 | 41 | 6 | 110 |
| 印度 | 9 | 32 | 18 | 3 | 62 |
| 德国 | 18 | 50 | 75 | 22 | 165 |
| 合计 | 220 | 849 | 403 | 88 | 1604 |

资料来源：中国药物专利检索服务平台网站：http://chmp.cnipr.cn/

通过研究美国专利和商标局专利数据库，以"Traditional Chinese Medicine"为关键词进行检索，自1976年至2014年6月数据库录入的所有信息中共检索出相关专利689例，分别来自美国、中国、日本等21国家(地区)。前五名的国家(地区)分别是：美国216例、中国192例、中国台湾地区85例、加拿大70例、日本25例，在美国申请专利并获得授权的国家(地区)中，美国居于首位，见表6-2。

表6-2　**1976—2014年美国专利局授权中医药专利的国家(地区)前五名排名情况**　　(单位：例)

| 国家/地区 | 单味药 | 中成药 | 中西医结合 | 制剂工艺 | 合计 |
|---|---|---|---|---|---|
| 美国 | 4 | 19 | 146 | 7 | 40 |
| 中国 | 24 | 28 | 112 | 12 | 16 |
| 台湾 | 11 | 22 | 38 | 2 | 12 |
| 加拿大 | 2 | 11 | 42 | 1 | 14 |
| 日本 | 0 | 2 | 16 | 1 | 6 |

资料来源：美国专利和商标局专利数据库：http://www.uspto.gov

从上述统计材料可看出，国外大量以中医药为对象进行专利的申请和注册，对于中医药传统知识的不当占有非常严重。在中医药医疗、保健各方面的显著成效逐渐被重视的同时，世界各国都已将商业开发利用的目光汇聚于此，流传千古的中医药传统知识若不加快建档保护的步伐，被国外挖掘抢注专利的溃口将越来越大。随着我国越来越多的中医药传统知识被注册为别国专利，将限制我国对中医药传统知识的应用，严重打击我国中医药产业发展，影响社会办中医的信心，阻碍社会资本进入中医药行业，因此做好中医药传统知识保护工作时不我待。

## (二)中医文化研究的不足

### 1. 中医文化研究的延续性不足

中医是中国文化的主脉和传统医学延伸，中医的兴衰在很大程度上也是中国传统文化的兴衰。然而，中国现代化进程中中医文化延续性出现缺失。当代西方文化已经不自觉地表现出一种"唯一主流"的身份，其他国家的文化退居其后成为"民族文化"、"传统文化"、"区域文化"等附属文化品种。这种与中国传统文化渐行渐远的现代社会环境潜在地造成了现代中国人对古代文化的误解或者甚至不解。文化断层更使不少中医学子无法理解中医典籍的个中精髓，突破和超越就会成为空谈。

**2. 高等中医学教育的不足**

高校中医专业采用的中医教材存在着较大问题，缺乏对中医哲学作系统归整，使中医药人才队伍对本学科的归属感普遍不强。一是教师采用的中医药典籍文献范围狭窄，医学理论局限于古代中医文献著述之中的内容，缺乏对古代哲学中存在的医学思想的系统归整；二是教材中存在着明显的哲学"不在场"的缺陷，就取材中医四大经典编写的中医学基础教材来讲，断章取义、只谈临床应用不谈理论渊源、只教方法不谈哲学的情况十分普遍[2]。

另外在现阶段临床标准中，中医院临床标准西医化，这种西医化的临床操作规范使得中医院校为迎合市场需求不断加大西医课程比例，使得中医基本功望闻问切正在逐步退出临床过程。

## (三) 中医的评价体系缺陷

**1. 中医评价体系尚不明确**

整体观念、辨证论治、形神统一是中医学的独特理论。中医学的生命力在于疗效，尤其在改善证候和提高患者生存质量方面显示出一定的优势。但如何客观准确地评价中医药的临床疗效，建立被认可、立得住、可推广的临床疗效评价标准，是中医学术发展中亟待解决的问题。

**2. 中医评价体系西医化倾向严重**

疗效是中医生命力的体现。在中医现代化发展和与西医的医疗竞争中，面临的一个重要问题是如何拿出科学界认可的中医药疗效的客观证据。长期以来，中医的科研评价和临床评估，没有形成自身的标准和评价体系，只是套用或借用西医的评判标准，从而使得中医被迫处于被动和从属地位。

中医评价体系西医化的结果是：一方面，由于没有体现中医自身的特点和优势，一些临床试验研究片面得出中医治疗无效的结果，使中医界和患者不能信服；另一方面，由于研究设计、实施和报告中存在的方法学问题使研究结果出现偏倚，表现为报告的试验阳性结果过高。因此，介绍可接受的方法学将有利于带动整个临床评价发展，推动中医临床向循证实践发展，实现中医的现代化和国际化[3]。

**3. 构建符合中医特色的中医评价体系刻不容缓**

中医评价体系不明确、中医评价体系西医化影响中医现代化的发展，不利于中医的可持续发展，影响到社会办中医的信心和发展，因此构建符合中医特色的中医评价体系刻不容缓。目前国际上很希望我国能出台一个中医的临床疗效评价标准。应从中医药特点出发，建立包括中医证候和生存质量等科学、客观、多维的疗效评价体系，以评价中医药疗效，并使之逐步得到国际公认。

可见，建立中医临床评价体系，在评价技术和规范方面有所突破，已经成为发展中医药的重要问题。在临床评价的各个领域形成国际认可、国内可推广的评价体系，对于提高中医临床研究质量和水平，使得中医药的研究成果具备说服力，提高中医在医学中的地位，提高中医自信心以及促进社会办中医的发展都具有深远的意义。

### (四) 中医医疗机构西医化倾向严重

**1. 中医概念、原理西医化**

长期以来，对于中医概念、原理的西医化解释已经是层出不穷，甚至很多中医界人士也自觉地用西医的术语和标准来解释甚至"改造"中医。中医概念上的乱套，不仅让中医原本的概念和理念变得不伦不类，也从根本上让中医陷入了难以自辩和难以叙述的困境，也让中医从根子上就缺乏了正当性存在的理由。甚至可以说，某种程度上，这是对中医最大的危害和摧毁。绝不是危言耸听，如果这个问题得不到正视，必将对中医事业产生持久和难以弥补的伤害。

**2. 中医医疗机构西医化**

《中华人民共和国中医药条例》(国务院令〔2003〕374号)中曾明确指出："中医医疗机构从事医疗服务活动，应当充分发挥中医药特色和优势，遵循中医药自身发展规律，运用传统理论和方法，结合现代科学技术手段，发挥中医药在防治疾病、保健、康复中的作用，为群众提供价格合理、质量优良的中医药服务。"但由于现今药品补偿仍是中医医疗机构补偿的主要渠道，中医药价格低廉的优势反变成了制约其发展的绊脚石，经济利益因素影响下，许多中医机构选择了"中医西化"的尴尬道路。

按照现行《医疗机构基本标准》(卫医发〔1994〕30号)规定：中医医院的门诊中医药治疗率不低于85%，病房中医药治疗率不低于70%。杨洪亨[4]在2012年对山东省中医医疗现状调查中发现，截至2011年底，公立总医院中医收入占总收入的19.49%，民营中医医院占15.12%，民营中医诊所中医治疗所占比例最高，仅为58.31%。从统计结果不难看出，中医院中医治疗率远低于现行标准的要求，也就是说中医院主要是靠西医药的收入来维持生存与发展，中医医疗机构没有体现中医药的主体地位，而是过度依赖西医技术与药物，中医院不姓"中"已是不争的事实。详见表6-3、表6-4、表6-5。

表6-3　　　　　　　　　　山东省医疗机构中医药服务提供情况

| 医疗机构 | 总诊疗人次数 | 中医门诊人次数 | 中医专家门诊人次数 | 总处方数 | 中药饮片处方数 | 中成药处方数 |
|---|---|---|---|---|---|---|
| 公立中医医院 | 15471286 | 13876832 | 3649522 | 1899655 | 477888 | 592693 |
| 民营中医医院 | 486424 | 424764 | 91445 | 38421 | 27848 | 13745 |
| 中医门诊部 | 326988 | — | 83035 | 52386 | 31929 | 10620 |
| 民营中医诊所 | 4985875 | 3585925 | — | 681541 | 418707 | 168753 |
| 综合医院 | 91739756 | 3830165 | 1312199 | 23470222 | 609592 | 2341691 |
| 社区卫生服务中心 | 13588636 | 10982334 | 1281007 | 1598640 | 148297 | 261827 |
| 社区卫生服务站 | 32540143 | 6220395 | — | 5708457 | 971249 | 858058 |

续表

| 医疗机构 | 总诊疗人次数 | 中医门诊人次数 | 中医专家门诊人次数 | 总处方数 | 中药饮片处方数 | 中成药处方数 |
|---|---|---|---|---|---|---|
| 乡镇卫生院 | 74944056 | 5621507 | 795233 | 22743833 | 921267 | 2655343 |
| 乡村卫生室 | 84274096 | 7379277 | — | 13196609 | 717633 | 1712358 |
| 合计 | 318357260 | 51921199 | 7312441 | 69389764 | 4587244 | 9127876 |

资料来源：杨洪亨．山东省中医医疗现状调查分析研究［D］．山东中医药大学，2012

表6-4　　　　　　　　　　　　山东省医疗机构中医药服务占比例情况

| 医疗机构 | 中医门诊人次数占总诊疗人次数（%） | 中医专家人次数占总诊疗人次数（%） | 中药饮片处数占总处方数（%） | 中成药处方数占总处方数（%） |
|---|---|---|---|---|
| 公立中医医院 | 89.69 | 23.59 | 25.16 | 31.20 |
| 民营中医医院 | 87.32 | 39.36 | 72.48 | 35.77 |
| 中医门诊部 | — | 25.39 | 60.95 | 20.27 |
| 民营中医诊所 | 71.92 | — | 61.44 | 24.76 |
| 综合医院（专科医院） | 4.18 | 1.43 | 2.60 | 9.98 |
| 社区卫生服务中心 | 80.82 | 9.43 | 9.28 | 16.38 |
| 社区卫生服务站 | 19.12 | — | 17.01 | 15.03 |
| 乡镇卫生院 | 7.50 | 1.05 | 4.05 | 11.68 |
| 乡村卫生室 | 8.76 | — | 5.44 | 12.98 |
| 合计 | 16.31 | 2.30 | 6.61 | 13.15 |

资料来源：杨洪亨．山东省中医医疗现状调查分析研究［D］．山东中医药大学，2012

表6-5　　　　　　　　　　　　山东省医疗机构中医收入

| 医疗机构 | 医疗收入（万元） | | 中医治疗收入占治疗收入（%） |
|---|---|---|---|
| | 医疗收入 | 中医治疗收入 | |
| 公立中医医院 | 266444 | 51937 | 19.49 |
| 民营中医医院 | 240159 | 36320 | 15.12 |
| 中医门诊部 | 7541 | 889 | 11.79 |
| 民营中医诊所 | 3958 | 2308 | 58.31 |
| 综合医院（专科医院） | 2627476 | 49591 | 1.89 |
| 社区卫生服务中心 | 946948 | 161967 | 17.10 |
| 社区卫生服务站 | — | — | — |

| 医疗机构 | 医疗收入（万元） | | 中医治疗收入 |
| --- | --- | --- | --- |
| | 医疗收入 | 中医治疗收入 | 占治疗收入（%） |
| 乡镇卫生院 | 223089 | 11249 | 5.04 |
| 乡村卫生室 | — | — | — |
| 合计 | 4315615 | 314261 | 7.28 |

资料来源：杨洪亨．山东省中医医疗现状调查分析研究［D］．山东中医药大学，2012

中医机构当前这种"日渐西医化"的趋势将造成中医医疗机构中医药特色不明显、中医优势发挥不够、临床疗效不够理想等严重后果，使中医药服务的可及性降低，扭曲了中医医疗服务体系的系统功能，不利于其长远发展，严重打击社会办中医的信心。

## （五）小结

1. 中医常常处于被西医语境压制甚至控制的地位，渐渐出现话语权失落的情况。由于我国中医药知识产权保护力度不足，被国外挖掘抢注专利的溃口越来越大，将严重打击我国中医药产业发展，阻碍社会资本进入中医药行业，从而影响社会办中医的信心。

2. 中医文化研究延续性缺失，高等中医学教育的不足，使得西医化的理念深入学生，影响中医药的继承和发展，同时也影响社会办中医的信心和决心。

3. 中医评价体系尚不明确、中医评价体系西医化倾向严重的问题已影响到中医的传承和发展，构建符合中医特色的中医评价体系刻不容缓。

4. 经济利益因素影响下，许多中医机构选择了"中医西化"的尴尬道路，中医医疗机构西医化倾向严重，没有体现中医药的主体地位，不利于中医药的持续发展。

# 二、认 知 因 素

## （一）卫生服务需方对中医信心不足

### 1. 居民对中医信任度有待提高

调查发现[5]，随着西医的迅猛发展，农村卫生服务消费者就医时首选西医而不是中医，中医在农村居民心目中地位比较低下。这表明随着西医的快速发展，中医在中国已经由以前的主要就诊选择逐步成为西医的一种补充，中医的影响在中国农村的卫生服务市场上渐趋细微。图 6-1 是农村居民对中医信任度的调查：

由图 6-1 可知，总体来看，绝对相信中医（3.7%）和绝对不相信中医（6.4%）的居民都是少数，大多数集中在中医有特效（42.2%）或者西医无效时（47.7%）去看中医，表现为"橄榄形"，两头小，中间大，完全相信中医和完全不信的人极少。这表明，中医在其发源地仍有一定的影响力，人对中医仍抱有一定信任，但这种信任只在中医有特效或西医治疗无效的情况下才存在。调查显示居民对中医的信任程度都是很低的，只有在中医被充分

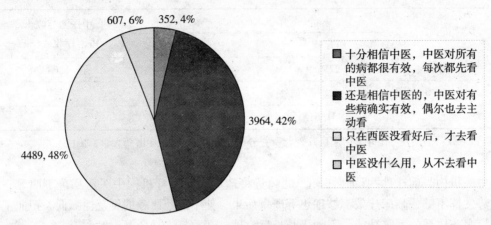

图 6-1　农村居民对中医的信任程度

资料来源：根据徐鹏，王颖，郝模．从卫生服务消费者的意向分析看中医发展的危

机［J］．中国卫生资源，2005，4：165-167．调查数据资料整理

证明有特别疗效的情况下，或者先看过西医，但当西医束手无策后才来求助于中医；同时，调查结果也提示中医的发展能否走出困境，在很大程度上将取决于能否扩大治疗"有特效"疾病的范围，能否致力于发展西医无能为力或者疗效甚微的疾病上。

**2. 居民利用中医药服务的影响因素**

邱鸿钟[6]等人在 2010 年对广州、佛山、珠海等九个经济发达程度不同地区的 1063 名城市居民对中医中药的信任度及其对中医药服务利用行为调查研究表明，不同年龄、不同学历、不同城市经济文化对中医药服务信任度均有影响。从调查情况来看，年龄越大，对中医的信念越强，求医意向越强；学历越高的人群对中医药服务的信念反而较低；经济文化发展程度不同城市的民众对中医药的信任度呈中间低两边高的现象。

**（二）卫生服务供方对中医信心不足**

**1. 卫生服务供方对中医信心不足**

尹冬梅[7]等人 2013 年依据"最大差异抽样法"于 2000 年对东华地区（山东、江苏、上海）3 省（市）、12 县（市、区）、49 个乡镇和 149 个行政村（174 个自然村进行调查，共调查 2340 位卫生人员。2008 年严格按照 2000 年最大差异抽样法选取的调研地区分布，对原样本地区进行了再次调查，共调查了 6170 位卫生人员。对 2000 年与 2008 年的调查数据进行对比，从表 6-6 中可见，2000 年 84.9%的调查对象"对中医本身无任何偏见，生病后习惯首先看西医"，首选中医的仅为 8.4%，2008 年首选西医的比例已提高到 92.1%，首选中医的下降到仅为 5.7%，这提示随着西医的快速发展，中医在中国的主导地位已经不复存在，且供方对中医的首选信仰愈加下降。

对比 2000 年与 2008 年的调查数据表明，卫生服务供方对于中医的信任呈现明显下降趋势，体现在卫生服务供方在有卫生服务需求时，首选是西医，只有在西医长久治疗效果不佳的时候，才尝试看中医。调查结果与徐鹏等人以卫生服务消费者为研究对象的研究结果一致。卫生服务供方与需方对于中医的信任度均不高，这一结果无疑造成中医生存和发展更大的危机。同时，"当西医久治疗效不佳时，人们也会尝试去看中医"，这种想法在2000 年得到了 94.4% 的被调查对象的认可，而在 2008 年这一比例则降为 93.1%，这提示目前西医无特效的慢性非传染性疾病、老年性疾病等范畴，中医仍然有着广阔的市场，而前提是中医需对这些疾病的治疗有独特的疗效。

详见表 6-6。

表 6-6           **2000 年与 2008 年卫生服务供方对中医的信心调查结果**

| 条目 | 2000 年 | | | | 2008 年 | | | | $\chi^2$ | P |
|---|---|---|---|---|---|---|---|---|---|---|
| | 调查人数 | 同意（%） | 不同意（%） | 不清楚（%） | 调查人数 | 同意（%） | 不同意（%） | 不清楚（%） | | |
| 对中医本身无偏见，但生病后习惯首先看中医 | 2158 | 84.9 | 84 | 6.7 | 5974 | 92.1 | 5.7 | 2.2 | 117.91 | <0.01 |
| 习惯首选西医，但对中医确有疗效的基本也会首先看中医 | 2174 | 90.1 | 4.0 | 6.0 | 6000 | 91.8 | 5.2 | 3.4 | 41.12 | <0.01 |
| 当西医久治疗效不佳时，也会尝试去看中医 | 2109 | 94.4 | 1.8 | 3.8 | 5998 | 93.1 | 4.1 | 2.8 | 27.89 | <0.01 |

资料来源：尹冬梅，吕军，马安宁，尹爱田，郝模. 从卫生服务供方意向调查的变迁看中医发展危机[J]. 中国卫生资源，2013，6：379-381

**2. 中医执业医师执业信心不足**

《中华人民共和国执业医师法》是我国第一部规范医师执业活动的法律。自 1999 年 5 月 1 日起施行后，对医师权益的保障以及执业的规范等都起到了积极的作用。但在临床实施中伴随一些问题的出现，让部分中医、中西医结合医师陷入了执业困境。如 2005 年卫生部在医院质量管理年活动检查时就曾指出：中西医结合医师在综合医院内从事内、外、妇、儿等工作属于执业错位[8]。即中西医结合医师不得在综合医院从事内、外、妇、儿科等工作，这导致许多在西医医院已经从事多年临床工作的中西医结合医师被迫离开了原有工作岗位。中西医结合医师既学了中医，又学了西医，执业医师考试内容也包括了中医和西医，取得了中西医结合执业医师资格却不能在综合医院从事中西医结合临床工作。如此一来，中西医结合医师的执业困境严重打击了中医医师的执业信心。

**3. 中医医师对中医诊疗的信心不足**

中医医师在行医中往往会出现对中医诊疗不自信的行为，比如查病主要靠西医仪器来检测与化验；断病主要靠化验单数据来判定；处方主要按西医思维与理论来开方治病；抓药则是中药西药并用；验效主要靠西医仪器来检验治疗效果。据李波（2011）调研[9]，中医医师为减少误诊率、规避医疗纠纷中的风险，诊断时慎之又慎，宁可让病人多做检查，也不敢冒风险作出缺乏客观依据的主观判断，否则一旦出现问题，在当前紧张的医患关系之下相当于自取其辱。从客观环境到主观意识上，部分中医师已经明显地呈现出对中医诊疗信心不足。

### （三）社会的认知偏见

**1. 社会对坐堂医的认知偏见**

曾经在很长的一段时间"坐堂医"是一个敏感的字眼，和大处方、吃回扣等行为画上了等号，使得社会上形成了一股对坐堂医的偏见。因此，在允许中医坐堂的同时，规范坐堂医的执业行为，建立一套有效协调监管机制，恢复仲景当年"坐堂医"之满堂正气变得十分之迫切。

**2. 社会对民办医院的认知偏见**

通过文献研究和访谈调查得知，社会对民办医院的认知普遍存在偏见。例如，2005年，成都商报曾进行了一次有关民营医院公信度的抽样调查。其结果显示，在1500名受访群众中，有61.3%的人明确表示"民营医院社会公信度差，不值得信赖"；只有8%的人表示在"小病"情况下愿意到民营医院就诊；愿意到民营医院住院的比例就更低了，仅为1.2%[10]。

**3. 小结**

（1）卫生服务需方对中医信任度有待提高，人们对中医虽抱有一定信任，但这种信任只在中医有特效或西医治疗无效的情况下才存在。此外年龄、不同学历、不同城市经济文化对中医药服务信任度均有影响。

（2）卫生服务供方对于中医的信赖呈现明显下降趋势，这一趋势无疑会造成中医生存和发展更大的危机。此外，中西医结合医师的执业困境严重打击了中医医师的执业信心；中医医师在行医中往往会出现对中医诊疗不自信的行为，经常出现中医诊疗西化倾向等比较普遍的现象。

（3）从调查情况来看，当前人民群众对于社会办中医机构的认知存在偏见，缺乏卫生服务需方的信任，这些都会影响社会办中医的发展。

# 三、医　学　因　素

### （一）中医边缘化倾向严重

中医发展到今天，被边缘化的程度愈演愈烈，中医边缘化体现在政策规定的行政边缘化、中医教育的自我边缘化、中医科研的人为边缘化，中医医疗的社会边缘化。

**1. 政策规定的行政边缘化**

西医的医师资格考试全部考西医内容而不涉及中医，中西结合医师资格考试要考一半西医知识一半中医知识，而在中医师资格考试中西医内容也占据了 40%，但在临床中规定执业医师不能跨范围执业，即中医执业医师不能从事西医的临床工作。按照香港和台湾的做法，中医执业医师的考核完全为中医内容，体现了中医的正统性。我国的执业医师资格考试政策则规定中医必须学习西医，而西医可不必学习中医。医师资格考试是威力极强的指挥棒，这种考试规定，就决定了中医要同时学好两套医学理论，无形中降低了中医理论知识在中医界的重点地位[11]。这些政策规定一定程度上导致中医学边缘化。

**2. 中医教育的自我边缘化**

依据"中医本科教育规范（标准）"规定中医专业要进行的课程设置，除了思想品德教育、人文素质教育、行为科学、人文社会科学以及医学伦理学等课程外，尚有 5 大类 30余门课程，均不属于中医学科的专业课程，但这是跟着中医执业医师资格考试规定的指挥棒转的，由不得院校自己做主[11]。中医教育中，中医内容的减少甚至缺失，使得中医教育的自我边缘化日益严重。

**3. 中医科研的边缘化**

中医科研从一开始，就定位在非"中医研究"的错误方向上，因而也成了部分人非难中医的口实，是人为地将中医边缘化的一个主要方面。用西医生物医学的观念、理论、方法，把中医作为研究对象，在"西化"中对其进行改造，是近半个世纪中医科研工作的主流。中医科研的判定标准，基本上遵从西医药的科研规范和要求，一切均按现代医学的生化、生理、病理等具体实验室量化指标来执行，始终未能形成真正符合中医科研自身发展规律的标准体系，这一点在中药的研究中尤为突出。然而，中、西医学间存在的巨大差异，决定了西医学的科研方法并不适用于中医学的科研。

**4. 中医医疗的社会边缘化**

纯中医医疗的社会边缘化主要体现在中医医院西医化、中医特色特长不相符。中医西化主要还是中医院的办院方向出现偏差，服务方式偏离中医服务的轨道，导致这种结果主要是经济利益的驱动。收益高但疗效不一定好的西医化倾向，成了大部分中医院的建设目标。此外，大部分中医院存在有三个"难见"，即"难见中医特色、难见中医特长、难见中医大家"，总之中医院不姓"中"。只有少数的中医医生能运用中医思维来进行辨证论治，一部分中医医生不会诊脉，甚至连中医的望闻问切等基本诊治手段都不熟练，也不会辨证施治，甚至不会开汤药处方。

**（二）纯中医诊疗和治疗模式的限制因素**

当前，全国中医医疗机构中医特色服务规模和水平有所发展和提高。比如，2013 年全国中医医疗机构中医药特色服务指标包括年内中医治未病服务人次数、年末开展中医医疗技术总数、年末中药制剂室面积均呈上升趋势。详见表 6-7。

虽然全国中医医疗机构中医特色服务有所提高，但是纯中医诊疗和治疗模式仍存在着许多限制。主要有以下几个限制因素：

首先是相关法律规定存在不确定性。以"中医诊所"的名义，在诊疗活动中大量使用西医诊疗手段的现象，在基层并不少见。根据我国《中医药条例》的规定，国家鼓励中西医相互学习、相互补充，这表明中医诊所并非完全禁止使用西医诊疗手段。同时《医疗机

表 6-7                      **2012—2013 年全国中医类医院中医特色指标**

| 医院类别 | 年内中医治未病服务人次数(人次) | | 年末开展中医医疗技术总数 | | 年末中药制剂室面积 | |
|---|---|---|---|---|---|---|
| | 2012 | 2013 | 2012 | 2013 | 2012 | 2013 |
| 中医类医院 | 56974357 | 19701219 | 1951345 | 2075163 | 624656 | 744303 |
| 中医医院 | 53046301 | 18108451 | 1701554 | 1817847 | 529607 | 571985 |
| 中西医结合医院 | 2321350 | 1021020 | 98623 | 24477 | 29810 | 39793 |
| 民族医院 | 1606706 | 571748 | 151168 | 232839 | 65239 | 132525 |

资料来源：2012、2013 年全国中医药统计摘编．国家中医药局规划财务司

构基本标准》(卫医发〔1994〕30 号)也规定，中医诊所的中医药治疗率不得低于 85%，即表明中医诊所应以中医药诊疗手段为主。但是在该法规中对这种 85% 的原则性要求，没有给出确定的计量标准。究竟是应该以中西医治疗手段的可提供种类数，还是依据实际使用频次数，来计算中医诊所的中医药治疗率？现实操作存在着不小的争议。

人才问题也掣肘纯中医诊疗中心的发展。现在中医学的本科生转而考上西医研究生的事情并不鲜见。这从一个侧面说明，现在中医高等院校的培养模式和中医医疗机构以西医为主的所谓的中西医结合的诊疗模式已很难，甚至不能培养出中医诊疗水平过硬的人才。因此，纯中医诊疗机构的正常运行就必然要依靠一些上了年纪的名老中医。这就面临一个现实问题：这样的老中医越来越少。

纯中医发展缺乏有效政策支持。在经营方面，如果得不到有效的扶持，纯中医诊疗机构很难生存下去。在西医院，挂号费可能仅仅是一种行政性收费，患者要想获得有效的诊断还必须投入大量的金钱在检验等方面。而在纯中医诊疗机构，医生有时仅靠三根手指就可以完成诊断，区区几块钱的挂号费就可以保证患者完成诊断全过程，再加上低廉的药品收入，纯中医诊疗机构很难甚至无法正常运行。这就要求对现行的医疗机构的收费体系进行改革，如适当地提高诊疗费用等。

### (三)中医人才培养模式的不足

就人才培养模式上看，当前中医药高等教育的人才培养模式还是存在着一定的问题。主要表现在以下四点：

**1. 专业设置不能满足社会需要，出现供需矛盾与人才浪费现象**

中医药高等教育虽然培养的人数规模不小，但毕业生能真正在中医药服务行业工作的人数比例并不理想，中医药教育的体制、学制和教育模式、教育内容还存在着许多与社会需求不相适应的问题。由表 6-8 可看出，2011—2013 年全国高等院校在校生及其他院校开设中医专业在校生总人数逐年上升，中医药及相关专业在校生总数有所增长，到 2013 年已超过 68 万。中医药高等教育人才培养已经形成了一个完整的教育体系，每年能为社会输送各层次的中医药人才。但是高层次学历(博士研究生、硕士研究生)的在校生总数偏少，这种以普通本专科生为主的中医药教育结构，显然不利于中医药事业的可持续发展。

表 6-8　　　　2011—2013 年全国各类高校中医药相关专业在校生总数情况　　（单位：人）

| 类型 | 2011 年 | | 2012 年 | | 2013 年 | |
|---|---|---|---|---|---|---|
| | A | B | A | B | A | B |
| 博士生 | 3839 | 4312 | 4027 | 4533 | 4317 | 4859 |
| 硕士生 | 30283 | 33545 | 31181 | 34594 | 33118 | 36761 |
| 普通本专科生 | 340871 | 413834 | 360071 | 438371 | 348476 | 428293 |
| 成人本专科生 | 100457 | 115313 | 112096 | 127822 | 148471 | 165371 |
| 网络本专科生 | 14812 | 14812 | 16010 | 16010 | 15708 | 15708 |
| 合计 | 490208 | 581816 | 523385 | 621330 | 586090 | 686992 |

注：A 代表当年全国高等中医药院校统招生在校总数，B 代表当年全国高等中医药院校统招生在校总数和全国高等西医院校、高等非医院校中中医药专业在校学生总数的总和。

资料来源：2011、2012、2013 年全国中医药统计摘编．国家中医药局规划财务司

　　从表 6-9 可以发现，通过对中医药及相关专业的毕业生人数、招生人数及当年全国卫生机构中医药人员的增加数情况进行分析，可以发现 2010—2012 年中医药及相关专业的毕业生流失人数分别达 62794 人、75181 人和 36874 人，分别占当年参与就业毕业生人数的 70.20%、82.49% 和 39.47%，这说明许多中医药相关专业毕业生最终并未进入中医药服务行业，中医药毕业生的流失现象比较严重。

　　随着高等院校扩招的浪潮，高等中医药院校的招生规模也不断扩大，在校总人数逐年增长，其带来的结果是，一方面，生源素质整体有所下降；另一方面，是部分专业所培养的人才过剩。此外，专业设置的滞后性与就业的即时性也导致中医药人才的供需矛盾，社会需求的不断变化和人才培养的周期较长的不对称，也加大了中医药人才培养滞后于社会需求的变化速度[12]。

表 6-9　　　　　　　　中医相关专业招生、就业及人才流失情况

| 类　　型 | 2010 年 | 2011 年 | 2012 年 |
|---|---|---|---|
| 参与就业毕业生数 | 89451 | 91138 | 93427 |
| 普通本专科毕业生数 | 90835 | 92443 | 94162 |
| 硕士毕业生数 | 9546 | 10149 | 11761 |
| 博士毕业生数 | 1236 | 1177 | 1219 |
| 硕士招生数 | 10788 | 11218 | 12290 |
| 博士生招生数 | 1378 | 1413 | 1425 |
| 全国卫生机构中医药人员增加数 | 26657 | 15957 | 56553 |
| 中医药及相关专业毕业生流失数 | 62794 | 75181 | 36874 |

资料来源：2010、2011、2012 年全国中医药统计摘编．国家中医药局规划财务司

### 2. 中医教育西医化趋势明显

由于现在西医较为强势，从上游教育到下游医院，西医对中医的影响无处不在，甚至具有压倒性优势。另外，许多医院在接受中医专业毕业生时，是按照现代西医学的标准来对其进行考核的，不会管病房、不会看西医化验单、接不了急症病人的中医专业学生一般很难就业。这种情况如果得不到改变，那么将很难培养出优秀的中医人才来。

对于目前的中医教育体制，年近九旬的中医大师邓铁涛一针见血地指出，目前学院制的中医教育西医化趋势严重。他说："现在高校里的中医专业就像一只'病鸡'，病鸡如何能生出健康的鸡蛋？同理，中医专业课程设置不中不西，又怎能培养出优秀的中医接班人？"

### 3. 中医药院校缺乏创新教育，毕业生创新能力不足

在教育部《关于实施研究生教育创新计划加强研究生创新能力培养进一步提高培养质量的若干意见》（教研[2005]1号）中明确指出，高等中医药院校要营造创新氛围，强化创新意识、创新精神和创新能力的培养。但是，我国中医药高等教育长期以来存在着重视专业直属教育，轻专业技能操作；重视理论知识背诵，缺乏临床实践体验；重视自然科学知识钻研，轻人文社会科学知识波澜；重视教师教授作用，轻学生自主发展；重视经典传承，轻现代突破创新等弊端。过窄过专的中医药教育，使中医药人才的知识视野和学术思路受局限，更不利于培养中医药人才的科技创新能力。

# 四、政策因素

在当下规范医师多点执业、鼓励社会办医、构建分级诊疗制度等医改政策背景下，如何完善基层中医药发展的政策机制，提升基层中医药服务能力，并形成支持社会办中医的良好环境，在基层发挥中医药特色和优势，成为业内关注的话题。在深化医改中，鼓励社会力量办中医，推进基层中医药卫生事业的发展有诸多影响因素，而对这些影响因素的分析和探索，有助于更好地发展基层中医药服务，优化中医药资源配置和提升中医药服务能力，为鼓励和推进社会力量办中医提供更全面透彻的认识。

## （一）市场准入限制

医疗行业是为健康服务的行业，需要严格准入，通过制定严格的医疗机构设置程序设计、审批规定等政策法规，能够控制医疗行业的健康服务质量和规范医疗卫生行业秩序。但是目前在国家大力倡导和鼓励社会举办医疗机构，特别是支持社会办中医医疗机构的大环境之下，医疗机构准入设置的政策法规未得到及时更新和修正，致使其不利于社会举办医医疗机构的推进和发展。其他影响社会办医疗机构准入的不利因素，请见表6-10。

## （二）办医审批难

医疗机构由于涉及人民健康，所以其设置门槛较高，在设置审批手续上较繁琐，而社会办医疗机构的审批程序较之公立医疗机构其门槛及繁琐程度更为明显。从上海市卫生监督所拿到的医疗机构设置审批资料显示，设置医疗机构需提供九大类资料，见表6-11。九

大类资料的收集、整理犹如一道道门槛，横亘难以逾越。

表6-10　　　　　　　　　　社会办医疗机构准入的不利因素

| 序号 | 类别 | 具 体 内 容 |
|---|---|---|
| 1 | 区域卫生规划 | 省(市、县、区)医疗机构设置规划和卫生资源配置标准(医疗机构设置的服务半径问题等) |
| 2 | 用地、房屋使用 | 用房产权证明、使用证明等，与城镇规划和土地规划密切相关；用地批准，循环审批(一些地方民办医疗机构申请执业许可证时需先期获得用地批准，但是，在申请卫生用地时缺(却)需先期获得医疗机构执业许可证) |
| 3 | 选址 | 选址位置、选址距离等，与卫生建设用地规划密切相关 |
| 4 | 可行性研究报告 | 报告要求涵盖的内容复杂繁多，让小型门诊部或诊所、坐堂医等难以制定包含众多内容的可行性报告；可行性报告的审批、批准问题，卫生行政主管部门是否存在抬高"门槛"和严厉要求等方式阻碍申办和准入 |
| 5 | 主体申请条件 | 条件要求涉及户口、文凭、卫生工作经历、职称、考核审核等。例如要求本地户口、主治医师以上职称、在二级以上医疗机构工作五年以上、申请人必须为非在职人员等；要求规定中外合资、合作医疗机构必须是独立法人地位(中外合资企业具有法人地位，中外合作企业无规定是否具有法人地位) |
| 6 | 资金资本 | 注册资本无法用于经营目的；医疗机构难以实现收购、兼并等经营目的 |
| 7 | 名称 | 民办非企业单位必须在名称前冠以相应的行政区域名称，可能存在民政部门登记与卫生行政部门权限冲突问题 |
| 8 | 卫生环境要求 | 消毒、医疗垃圾、隔离、无菌操作等，中医医疗机构在卫生环境上有别于西医；申请设置时必须提交环境保护，污水污物、粪便处理方案 |
| 9 | 卫生技术人员准入 | 民营医疗机构尚处于申请设立阶段，不具备主体资格，导致专业技术人员无法注册登记问题；《执业医师法》颁布前未获得医学专业技术职称的师承或确有专长的中医从业人员医师资格认证问题；民间中医药人员掌握推拿等中医保健技能，但无法取得行医资格问题 |
| 10 | 医疗技术准入 | 新申报开展医疗技术，卫生部门要求该技术已开展一定例数，相矛盾；医疗技术的准入有医疗机构等级方面的要求，但民办医疗机构并未评级；不同省份之间部分诊疗服务执业许可不能互认 |
| 11 | 卫生行政部门审批 | 规模小床位少的诊所等医疗机构完全没有必要由县级以上卫生行政部门审批，导致审批时间长，成本高问题；异地、跨地区的民办中医医疗机构准入(如连锁国医馆)，两地卫生行政部门如何审批问题 |
| 12 | 中医坐堂医诊所 | 要求有独立的中药饮片营业区，面积不得少于50平方米，中药饮片数量不少于400种；必须设置独立诊室，数量不超过两个，且建筑面积不少于10平方米 |
| 13 | 中医医疗机构连锁 | 涉及医疗机构执业许可证的转让、出借等使用方面；各地区之间的医疗机构审批手续有所区别的问题 |

续表

| 序号 | 类别 | 具 体 内 容 |
|---|---|---|
| 14 | 中药制剂 | 中药制剂的注册、配制、使用管理，包括特殊方效药配方的管理问题 |
| 15 | 乡村医生 | 具有中医药一技之长人员经过考试，合格者获得乡村医生证书，按照以下要求注册执业：实行属地化管理，职业类别仅限于中医；执业注册地点为乡村卫生室或乡村中医个体诊所(经注册执业的民间中医只允许在注册的执业地点执业，提供乡村医生执业证书上注明的临床技术服务；"中医士"只能在农村乡村所在地开业，在城镇只能随个人开业中医师以上专业技术人员从业) |

表6-11 医疗机构设置提供材料

| 序号 | 资料 | 具 体 内 容 |
|---|---|---|
| 1 | 《设置医疗机构申请书》 | 《设置医疗机构申请书》 |
| 2 | 设置可行性研究报告 | 包括申请开设医疗机构的单位情况，申请人的年龄及专业履历等。特别是对新开设医疗机构所在地区的人口结构、经济社会发展情况，目前已有医疗资源的分布情况以及居民的医疗服务需求情况进行详细阐述和分析 |
| 3 | 名称核准书 | 营利性医疗机构必须经卫生局同意设置后由工商局出具机构名称核准书，非营利性机构必须由卫生局批准后到民政局办理民办非企业单位法人登记手续，进行名称核准 |
| 4 | 用地审核意见 | 医疗机构设置用地需有国土资源管理部门前置审核意见 |
| 5 | 申请人(单位)证明 | 申请设置单位或者设置人的资信证明、不在职证明、个人身份证明；所在地乡镇、村居委会或物业管理部门出具的医疗机构设置意见 |
| 6 | 选址报告 | 包括选址的依据、占地面积和建筑面积；与周边机构之间的布局关系，特别是托幼机构、中小学校、食品生产经营单位的关系；以及所在地区的公用设施、交通等情况 |
| 7 | 建筑平面图、设计图 | 医疗机构的建筑平面图以及设计图 |
| 8 | 协议书 | 当由两个以上法人或者其他组织共同申请设置医疗机构，或者两个以上合伙人申请设置医疗机构的情况发生时，在提交上述所列的资料以外，同时还必须提交由双方共同签署的协议书 |
| 9 | 工作情况证明 | 而申请开办诊所的个人则需要提供其原工作单位所出具的工作情况证明 |

## (三)医疗保险政策倾斜不足

医疗保险是社会医疗卫生事业的筹资机制，它作为社会保险制度的组成部分，是一种相对进步、科学的制度。但是在医保定点医疗机构的评定上，绝大多数的社会办医疗机构难以成为定点医保机构，补偿的标准也和公立医疗机构存在差距和差异。根据人民网、新华网等数据显示，北京市朝阳区共有民营医院625家，只有5%的民营医院进入医保，从2009年至今，北京只批准了若干家社区卫生站进入医保，这意味着，北京市二级以上民营医院进入社保的审批在这几年是停滞的；上海现在拥有社会医疗机构1715家，只有102家获得医保定点资格，而目前拥有新农合定点资格的更是只有11家，新农合定点资格比医保定点资格更难获得。我国区域医保经济面临的最大问题就是医保筹措的资金不能满足老百姓对医疗保障的需求，这是中国医改的难点，也是当前医疗保险制度要求创新、革新的焦点，更是国家、社会关注的热点。

### (四) 税负过重

目前，我国政府在医疗机构注册中将医院分为非营利性医院和营利性医院，很多地方的医院分类管理政策一般把公立医院界定为非营利性医院，把几乎所有的民营医院都界定为营利性医院。尽管营利性医院在登记后的前三年是免税的，但是一个医院从建成到形成一定规模和达到一定的技术级别一般需要5到8年，而民营医院在短短三年内很难实现自负盈亏；三年免税期满后，民营医院要按照一般的服务型企业缴纳税收，必须交33%的所得税和5%左右的营业税，高额的税收让很多民营医院举步维艰。

从2010年至2013年非公立医疗机构的收入支出情况(见表6-12)，按照5%的营业税收计算，营业税费比例与结余利润比较，民营医疗机构其税收比例很高，10年至13年营业税费占总利润的比例分别是66.44%、52.19%、49.20%和69.06%，可见税负压力巨大。从图6-2可以看出，非公立医疗机构总利润呈不断增长趋势，而其业务营业税也呈不断增长趋势，并且可以明显看出，10年至13年非公立医疗机构的业务营业税几乎都占总利润的一半。非公立医院的税费已经如此高昂，相比之下，营利性医疗机构的税费则更为苛重。

表6-12　　　　(2010年至2013年)非公立医疗机构收入支出情况

| 年份 | 总收入(万元) | 总支出(万元) | 总利润(万元) | 医疗业务收入(万元) | 业务营业税(5%)(万元) | 医疗业务成本(万元) |
|---|---|---|---|---|---|---|
| 2010年 | 9547835 | 8879549 | 668286 | 9310438 | 443977.5 | 7956268 |
| 2011年 | 12251263 | 11180153 | 1071110 | 11928380 | 559007.7 | 10151589 |
| 2012年 | 15389811 | 13969966 | 1419845 | 14110818 | 698498.3 | 7195776 |
| 2013年 | 18557651 | 17304806 | 1252845 | 17005686 | 865240.3 | 9547600 |

另外，据浙江省温州市卫生经济学会的研究报告分析，"营利性医院将面对营业税、城市建设税、教育附加、义务兵优抚费、水利水电建设基金、地方养老基金、超过960元工资部分的企业所得税、房产税、城镇土地使用税、车船使用税、印花税和企业所得税等十多项税费负担。对其中六项主要税费的发生额进行了预测，结果显示，六项税费的平均

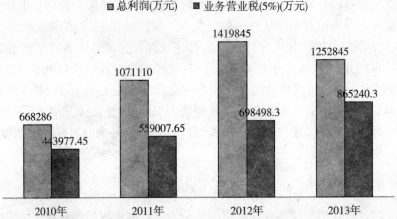

图 6-2 非公立医疗机构总利润与业务营业税比较图

资料来源：国研网（www. drcnet. com. cn）/重点行业数据库/医药卫生/卫生与计划生育年度数据

负担已占营利性医院全年业务总收入的 10.11%，而民营综合医院的年结余只占总收入的 14%，平均为 7.66%，税收比例远远超过了结余的比例"[13]。

税收负担过重，不仅明显影响到民营医疗机构运营的经济效益和生存发展，而且还影响到民间资本投资医疗服务行业的积极性，遏制了民间投资行为。医疗服务是公益性事业，无论公立医院还是民营医疗机构都承担了基本医疗、预防保健等服务，税率不应与企业相同，高昂的税收也不利于抑制医疗服务价格和减轻患者的医疗负担。政府部门要考虑到医疗行业的特殊性，从发展医疗事业、保障人民健康和支持民营医疗机构的大局出发，制定出合理税率的税收政策。

### （五）土地获取与审批难题

土地扶持政策落实困难，限制社会办医机构（特别是民营医院）发展空间。在土地资源紧张的情况下，民营医院想通过划拨、协议出让、租赁的形式以较低价格获取土地使用权越来越难，而通过"招、拍、挂"形式获取土地使用权的价格越来越高，远远超出民营医院正常的营利能力，民营医院用地难问题日益突出。这些因素都严重影响和制约社会办中医机构的发展。

曙光医院院长金叶道表示：目前政府在民营医院发展的规划上的前瞻性不高，所批建设用地的面积普遍较小，仅够几年或十几年的发展需求，并未能做几十年或上百年的远景规划和空间预留，导致民营医院发展面临发展空间不足、扩建审批、再次发展空间不足、再次扩建审批的恶性循环，不利于民营医院的长期持续发展[14]。

### （六）人才资源与科研平台受限

据统计显示，2009 年至 2013 年非公立医疗机构卫生人员数总体增长缓慢，在同类机构中人员比重占比较低，其中执业(助理)医师增长趋势微小，总量也处于较低水平，见表 6-13。对比分析 2011、2012、2013 年中医类医院、中医类门诊部与中医类诊所的执业(助理)医师数可以得知，中医类诊所的中医类执业(助理)医师人数与中医类医院相差较大，且增长趋势微弱(见图 6-3)。中医门诊部作为社会办中医医疗机构的重要构成部分，其执业(助理)医师的人数占三类医疗机构(中医类医院、中医类门诊部、中医类诊所)中的人数的比例是最低的，中医类执业(助理)医师的数量及增长的缓慢趋势也反映了社会办中医人才资源的缺乏和人才引进的困难。

| 表 6-13 | (2009—2013 年)非公医疗卫生机构人员数 | | | | (万人) |
|---|---|---|---|---|---|
| | 2009 年 | 2010 年 | 2011 年 | 2012 年 | 2013 年 |
| 人员数 | 135.3 | 139.7 | 151.1 | 162 | 173.9 |
| 卫生技术人员 | 77.6 | 82.3 | 90.8 | 101.8 | 114 |
| 执业(助理)医师 | 39.1 | 40.8 | 44.1 | 48.4 | 52.9 |
| 占同类机构人员比重(%) | 17.40% | 17% | 17.60% | 17.80% | 17.80% |
| 卫生技术人员 | 14% | 14% | 14.70% | 15.30% | 15.80% |
| 执业(助理)医师 | 16.80% | 16.90% | 17.90% | 18.50% | 18.90% |

中医类别执业(助理)医师(人)

—— 中医类医院 ········ 中医类门诊部 ---- 中医类诊所

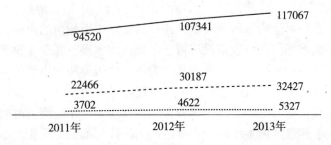

图 6-3　(2011 至 2013 年)中医类别执业(助理)医师(人)

资料来源：国研网(www.drcnet.com.cn)/重点行业数据库/医药卫生/卫生与计划生育年度数据

卫计人才是社会办中医医疗机构发展的核心因素，从课题组实地调研深圳、东莞和广州的情况来看，超过九成以上的社会办中医医疗机构举办者认为，优秀医疗卫生技术人员的引进和培养是阻碍医疗机构发展最重大和最关键的问题之一，尤其是优秀的中医医疗技术人才。原本就缺乏优秀人才资源的中医领域，中医师的培养晋升周期长，成本高，对于社会办中医医疗机构引进中医人才就更加困难。目前，许多非公立医院的专业人才以退休聘用的经验医生和刚出校门的年轻医生两类为主，中间层医技人员严重缺乏，呈"哑铃式"结构(两端分布多，中间少)。医疗技术人才难以流向非公立医院的主要原因是对现有人事管理、职称评定、职业技能鉴定、专业技术培训等制度有顾虑。

在职称评定方面，医务人员在职称评定时有科研课题、论文专著等方面要求，非公立医院由于不是医学院校临床教学、实验基地，参加科研、教学条件不具备，无法进行科研课题立项、科研论文撰写，从而影响职称评定。社会办医疗机构为了业务发展的需要，同时也是为了自身立足的必要，在自己的特色专科或者优势项目上往往会做很大的投资进行医学科学项目的研究。但在区域科研项目的立项过程中，因科研资金的投入一部分由政府买单，社会办医疗机构的科研项目基本上不能立项，其开展医学科学研究往往不能得到支持和鼓励。

在医师多点执业方面，目前我国公立医院一枝独大，医生担心离开公立医院，个人的品牌效应会大大降低。为打破公立医疗机构对优质医师资源的垄断，弥补医疗人才资源的分布缺陷，国家从 2009 年开始推行"多点执业"试点，但是推行困难，卫技人员在社会办与公办医疗机构之间流动的障碍无法破除。根据当前的规定，医师需要取得第一执业单位同意方可开展多点执业，在公立医院人力资源颇为紧张的情况下，多点执行的可操作性较差。

在继续教育方面，很多非公立医院在学术交流、医学科研招标、临床重点学科建设、住院医师规范化培训中往往被卫生行政部门和医学学术团体排除在外，缺乏继续教育机会。同时，社会办中医医疗机构由于较为重视机构的营利，由于继续教育需要投入大量的人力财力物力，所以医疗机构的管理者经常忽视对机构内从业人员的继续教育。

### (七) 中医诊所审批的"最后一公里难题"

根据 1994 年发布的《医疗机构管理条例》及《医疗机构管理条例实施细则》的规定，社会资本举办中医医疗机构的注册流程是，调研论证、设置申请、筹建、登记注册、执业，在取得医疗机构执业许可证后方可开展医疗诊疗活动。中医诊所的申办，要经过卫生、消防、环保、工商等诸多部门的行政审批许可，审批速度太慢，耗费了很多的时间和金钱。

笔者在深度访谈中了解到，以广州市某区为例，中医诊所的申请设置，卫生行政部门先审批了 2 个月，消防部门审批了 2 个多月，环评办了 3 个多月，城管审批了好几周，再加上工商、税务审批，办理完所有审批流程差不多就用了一年时间，时间成本和租赁资金成本非常高。再加上该区区域卫生规划中规定同类医疗机构的直线距离不少于 500 米，由于中心地带区域内的医疗机构卫生规划早已趋近饱和，卫生行政部门给予申请开办中医诊所的指标少之又少，因此造成中医诊所的医疗机构执业许可证牌照批放量很少。而且这种情况在全国都很普遍，这些政策与规划的冲突、政策实施的细则不足或者不统一，都导致了中医诊所在开办审批上卡在最后环节。

政策实施的"最后一公里"落地难题也同样造成了社会办医执照审批难的问题。课题组从访谈中得知，国家有文，各省以及各市都有文，但都缺少统一执行细则或管理办法陈旧，结果到最基层(各区)因理解不同或政策不统一，就出现管理问题，以至于政策落不到实处。例如，《国务院关于扶持和促进中医药事业发展的若干意见》明确要求"医疗保障政策和基本药物政策要鼓励中医药服务的提供和使用"，但在基层还存在着对政策理解与执行不统一、不稳定等问题。以东部某市为例，在启动基层中医药服务能力提升工程过程中，提出在新型农村合作医疗中使用中医药治疗的，医药费用报销比例要比使用其他治疗的提高10%以上，对住院病人采取针灸治疗的报销90%；在城镇职工、居民基本医疗保险中，对使用中医药治疗的门诊慢性病和住院参保人员，其医药费用报销比例至少提高5%。然而，2014年该省城镇居民医保、新型农村合作医疗整合为居民基本医疗保险，并由人社部门统一管理，但居民医保方案未明确提出鼓励中医药内容。于是该市停止执行包括整合前已由新农合成功实施的中医药鼓励政策，其中某个区设定门诊中药单日限额为60元，一些慢性病患者因此不得不频繁跑医院；在取消报销比例提高10%的优惠政策及起付线上调的双重作用下，住院患者个人筹资增加20元，自付费用反而明显增加。

在基层卫生执法监管机构也存在着执法困境问题。随着我国市场经济的发展，各种生产经营单位数量迅速增加，基层卫生执法监督工作范围日益广泛，涉及食品卫生、学校卫生、职业卫生、化妆品卫生、放射卫生、公共场所卫生、饮用水卫生、消毒卫生、染病监督、母婴保健、采供血液和医疗服务市场监管等10多个方面，承担着9部法律、30多部卫生行政法规、200多个部门规章的基层卫生执法监督工作[15]。作为承担了大量执法监督任务的县级卫生执法监督机构人数明显不足，远远不能满足任务重、要求高的执法监督工作的需要，卫生执法任务重，执法力量严重不足。

另外，地方政策上的冲突也制约着卫生执法监督工作的开展，近年来，有些地方政府为了发展地方经济，改善投资环境，不能正确认识和处理卫生执法监督与经济发展的辩证关系，推行了一些优惠政策，对卫生执法监督工作进行限制。如某地规定一年内只能对辖区企业检查一次，把保护企业生产同正常卫生执法监督对立起来，导致卫生执法监督工作受阻；有的为了大力发展餐饮娱乐业，要求卫生执法监督简化审批手续、缩短审批时间、改变审批流程、降低审批条件等，使卫生行政许可审批形同虚设，起不到预防监督的作用；有的充当企业的保护伞，为企业说情，甚至有时一些领导一个电话、一张纸条就可以将卫生行政处罚全部撤销，人治大于法制的现象时有发生，令卫生执法监督机构执法左右为难、举步维艰[16]。

## (八) 中医师规范化培训问题

中医住院医师规范化培训是住院医师规范化培训工作的重要组成部分，在《关于建立住院医师规范化培训制度的指导意见》指导下，结合自身特点加以推进。

在实地调查社会资本举办中医医疗机构过程中，有部分社会办中医医疗机构管理者提出中医医师规范化培训的问题，社会办中医医疗机构反映其获得的培训研修机会很少，提出要增加职业培训机会，但卫生行政管理机构反映每年每月都有定期举办各种培训学习讲座，但是社会办中医诊所人员参加不积极，原因主要可能是社会医疗机构参与的动力不足，或者是社会医疗机构限制，医疗卫生人员原本缺少的情况下，若抽离时间去参加培训，会影响到正常门诊业务量。但长期来看，社会办中医机构的规范化培训的不足，也会严重影响和制约社会办中医机构的进一步提升和发展。一方面管理部门组织的讲座参加者寥寥，另一方面社会办机构从业医师却苦于无培训机会，矛盾的造成是多方面因素共同作用的结果，此时急需要建立一个类似"医学赶集网"的平台，将继续教育的资源进行共享，有效促进医师的继续教育。

### （九）财政补贴不足

从图 6-4 中可以看到，政府对社会办卫生机构的财政支持是非常不足，社会办卫生机构的财政补助收入远远低于政府办卫生机构，从图 6-5 中可以看到，社会办卫生机构的财政专项支出同样是远远低于政府办卫生机构。

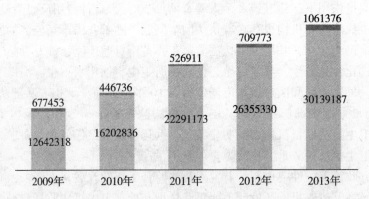

图 6-4　社会办与政府办卫生机构财政补助收入对比（2009—2013 年）

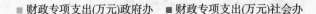

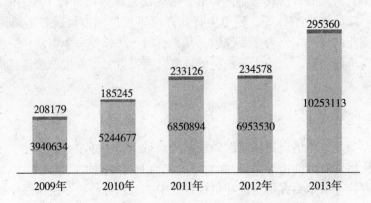

图 6-5　社会办与政府办卫生机构财政专项支出对比（2009—2013 年）

资料来源：国研网（www.drcnet.com.cn）/重点行业数据库/
医药卫生/卫生与计划生育年度数据

而且，从课题组的访谈情况得知，对比社会办医疗机构的国家鼓励和扶持措施来说，政府对公立医疗机构的政策扶持和财政补贴远远多于社会办医疗机构。民营医疗机构发展艰难的原因很大部分在于政府扶持不够，财政补贴不够，同时税收、医保和评级问题日益凸显，这已成为阻碍民营医疗机构发展的关键因素。政府财政补贴于社会办医疗机构的额度和比例是严重不足且非常不平等，公立医院享有国家每年亿万财政投入，而民营医疗机构却是"不敢奢望财政补贴，只希望能把我们纳入医保，在税收上有所优惠"这样的现状，可以看出政府对社会办医疗机构的财政补助是远远不足的。

（十）社会办中医医疗机构执业范围受限

《医疗机构管理条例》中明确规定，中医门诊部必须设有至少三个二级科目，分别是妇科、儿科、内科，且未申请设置的科目不能开展与其相对应的诊疗活动，例如未申请设置针灸、推拿、理疗等诊疗科目则不能够开展对应的诊疗活动，但是，执业中医师在中医门诊部执业时必须选择其中一个二级科目进行注册，并只能进行该科目的诊疗活动。与此种情况有很大区别的是综合医院中若要设置中医类别的科室，只需设置一级科目即可。对于规模较小，医师较少的社会办中医医疗机构而言，受限于二级科目的设置，每个二级科目都必须至少有一名执业中医师注册于此，并且需要有相对应的该科室诊疗区域，这无形地增加了社会办中医医疗机构的医师人力资源成本和房屋用地成本。

同时，中医师在考取中医执业医师资格时，是以全科医师的方式获得资格，并且在执业医师证上也标明执业类别为中医，作为全科中医医师来说，在社会办中医医疗机构科目设置中，很大程度地限制了中医师的执业范围，同时也限制了中医医疗机构的执业范围，不利于社会中医医疗机构的健康发展和壮大。

# 五、市场因素

（一）中医市场份额严重不足

据统计显示，通过比较 2009 年至 2013 年我国医疗机构总数可得知，中医类医院占全国医院总数的比例很低，其中社会办中医院占社会办医院总数的比例更低，另外，中医类门诊部和中医类诊所占其同类医疗机构的比例也不高，中医市场份额不足，社会办中医市场份额严重不足，见表6-14。

表6-14　　　　　　　　　全国中医类医疗机构数及其所占比例

| 类别 | 2009 年 | 2010 年 | 2011 年 | 2012 年 | 2013 年 |
|---|---|---|---|---|---|
| 医院总计 | 20291 | 20918 | 21979 | 23170 | 24709 |
| 中医类医院 | 3164 | 3232 | 3308 | 3409 | 3590 |
| 所占比例 | 15.59% | 15.45% | 15.05% | 14.71% | 14.53% |
| 民营医院 | 6240 | 7068 | 8440 | 9786 | 11313 |
| 民营中医院 | 416 | 450 | 513 | 571 | 678 |
| 所占比例 | 6.67% | 6.37% | 6.08% | 5.83% | 5.99% |
| 门诊部 | 7639 | 8291 | 9218 | 10134 | 11126 |
| 中医类门诊部 | 866 | 937 | 1113 | 1218 | 1283 |

续表

| 类别 | 2009 年 | 2010 年 | 2011 年 | 2012 年 | 2013 年 |
|---|---|---|---|---|---|
| 所占比例 | 11.34% | 11.30% | 12.07% | 12.02% | 11.53% |
| 诊所 | 174749 | 173434 | 175069 | 177798 | 184050 |
| 中医类诊所 | 30823 | 32496 | 33756 | 34707 | 37045 |
| 所占比例 | 17.64% | 18.74% | 19.28% | 19.52% | 20.13% |

资料来源：国研网（www.drcnet.com.cn）/重点行业数据库/医药卫生/卫生与计划生育年度数据

从表6-14可知，2009年中医类医院占全国总医院数的15.59%，随后5年中医类医院所占比例呈下降趋势，到2013年降到了14.53%；此外，民营中医院在民营医院中的所占比例，2009年至2013年也基本呈现逐年递减趋势，说明社会办中医医院的医疗市场份额占得较少。中医门诊部及中医诊所虽然市场所占份额比例呈现逐年增长趋势，但是所占比例不足五分之一，说明目前社会办中医医疗机构市场所占份额仍然偏低。

（二）纯中医服务回报率严重偏低

新医改以来，政府充分发挥中医药在我国基本医疗卫生制度建设中的作用，一定程度上促进了中医药的发展，但是政策效力十分有限。政府补偿、药品收费补偿和医疗服务收费补偿是中医药发展的主要补偿渠道。长期以来，中医医疗机构形成了以药品收入为主的补偿方式，公立医院改革取消药品加成政策，相当于切断了中医医疗机构的主要收入来源。目前，中医院"西化"现象严重，主要是因为政府对中医院的补偿方式不合理，国家财政给予的补助相对较少，中医药价格相对低廉反倒变成了阻碍中医医疗机构发展的软肋。

中医药经过几千年的发展，其所具有的适应症广、医疗成本低、易推广应用等优势已经得到充分的证明。中医服务有着简单、便捷、疗效确切的独特优势，具有"简、便、验、廉"的显著特点，但是近年来，中医药服务发展面临着许多新问题，与西医服务相比，中医药服务开展数量少、收费价格较低、亏损比较严重。医疗机构开展的中医服务项目越多，亏损就越多，经济效益成为影响中医药服务供方提供中医药服务积极性的主要原因，中医药服务发展面临萎缩。据调查，中医医院的医疗机构医疗收支亏损率为24%，综合医院为15.7%。中医院亏损率比综合医院高得多，其主要原因有：中医医疗项目少，收费水平低，综合医院承担更多的危、急、重、疑难病人的治疗工作，这部分人的治疗费比较高。

在中医服务项目中，大多数项目使用的设备少，主要依靠医生的精湛的技术和丰富的临床经验完成医疗服务，人力技术成本占整个过程成本的绝大部分。目前的中医服务项目价格忽视了医务人员的人力成本与技术价值，大多数项目呈亏本状态。忽视中医医师的医疗技术价值直接造成了许多中医药服务项目被放弃使用。如传统的正骨手法复位，不仅创伤小，而且恢复快。但是其价格则为西医手术费用的几十分之一左右，以至于医疗机构为求利不做手法复位而让病人去做手术，造成医疗费用的上扬。以针灸为例，北京某医院曾做过成本核算，为一个病人治疗需要20～30分钟，加上房屋、水电、设备、消毒针具、敷料等的消耗和医院的维持费用，每位病人的直接成本远高于目前普通针刺每人次4元的收费，成本无法收回。

中国中医科学院陈珞珈教授对北京市中医诊疗服务项目体系以及九省市中医诊疗服务项目价格进行了调研，结果显示，北京市中医医疗服务收费价格偏低，居于全国最低水平，北京市中医医疗服务项目平均每项的收费价格为8.85元，9个省市为22.02元，北京市的价格水平远低于其他各省市，如针刺疗法，北京市平均每穴位仅收0.4元，其他9省市平均值为2.4元；挑治法，北京的收费标准为每人次3元，而其他省市的平均收费标准为24.5元，广东的价格达到北京的18倍，达到每人次55元。调研得出的结论是，目前北京中医医疗服务项目的价格严重背离价值，普遍低于成本，导致中医医院长期亏损经营，既给中医医院造成经营举步维艰的现实困难，同时对北京中医药事业的长远发展带来了严重的影响和隐患[17]。

因此，中医医疗服务项目收费标准过低，中医医院仅依靠服务收费难以补偿亏损。结果是中医医院不得不放弃很多有独特疗效的传统的中医治疗方法，为了生存而弃中从西，使患者对这些疗法的需求无法满足，也使一些宝贵的传统疗法长期不用造成失传。

笔者建议，一是要尽快增加中医诊断治疗的收费项目，让中医可以体面生存，如增加中医辨证费（望闻问切四诊，中医需要饱读经典揣摩多年才能体会到个中精髓，而西医则主要靠设备检查到达四诊合参的效果）；设置不同职称对应不同收费标准，初级5元、中级10元、副高15元、正高20元。又比如增加骨科中的小夹板固定的敷药费，夹板观察调整费，健康咨询费，术后功能锻炼指导费，日常功能锻炼指导费，中医养生指导费。二是要尽快提高现有的中医诊断治疗收费，如一个夹板固定才10元钱，一项妇科检查才8元钱，如今日常理发都要30元一次，相比之下难道一个医生的价值就如此之低廉吗？目前的收费实在体现不出生命的价值。

## （三）中医医疗市场乱象扰乱市场环境

刮痧、拔罐、火疗、泥灸等中医理疗服务，本应该由中医医疗机构提供此类中医服务，如今在桑拿水疗会所、美容机构里也存在各种中医理疗服务的提供和使用，严重扰乱了常规的中医医疗服务市场环境。

由于近年来中医养生保健的兴起，推拿、点穴、火疗等中医项目不仅只在按摩院或休闲中心出现，基本上每个美容机构也会推出一些"中医治疗"的项目来吸引顾客。虽然大多数的美容机构都称自己的美容师经过培训，获得相关的资格证。但是，基本上是美容机构内部职员上岗前的一个短期培训，有的会获得美容机构颁发的资格证，有的甚至连资格证也没有。调研中就发现一例患者在美容院做火疗，导致肩部皮肤烧伤面积达到$10 \times 10cm^2$，当医生问她当时感到痛时为什么不立即中止时，她无辜地说，"我已经跟她说了很痛，但她说叫我忍一忍，痛就好，是在排毒！"没有医学常识的美容院员工，闯下的祸又何止这一例呢？

综上所述，中医医疗服务市场的这些乱象如果不解决，就会导致中医养生保健服务的不规范化现象严重，也会造成社会对中医养生保健的负面影响。更为严重的是，这些乱象会对中医的形象产生严重的损害，让中医被丑化和低俗化。如果政府不下决心去清理和净化市场，这些乱象也严重阻碍和影响社会办中医医疗机构的发展。

### （四）中西医竞争环境不平等

经济学上符合效率标准的医疗服务市场应该是充分竞争、完全公平的市场结构。尽管充分竞争、完全公平的市场结构只是理想中的状态，但如果严重缺乏竞争和公平，医疗服务市场的效率也会严重缺乏。从目前情况来看，与社会办医机构相比，公立医疗机构无论在在床位数，还是在卫生人才占有上，都处于绝对优势地位。另外，政府的财政补助也绝大部分都投入公立医疗机构，从而让社会办医疗机构在相对不公平的竞争环境中夹缝求生，生存和发展状态普遍艰难。

我们通过对比政府办和社会办医疗机构2009年到2013年的总收支情况可以得知，政府办医疗机构不但总收支上有着明显的巨大数额优势，而且其收支比（利润率）也高于社会办医疗机构（见表6-15）。

表6-15　　　　　　　　全国政府办与社会办医疗机构收支情况对比　　　　　　　（万元）

| 年份 | 政府办 | | | 社会办 | | |
|---|---|---|---|---|---|---|
| | 总收入 | 总支出 | 总收支比 | 总收入 | 总支出 | 总收支比 |
| 2009 年 | 97824308 | 93301511 | 104.85% | 13404903 | 12927561 | 103.69% |
| 2010 年 | 118037580 | 112754234 | 104.69% | 13771895 | 13257268 | 103.88% |
| 2011 年 | 141631282 | 136333181 | 103.89% | 16204252 | 15562270 | 104.13% |
| 2012 年 | 171770801 | 163325802 | 105.17% | 19395805 | 18653578 | 103.98% |
| 2013 年 | 198591182 | 189626117 | 104.73% | 22161530 | 21278571 | 104.15% |

从图6-6可以看出，在医疗机构的财政专项收入和支出中，政府办医疗机构财政专项收入和支出明显多于社会办医疗机构，且政府办医疗机构的财政专项收入和支出均呈现逐年递增趋势，增长率较高，而社会办医疗机构的财政专项收入和支出，不论在总额上还是在年增长率上均处于极低的水平，说明社会办医疗机构财政专项补助严重欠缺的情形，从而进一步说明社会办医疗机构的竞争环境不公平。

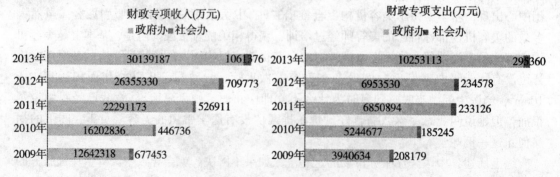

图6-6　政府办与社会办医疗机构财政专项收支比较

资料来源：国研网（www.drcnet.com.cn）/重点行业数据库/医药卫生/卫生与计划生育年度数据

从课题组的调查中得知，近年来国家出台的一系列相关政策虽极大鼓励社会资本投资医疗卫生事业的信心，但很多地方政府却将关注点投射于新引入的社会资本，却对现有社会办中医医疗机构的生存与发展现状缺乏关注，同时也并未出台相关具有实质指导意义的细化章程，从而让这些政策的促进效果大打折扣。

因此，为社会办中医机构构建一个相对公平和有序的竞争环境，让各种医疗主体都能以相对平等的地位进行竞争和发展，也是促进社会办中医事业发展的另一个关键影响因素。

# 六、总结及建议

## （一）总结

1. 中医边缘化倾向严重对于推进社会办中医有着根本上的负面影响。中医边缘化体现在政策规定的行政边缘化、中医教育的自我边缘化、中医科研的人为边缘化，中医医疗的社会边缘化。中医边缘化导致中医在医学中丧失应有的地位，不利于中医的继承与发展，更加影响社会办中医的信心。

2. 全国中医医疗机构中医特色服务有所提高，但是纯中医诊疗和治疗模式仍存在着许多限制。关于中医诊疗的相关法律规定存在不确定性，社会上缺乏相信纯中医诊疗的患者，现行疗效评价体系限制纯中医诊疗发展、纯中医发展缺乏有效政策支持。纯中医诊疗的限制必然影响中医医疗机构的发展，从而影响社会办中医的发展。

3. 中医药教育西医化问题严重影响中医未来的可持续发展。中医药高等教育的人才培养模式存在着学制和招生制度不科学、课程体系结构不合理、教学内容更新滞后、教学方法落后、人才培养质量有待提高等问题，导致人才培养整体质量和水平未能适应经济社会的发展需求，显然不利于中医药事业的可持续发展。

4. 在政策因素方面，严格的医疗机构准入设置规定限制了社会办中医医疗机构的市场准入，尤其是中医诊所执照审批困难，非常不利于社会办中医医疗机构的扩展和发展，同时医疗机构申请设置审批手续的复杂和繁琐也增加了社会办中医的难度。此外，医保政策、税收政策、土地扶持政策以及财政补贴政策的严重不足和落实不力同样让社会办中医医疗机构处于艰难的经营中；人才、科研资源的缺乏，严格的中医师规范化培训标准以及中医医疗机构执业范围受限，这些方面都造成了社会办中医可持续发展的困难，诸多的政策因素影响着社会办中医的茁壮成长和发展壮大。

5. 市场因素方面，中医药服务"市场失灵"现象严重，导致了"劣币驱逐良币"，价廉物美的中医药的市场份额被价格昂贵的西医和现代医学检验不断替代，而中医药服务在产生了巨大的正向外部效应的同时却没有相应的补偿，导致了中医药医疗服务长期失血贫血，也就形成了今天中医份额占总体医疗市场份额不到10%的局面。一方面，民营中医院、中医类门诊部和诊所等中医医疗机构在同类医疗机构的所占比例偏低，表明了中医市场份额的占有率严重不足。另一方面，中医医疗服务价格定价以及纯中医医疗服务回报率的偏低，致使社会办中医医疗机构在整个医疗市场中生存发展困难。此外，社会办中医还面临着来自公立医院的不平等竞争环境，以及乱象的中医医疗市场环境，导致社会办中医医疗机构的发展缺乏活力和动力。

（二）建议

1. 提升中医话语权。话语权是中医发展的软性保障，也是中医地位提升的内部动力，提升中医话语权刻不容缓。首先，应加强对中医药发展的立法保护，中医药相关政策的制定应从中医药角度出发，加大对中医药知识产权的保护力度。此外，应从中医药特点出发，建立包括中医证候和生存质量等科学、客观、多维的疗效评价体系，以评价中医药疗效，并使之逐步得到公认。

2. 中医机构要进行差异化定位，例如服务内容差异化、服务模式差异化，评价方式差异化等等。中医疗机构应该充分发挥中医药特色，提供多样的中医诊疗项目，比如内科中药治疗、针灸拔罐治疗、中医推拿、理疗养生、正骨等，充分发挥中医善治疑难病的优势，选择诸如：中风、糖尿病、精神病、不孕不育、风湿类风湿等中医在疗效上有较大优势的病种。

3. 中医药教育应该注重中医特色培养模式。在培养中医药人才过程中，应当按照中医药发展和中医药人才的成长规律，对当前的中医药人才培养模式进行改革和完善，避免中医教育西化倾向，强化中医基础理论和经典著作的学习，重视传统文化知识的学习，以更好地认识和掌握中医药知识。探索院校教育和师承教育相结合的方式，便于学习和继承老师的中医临床经验和学术思想，发挥各种资源的最大效能培养中医药人才，从而提高中医药人才的质量，实现中医药事业的可持续发展。

4. 关注新闻宣传及网络传播，提升中医口碑及消费者信心。地方政府、中央政府应该注意扶持和营造中医氛围，通过民众喜闻乐见的形式打造本土中医氛围，如拨款投入到电视媒体中，打造一档高水平的中医养生保健节目，让广大群众了解中医、相信中医、喜爱中医。中医医疗机构或政府相关部门应关注中医医疗机构的形象建设，利用中医医疗机构的优势，对其正面消息进行宣传，有利于消费者对于中医医疗机构的口碑相传，提高消费者的忠诚度和信任度，提升中医医疗机构的形象和地位，从而提高中医医疗机构在医疗服务市场的竞争力。

5. 在政策方面，要适当放宽社会办中医的准入限制，并简化审批流程。当前，虽然国家和各省市政府都相应推出了鼓励社会办中医的各项政策，甚至还出台了相应的管理办法，但是受限于基层监管与执法的难题，往往在政策执行层面的"最后一公里"处出现阻碍和难以实施。因此，政府需要在继续推出鼓励社会办中医的相关政策同时，一定要重视根据相应政策方向制定可以执行的实施细则，并且要对政策的解读作出统一和权威的解释，让政策的方向和执行层面能够形成一体化。再次，在政策的执行层面，一定要重视政策的"最后一公里落地"问题，在强化执行力的同时也要增大基层监控能力（人力），也可以加快统一信息监控和处理平台的建设，减轻基层监管部门的负担，用信息化手段和互联网技术来提高监管效率和水平。否则再好的政策，落不下地方，最后也会变成一纸空文。

6. 市场方面，要做到中西医一视同仁，让二者在同等地位和条件下竞争。另外，一定要改变中医药服务中的"市场失灵"现象，不能让中医药服务"失血又流泪"。中医药服务价廉物美，客观上对减轻社会总体医疗负担上起到了巨大的贡献，是中国医疗事业的重要组成部分。但是长期以来由于价格低廉和利润低下，严重限制了中医药事业的发展。要想改变这个局面，就一定要积极研究和探索中医药服务的价格机制和财政补偿机制，让中医药服务的价值能够真正实现应有的回报，才能让中医药事业重新获得发展空间和土壤。中医药事业的蓬勃发展，也必将会为减轻社会总体医疗负担做出巨大的贡献，这样也能带来患者、政府和中医药事业的"三赢"局面。

## 参考文献

[1]冯珠娣，艾理克，赖立里．文化人类学研究与中医[J]．北京中医药大学学报，2001，6：4-9.

[2]陈君．"在场"、"不在场"与中医研究的本体论缺失[J]．医学与哲学（人文社会医学版），2011，12：63-65.

[3]刘建平．循证医学方法与中医疗效评价[J]．首都医科大学学报，2007，2：212-215.

[4]杨洪亨．山东省中医医疗现状调查分析研究[D]．山东中医药大学，2012.

[5]徐鹏，王颖，郝模．从卫生服务消费者的意向分析看中医发展的危机[J]．中国卫生资源，2005，4：165-167.

[6]邱鸿钟，梁瑞琼，黄国贤，豆晓莹，袁秀琴，许星莹，任滨海，图雅．信任度对群众利用中医药服务行为影响的研究[J]．中医药管理杂志，2010，10：865-868.

[7]尹冬梅，吕军，马安宁，尹爱田，郝模．从卫生服务供方意向调查的变迁看中医发展危机[J]．中国卫生资源，2013，6：379-381.

[8]刘雄．当前中医人员执业现状的分析与思考[J]．中医药管理杂志，2012，1：62-63.

[9]李波．把脉"中医西医化"现象[N]．晋中日报，2011-8-15.

[10]王苍舒．民营医院医疗纠纷频发仅30.6%民众信任[OL]．http：//www.cn-healthcare.com/article/20140725/content-458933.html，2014-07-25.

[11]梁华龙．中医是如何被边缘化的[J]．中国医药导报，2010，1：6-8.

[12]王省良．展开中医原创的翅膀中医药科技创新体系的现状与未来[M]．北京：中国医药科技出版社，2015：177.

[13]浙江省温州市卫生经济学会．税收政策应鼓励支持营利性医院发展[N]．健康报，2004-03-09.

[14]杨凤莲．公共政策视角下的社会办医疗机构探讨[D]．华东政法大学，2014.

[15]陈红霞．温州市社会办医问题研究[D]．福建农林大学，2014.

[16]严小美．浅析卫生监督执法的难点与对策[J]．中国卫生事业管理，2005，3：161-162.

[17]周学双．我国基层实施卫生法律法规工作中存在的问题与对策[J]．中国卫生监督杂志，2004，11(6)：356-358.

[18]肖梦熊．关于规范中医诊疗服务项目，探索建立北京中医服务价格体系的研究[D]．中国中医科学院，2013.

（饶远立）

# 第七部分　促进社会办中医的发展策略

## 一、优化卫生区域规划

社会办中医是医疗卫生服务体系不可或缺的重要组成部分，是满足人民群众多层次、多元化医疗服务需求的有效途径。社会办中医可以提供基本医疗服务，与公立医院形成有序竞争；可以提供高端服务，满足非基本需求；可以提供康复、老年护理等紧缺服务，对公立医院形成补充。

但从总体上看，新医改政策无论是对民营中医院的发展，还是对于基层医疗机构，如中医类门诊部和中医类诊所数量的扩展都起到了相当的促进作用，政策的实施效果是相当明显的，值得肯定。但从具体上看，中医类诊所的年平均增长速度远不及民营医院和中医类门诊部，不到它们增长率的一半，甚至在新医改前中医类诊所的数量还呈现负增长态势，也从另一个角度印证了"中医诊所的审批难"的说法。

因此，建议如下：

(1)政府应该为"社会资本办中医"预留规划空间。把推动社会资本办中医纳入国民经济和社会发展总体规划，根据经济社会发展对卫生服务和卫生资源的需求，修订完善区域内医疗机构设置规划，并编制社会资本办中医专项规划。根据"非禁即入"的原则和医疗机构设置规划，进一步开放医疗服务市场，调整和新增医疗资源优先保障社会资本进入，只要符合准入条件，其诊疗科目、床位设置、技术准入等均不受限制。

(2)放宽举办主体要求，进一步放宽中医技术人员开办诊所以及合作办医条件。放宽服务领域要求，凡是法律法规没有明令禁入的领域，都要向社会资本开放。优先支持举办非营利性中医医疗机构。鼓励社会优资资本建设高端和特色中医医院，鼓励和扶植在职和退休中医开办中医诊所。

(3)社会办中医应重点扶持纯中医特色的中医馆和中医诊所。中医和西医不同，一根银针、一把草药就可以走遍天下，价廉物美方便灵活，因此中医个人开办诊所很有优势。从中医的发展历史来看，中医个人开办诊所是比较符合中医发展的传统的。而且，无论是借鉴海外以及港澳台的经验，还是从穗莞深三地的调研中，课题组都发现，发展中医、发展社会办中医，应该调整策略，不能一味地将眼光放在建中医院上，应该尊重历史、尊重发展规律，首先重点扶植和放开在职和退休中医开办中医诊所，这是由中医的历史传统、现状、特色与优势等共同决定的。

(4)针对中医的特点，中医馆和中医诊所在区域规划中应与西医采用不同的管理办法。中医馆和中医诊所的选址和场所自古以来都是灵活和便利的，选址和距离限制对于大型医疗机构来说是必要的，但是对于以灵活和便利为特色的中医诊所来说，就毫无必要了。但课题组从调查中得知，受限于区域卫生规划及医疗机构设置规划的限制，社会资本中医机构在选址上存在明显的准入困难。距离限制使得某些卫生需求较大的地区的医疗机构达到"饱和"状态，直接关上了社会资本办中医的大门，尤其是中医馆和中医诊所。对医疗机构设置政策的解读不当，也导致社会资本办医准入困难。建议放宽社会资本办中医机构选址位置和距离限制，"社会资本办中医"应该采取灵活自由的选址和距离的管理方式。

在规划中，要强调社会办中医医疗机构需进行差异化定位，例如服务内容差异化、服务模式差异化，评价方式差异化等。中医疗机构应该充分发挥中医药特色，提供多样的中医诊疗项目，比如内科中药治疗、针灸拔罐治疗、中医推拿、理疗养生、正骨等，充分发挥中医善治疑难病的优势，选择诸如：中风、糖尿病、精神病、不孕不育、风湿类风湿等中医在疗效上有较大优势的病种。其吸引患者的地方就在于能为消费者提供不同于其他医疗机构的一种或几种专业化中医诊疗服务，有利于消费者的口碑相传，从而形成自己的竞争优势和品牌特色。

# 二、吸引优良社会资本进入

（1）借鉴国外经验，明确公立医疗机构与民办医疗机构的不同定位，从而吸引优良社会资本进入。当前，在我国医疗市场竞争中，公立医疗机构占绝对优势，民办机构举步维艰。这使得社会资本不愿意轻易投入到医疗领域。这方面英、澳等国与我国的情况相似。英国政府为鼓励私人资本进入医疗行业，大力发展公私合营项目，如针对医院基础建设的私人筹资模式 PFI，以及针对患者择期手术等候时间长的独立医疗中心 ISTC 模式。PFI 模式引入私人机构所擅长的项目建设管理经验，使得公共部门能够更集中地提供医院核心医疗服务。澳大利亚为促进私人医疗的发展，允许在公立医院中开设私立医院，使得公立医院和私立医院可以互惠互利。澳大利亚还有大量的 BOO、BOOT 医院。在当前我国中医药资源总量不足的情况下，这些经验都可以为我们参考。建议明确公立医疗机构与非公立医疗机构、各级医疗机构之间的服务定位，为非公立医疗机构腾出发展空间。

（2）明确界定公立医疗机构与民办医疗机构的权责义务，制定规范化的流程和实施路径。"社会资本办中医"的资本类问题主要涉及非营利性民办医疗机构所有权和支配权、非营利性民办医疗机构投资收益、优质资本界定、投资额度、投资环境与融资渠道、投资方向等问题。因而，推进"社会资本办中医"其实是一个复杂的工程，需要对公共部门和私人机构权责义务有明确的界定才能保障双方的利益。政府主管部门需要制定规范化的流程和实施路径，帮助有兴趣、有意向的私人机构参与合作。

（3）鼓励社会资本优先投向医疗资源稀缺领域以及特需医疗服务领域，优先发展纯中医和中医特色项目。鼓励社会资本举办老年中医医疗护理、康复、精神卫生等领域；鼓励企业、慈善机构、中国本土宗教团体（如佛教、道教）、基金会、商业保险机构等以出资新建、参与改制、托管、公办民营等多种形式投资中医医疗服务业。在城市以及医疗资源相对充足的区域，引导社会资本举办二级及以上级别的高水平、上规模的中医医疗机构；

在新建城区、城乡结合部、边远山区等医疗资源配置相对不足的区域，支持社会资本发展中医馆和中医特色诊所，以其价廉物美来增加医疗服务有效供给。

（4）进一步加大对社会资本办中医机构的政策扶持力度。通过政策引导，在土地供应政策、投融资政策、财政税收优惠政策、政府购买服务政策、对社会资本办中医医疗机构给予适度的、差别化的回报机制、与公立医疗机构同等纳入各类医疗保险定点范围、用水用电等同等待遇等方面推出具体的可实施的政策，鼓励社会资本办非营利性的医疗机构，增加在薄弱地区的基本医疗服务的投入，错位增加在发达地区的高端医疗服务投入。

（5）进一步完善配套可操作细则。在具体操作方面，还应在价格方面增加中医医疗服务收费项目，提高中医医疗服务项目价格；在医保方面，将更多的简便验的中医医疗服务纳入医保报销报销范围；在税收方面适当延长民营中医类医疗机构的免税期等，吸引更多的社会资本举办中医医疗机构；在医保定点方面，落实政府对社会事业以事定费、购买服务的要求，将符合条件的社会资本办中医医疗机构纳入公共卫生服务项目定点范围，政府按其承担的服务量和规定标准给予补偿。支持社会资本举办的社区中医卫生服务机构、个体中医诊所等民营医疗机构在基层医疗卫生服务体系中发挥积极作用。

# 三、调动办医主体积极性

（1）对社会资本办中医医疗机构提供的医疗服务免征营业税。对社会办非营利性中医医疗机构自产自用的制剂免征增值税；自用房产、土地免征房产税和城镇土地使用税。

（2）各级政府要设立专项资金，通过一次性开办补助、纯中医服务补贴等方式，扶持非营利性非公立中医医院的发展。在融资方面，为社会资本办中医医疗机构提供多层次的金融服务，支持营利性非公立医疗机构探索以股权融资、项目融资、抵押贷款等方式筹集资金。

（3）对社会资本办中医机构的举办者进行一定的奖励。社会资本办中医医疗机构在扣除办医成本、预留医疗机构发展基金以及提留其他有关费用后，可以从收支结余中提取一定比例用于奖励举办者。

（4）从根本上疏通人才流动渠道，让社会资本办中医医疗机构引进享受当地政府人才引进同等优惠政策。可以借鉴温州的措施，从四个方面进行改革：一是逐步将"编制管理"转为"执医资格管理"，将原来的"单位人"变为"社会人"，医生只要有执医资格就可以在公立、民办医疗机构中自由流动。二是各项福利、待遇平等。三是引导公立医院医师规范开展"多点执业"，一个人可同时在公、民医院两处执医，为民办医疗机构提供人才支撑。四是解决人才回归的后顾之忧。公立医疗机构的人才聘入民办医疗机构后，若不适应或"后悔"，经考核后可以重新"归队"回编，岗复同职，确保医师"两头走"。

（5）从政府层面建立起规范的社会资本办医继续教育机制。目前，中医毕业生的规范化培训主要是由公立医院开展，没有进入公立医院体制内的毕业生，难以获得规范化培养。在人才培养上，一方面，是社会办医疗机构抱怨自身庙小，不能对机构内的人员进行培养，无法开展科研活动；另一方面，是各区的卫生行政部门开展继续教育培养、科研活动没有社会办医疗机构来参加。部分机构担心员工参加培训、科研后，能力提升容易跳槽，所以也不热衷于让员工参加提升交流。

建议从政府层面建立起规范的社会资本办医继续教育机制，使医务人员能够获得公平、有效的继续教育机会，使每一个中医人才都能够得到持续的能力培养和提升，从而从整体上提高社会办中医的业务水平，而不是让医疗机构自己对员工进行培训，造成巨大的差异。

(6)鼓励并创新公立中医医院对社会资本办中医机构的帮扶模式。确定一批公立中医医院与社会资本办中医医疗机构进行对口帮扶，公立中医医院可以无形资产、管理团队、医疗技术入股形式，参与经营或托管社会资本办中医医疗机构，形成紧密型的合作机制。

(7)对在建的社会资本办中医医疗机构实行项目管理。确定一批社会资本办中医重点项目，建立项目跟踪管理制度，形成投入一批、在建一批、重点招商一批、前期准备一批的项目滚动机制。

(8)鼓励境外资本(外资及港澳台资)举办高端中医医疗机构。经评估符合高端中医医疗服务项目者，优先纳入市、区两级医疗机构设置规划调整范围及设置审批。

(9)对社会资本办中医机构的扶持政策要灵活和具有针对性。可以根据实际情况，在法律允许的范围内，采取"一事一策"等特殊政策措施，予以社会资本办中医医疗机构重点扶持。

(10)维护医疗机构的合法权益和医疗秩序。支持社会资本办中医机构依法维护自身合法权益。严禁对社会资本办中医机构乱摊派、乱检查、乱罚款，不得增加其额外负担。鼓励社会资本办中医机构积极参加医疗事故责任保险。发生医疗纠纷时，当地政府及卫生、公安等部门应积极指导和支持社会办中医医疗机构依法依规处置，医疗纠纷人民调解委员会应积极协助解决医疗纠纷，维护医患双方合法权益和正常医疗秩序。

# 四、优化医疗资源配置

(1)优化社会办中医机构的人才资源配置。由于非公立医疗机构的卫生人员参与学术组织、科研评审、职称晋升遭到不公平对待，大量学术科研资源集中在公立医院，同时他们不享受事业单位待遇，不享受政府财政补助，职工的社会保障待遇也存在明显差距，故目前非公立医疗机构医学人才严重匮乏，人才队伍结构不稳定。建议优化非公立医疗机构卫生人员的就业环境，在学术科研、课题申报、职称晋升等方面与公立医院卫生人员一视同仁，提高非公立医疗机构卫生人员的薪酬待遇。

(2)推进医疗卫生信息化建设，促进医疗卫生信息的资源共享。当前，我国很多地方的区域医疗信息系统还处于摸索和试验阶段，政府在区域医疗的管理流程和管理政策方面还没有成熟，不利于推行社会资本举办医疗机构。建议继续推进医疗卫生信息化建设，建立人口健康信息专网，促进医疗卫生信息的资源共享。而且，随着技术和社会的发展，推动全国医疗卫生信息一体化建设也是必要和迫切的需要。

(3)优化社会办中医机构的对口转诊问题。当前，对口转诊一般为公立转公立模式，而对公立与民营互转的问题尚不明确。建议上级医院对转诊机构提供优惠措施，吸引基层中医医疗机构转诊，同时落实好康复期转回中医基层医疗机构的措施，提供人才培训等优惠政策，避免不良竞争。

（4）将社会办中医机构纳入各地区的医疗服务质量控制与评价范围。当前，许多省份的非公立医疗机构尚未评级，其医疗技术准入受到限制。建议社会办中医机构应和公立医疗机构享受同等的技术准入待遇，可学习天津的做法，将非公立医疗机构统一纳入全市医疗服务质量控制与评价范围。

（5）推进社会办中医医疗机构与养老机构等加强合作。推动中医药与养老结合，充分发挥中医药"治未病"和养生保健优势。建立健全医疗机构与养老机构之间的业务协作机制，鼓励开通养老机构与医疗机构的预约就诊绿色通道，协同做好老年人慢性病管理和康复护理。增强医疗机构为老年人提供便捷、优先优惠医疗服务的能力。支持有条件的医疗机构设置养老床位。推动二级以上医院与老年病医院、老年护理院、康复疗养机构、养老机构内设医疗机构等之间的转诊与合作。在养老服务中充分融入中医健康理念，加强中医医疗卫生服务支撑。支持有条件的养老机构设置中医医疗机构。统筹医疗服务与养老服务资源，合理布局养老机构与老年病医院、老年护理院、康复疗养机构等，研究制订老年康复、护理服务体系专项规划，形成规模适宜、功能互补、安全便捷的中医健康养老服务网络。

（6）鼓励社会资本进入社区健康养老中医医疗服务中去。鉴于中医自身的优势和特色，在养生、保健和养老服务方面有着独特的优势和功效，可以鼓励社会资本进入社区健康养老中医医疗服务，让医疗资源的配置更为合理。可以为老年人提供日常护理、慢性病管理、康复、健康教育和咨询、中医养生保健等服务的能力，鼓励社会办中医医疗机构将护理服务延伸至居民家庭。推动开展远程服务和移动医疗，逐步丰富和完善服务内容及方式，做好上门巡诊等健康延伸服务。

## 五、提高中医技术服务定价自主性，形成科学合理的中医药补偿机制

（1）医保政策应多向社会资本举办的中医基层医疗机构倾斜。"社会资本办中医"的医保问题主要涉及申请医保定点的条件过高，民营医疗机构使用的税务发票无法异地报销，中医服务医保报销范围过于局限等问题。建议建立全面综合的医保申办评价体系，完善异地就医医保报销体系，扩大中医服务报销范围，医保政策应倾向于社会资本举办的中医基层医疗机构。

（2）应提高中医技术服务定价的自主性。"社会资本办中医"的服务定价问题主要涉及中医医疗服务价格普遍较低、挂号费低，中医医疗服务的劳动价值无法体现、价格调整机制具有滞后性、中医医疗服务项目数量少、申请新增中医医疗服务项目难、定价机制将中医类服务的技术难度和风险程度定得较低、中医医疗服务定价区分性不强等问题。建议制定一套合理的适合于中医的定价机制，提高特色中医服务的价格；细化收费标准，实行分级定价；实行灵活价格管理体系；逐步完善和丰富中医医疗服务项目的内容；分别制定中西医疗服务申报标准，鼓励中医服务项目申报；从中医诊疗特色的角度测量技术难度和风险程度。

（3）提升中医的话语权，至少做到中西医一视同仁。话语权是中医发展的软性保障，

也是中医地位提升的内部动力，提升中医话语权刻不容缓。首先，应加强对中医药发展的立法保护，中医药相关政策的制定应从中医药角度出发，加大对中医药知识产权的保护力度。此外，应从中医药特点出发，建立包括中医证候和生存质量等科学、客观、多维的疗效评价体系，以评价中医药疗效，并使之逐步得到公认。中医药系统更要加强自律，正确地传承；教学机构要建立完善的中医教育机制，加强中医人才培养。政府更应重视中医的发展，应将其作为国粹发扬光大，为其发展开拓一条广阔、深远之路。在市场方面，要做到中西医一视同仁，让二者在同等地位和条件下竞争，尤其是在中医的发源国。

(4)积极探索科学合理的中医药补偿机制。中医药服务价廉物美，客观上对减轻社会总体医疗负担上起到了巨大的贡献，是中国医疗事业的重要组成部分。但是长期以来由于价格低廉和利润低下，严重限制了中医药事业的发展。中医药服务中长期存在的"市场失灵"现象，让很多中医院都倾向于开展利润丰厚的西医服务，让中医服务名存实亡，这是中医未来发展的最大敌人，也让社会总体医疗费用长期居高不下，长远来看国家将不堪重负。要想改变这个局面，要想让价廉物美的中医药服务真正发挥价值，要想让社会总体医疗费用大大降低，就一定要积极研究和探索中医药服务的价格机制和财政补偿机制。政府或提高中医药服务价格或尽快形成科学合理的中医药补偿机制，让中医药服务产生的正外部效应能够得到回报，才能让中医药事业重新获得发展空间和土壤。而中医药事业的蓬勃发展，也必将会为减轻社会总体医疗负担作出巨大的贡献，这样就能带来患者、政府和中医药事业的"三赢"局面。

(5)制定合理的适合中医的定价机制。"社会资本办中医"的服务定价问题主要涉及中医医疗服务价格普遍较低、挂号费低，中医医疗服务的劳动价值无法体现、价格调整机制具有滞后性、中医医疗服务项目数量少、申请新增中医医疗服务项目难、定价机制将中医类服务的技术难度和风险程度定得较低、中医医疗服务定价区分性不强等问题。建议制定一套合理的适合于中医的定价机制，提高特色中医服务的价格；细化收费标准，实行分级定价；实行灵活价格管理体系；逐步完善和丰富中医医疗服务项目的内容；分别制定中西医疗服务申报标准，鼓励中医服务项目申报；从中医诊疗特色的角度测量技术难度和风险程度。

(6)完善异地就医医保报销体系，扩大中医服务报销范围。"社会资本办中医"的医保问题主要涉及申请医保定点的条件过高，民营医疗机构使用的税务发票无法异地报销，中医服务医保报销范围过于局限等问题。建议建立全面综合的医保申办评价体系，完善异地就医医保报销体系，扩大中医服务报销范围，医保政策应倾向于社会资本举办的中医基层医疗机构。

# 六、明确监管内容与责权部门

(1)加强领导。区域卫生规划是政府对卫生事业进行宏观调控的重要手段。要切实加强对区域卫生规划工作的领导，把区域卫生规划工作提上重要议事日程，列入政府的工作目标和考核目标，建立问责制。各级政府要在土地利用总体规划和城乡规划中统筹考虑社会办中医医疗卫生机构发展需要，合理安排用地供给，优先保障非营利性中医医疗机构用地。

（2）合理划分各级政府责任。国家卫生计生委会同国家中医药局在各地资源配置的基础上，统筹规划跨省份的资源配置，并纳入所在地市的区域卫生规划。成立专家委员会，建立对各省份资源配置标准和直辖市、计划单列市、省会城市等特殊地区规划的论证机制。根据需要制定分领域专项规划，修订完善医疗机构基本建设标准和设备配置标准。

省级政府负责制订医疗卫生资源配置标准和医疗机构设置规划，将床位配置标准细化到各地市，组织各地市编制区域卫生规划，并根据人口分布、医疗卫生服务需求和交通状况等重点规划各类省办医院与专业公共卫生机构的设置，纳入所在地市的区域卫生规划。

地市级政府负责研究编制区域卫生规划和医疗机构设置规划并组织实施，要重点规划市办及以下医院和专业公共卫生机构，将床位配置标准细化到各县，并按照属地化原则，对本地市范围内的各级各类医疗卫生机构的设置进行统筹规划。

直辖市政府同时承担省、市两级政府职责，负责制定本市医疗卫生资源配置标准，研究编制全市区域卫生规划并组织实施。

县级政府应当按照所在地市的区域卫生规划和医疗机构设置规划要求，负责辖区内县办医院、专业公共卫生机构及基层医疗卫生机构的设置。

（3）明确相关部门职责。卫生计生、发展改革、财政、城乡规划、人力资源社会保障、机构编制和中医药等部门要认真履行职责，协调一致地推进区域推进社会办中医的规划工作。在卫生计生方面，要制订区域卫生规划和医疗机构设置规划并适时进行动态调整；在发展改革方面，要将区域卫生规划和医疗机构设置规划纳入国民经济和社会发展总体规划安排，依据规划对新改扩建项目进行基本建设管理，推进医疗服务价格改革；在财政方面，要按照政府卫生投入政策落实相关经费；在城乡规划管理方面，要依据依法批准的城乡规划审批建设用地；在机构编制方面，要依据有关规定和标准统筹公立医疗卫生机构编制；在社会保障方面，要加快医保支付制度改革；其他相关部门要各司其职，做好相关工作。

（4）大力培育和发展医疗行业协会，推动行业组织和专业化组织发挥监管职能。从英、美等国的监管体系来看，政府监管机构和非政府监管机构协调发展是共同经验。各种专业化组织在行业规则的制定、执行和监督方面发挥了重要的作用。在美国，国家质量保证委员会与医疗机构认证联合委员会等非政府的独立机构在医疗服务的监管方面发挥了重要作用。如医疗机构的医保定点，经过医疗机构认证联合委员会认证的医院在法律上即被认为符合了准入条件，国家医疗保险和救助服务中心不需要再调查。而且，非政府的第三方监管组织促进了监管模式从减少不良事件发生为中心的警戒模式向以提高医疗服务质量为中心的遵从模式的转变。

在我国，目前除了政府部门监管外，行业组织的作用远未得到充分发挥，行业组织本身的专业性、中立性、透明性也有待提高。可以借鉴深圳市福田区社会医疗机构行业协会（以下简称协会），建立行业公约，加强行业内部规范建设，搭建政府及相关部门与社会医疗机构之间的联系平台，拓宽合作领域，推进社会资本进入医疗领域，实现多元化办医。协会充分发挥监督约束作用，开展诚信服务，自觉抵制行业违规经营，积极探索一套行之有效的办法，净化医疗市场环境，让市民方便、放心地享用社会资本办医者提供的规范、安全、专业的医疗服务。因此，应大力培育和发展专业化组织，推动行业组织和专业化组织发挥监管职能。

（5）建立和完善医疗机构医疗服务质量信息披露和公开制度。为规范医疗市场，引导病人选择医疗机构，应建立和完善医疗机构医疗服务质量信息披露和公开制度。官方机构或第三方机构的认证信息，也应定期发布。如美国医疗机构认证联合委员会的完整报告保密，但简要认证报告要向公众公布。英国政府对医院实行星级评审制度，把评审结果在新闻媒体上公布，对不同级别的医院给予不同的自主权和资金补助政策。这些都值得我们参考借鉴。

（6）运用经济杠杆，大力发展私人健康保险。这里可以借鉴国外的经验，例如澳大利亚在全民医疗保险的基础上，运用经济杠杆大力发展私人健康保险，促进了私立医院的发展。目前，我国建立了"全民医保"的基本医疗保障体系。一方面，应公平对待私立医院，进行基本医疗保险的定点医疗机构审核。另一方面，与适应人民群众的多层次医疗保健需求相对应，应大力发展私人健康保险，尤其是非营利性医疗保险。在这方面，可以借鉴和学习澳大利亚给予购买者减税优惠或经济补贴，而高收入者若未购买则额外征收个人收入所得税等做法。

（7）加强对社会办中医医疗机构的财务监督。从国际经验来看，非营利医疗机构是社会办医的主体。但如何对私立非营利医疗机构进行监督是一个问题。日本、印度规定所有的私立医疗机构都必须注册为非营利性。文献发现，在行业（业务）监督之外，西方发达国家对于非营利医院通常有着较为完善的财务监督和审计。因此，建议通过政府购买服务或其他形式，加强对私立非营利性医院的财务监督与审计，以保证其非营利性的落实。

（8）推动统一的社会办中医医疗机构标识建设。通过政府或协会给优质社会办中医疗机构授予统一标识，可以命名为诚信单位或示范单位，这种集中亮相的全行业做法，可以大大减少群众对民营医疗机构的成见，是另一种形式的政府加大宣传。

课题组建议由国家中医药管理局牵头，策划一套统一的社会办中医医疗机构标识，类似于香港知识产权署推行"正版正货承诺"计划，由香港知识产权署和香港旅游局分别授予优秀的商铺"正"和"优"的标志。

（9）完善社会资本办中医机构的退出机制。当前，对于违法经营、不诚信经营的社会办医疗机构目前缺乏完善的退出机制，准许开，又如何吊销其经营资格呢？缺乏严谨的执法依据，由于一线卫监部门长期面临问题多人手不足的窘境，因此也缺乏严格执法的动力和魄力，碍于情面让许多违法、不诚信的机构仍可以苟延残喘。建议政府制定和完善社会资本办中医机构的退出机制，让整个行业有序发展，有序进行，优胜劣汰，走向良性循环。

# 七、创新对中医机构的管理模式

（1）尊重传统的中医药制剂模式，改进监管方式。面对越来越快的都市人生活，中国传统的煎、煮、熬制中药汤剂显得不够灵活，事实上中医药千百年来一直有着中医药的特色膏丹丸散制剂方法，在没有西药药片进入到中国的时代，膏丹丸散就是中国人发明的可随身携带的汤药，因为中国药监的许多政策的束缚和制约，中医药的膏丹丸散呈现了衰退的征兆，而日韩两国则正好利用这个时机大力发展他们的制药技术，在我们调研的三地15家中医馆和中医诊所中，购入韩国的煎药机器的就超过50%，每台的售价有的高达十几万，在日韩港台中医诊所里还流行使用浓缩中药，都能够大大缓解病人没时间煮中药的这个问题。

膏丹丸散是中医药的宝贵传统特色，按照文献的梳理，早在明清时期中成药制剂就已经达到巅峰，从明清时期留存下来的中华老字号就超过了百余家，当时市集之上，药号与药号之间比的就是各自独特的膏丹丸散制剂，让人痛心的是现行的药监制度之下，膏丹丸散难再续辉煌，政策束缚太多。因此，建议药监部门应尊重中医药的传统，改进对中医药的特色膏丹丸散制剂的监管，让中医药能够更好地得到发展。

(2)降低社会办中医机构申请大型设备、开展新技术的门槛。对于开展了康复和中医骨伤科服务的社会办中医医疗机构，X光、CT等检查设备对患者病情的检查、诊断、指导治疗有着重要的意义，但是目前的政策规定，配置这些大型检查设备必须配备有两个以上放射专业高级职称主任(副主任)医师、三个放射诊断中级主治医师、两个中级以上技师，并具备CT、MR大型设备的上岗证，对于社会办医疗机构来说，门槛显得过高，不切实际。其次，在申请开展新的医疗技术项目时，卫生主管部门要求已有开展的成功病例数及基础，这一点对民办医疗机构来说尤为困难，变相宣布对新办社会办中医医疗机构关上大门。因此，建议降低社会办中医机构申请大型设备、开展新技术的门槛，从而让社会办中医机构放开手脚。

(3)推行政府各部委的联合发文和联席制度，统一政策解读。从现实情况来看，由于缺乏各部委的联合发文和联席制度，导致了现实中，在税收、物价、环评、机构统一命名等多方面，各层级、各地的税务部门对非营利性医疗机构的标准都不一致。从广州的情况来看，各个区低于社会办医疗机构的相关政策及解读都往往不一致，造成了很大的混乱。为了避免这样的情况，建议推行部委的联合发文和联席制度，使基层有法有据可依，否则将会造成比比皆是的"弹簧门"事件。

(4)推动中医项目的标准化建设，净化中医市场。现在有很多医疗养生美容、保健机构都打出传统中医的名号进行经营活动，一些非医疗机构以"中医推拿"、"中医按摩"、"中医保健"等名义开展经营活动并宣传治疗作用，夸大了的疗效和不正确的手法操作，不仅损害了顾客的身体更损害了"中医"的声誉。建议国家中医药管理局能够给"治未病"修订下二级的项目和科目，如增设中医健康管理、中医情志调理、中医肝脏调理、中医乳腺调理、中医卵巢调理、中医孕育调理、中医美容、中医男性保健、中医熏蒸……条目，让抽象的"治未病"通过喜闻乐见的方式能够让老百姓理解并接受其概念，另配合社会办中医医疗机构在准入上的政策松绑，李逵来了李鬼自然就没了市场，市场自然逐步洁净起来。

(5)松绑基层中医医疗机构的相关政策限制。调研中我们发现，由于部分地区的中医坐堂医药店的设置标准过于狭窄，场所使用权证明材料过于严格、对诊室区域的要求过高等条件，严重不符合基层中医药机构的发展实际，也大大束缚了社会资本开办中医门诊部和中医诊所的热情。因此，松绑基层中医医疗机构的相关政策限制，例如可以认可药监阶段的房产证明文件，并不对诊室区域作过高的要求，而且不限定中医坐堂医诊所只能下设一个科室，鼓励其开展针灸、推拿等中医治疗。

（6）推出具体的扶持政策来鼓励名老中医开办诊所。

名老中医是中医事业的瑰宝，也是中医事业的巨大推动力量，他们如果能够开办诊所，既能造福于一方群众，又能促进中医药事业发展的重大利好。国务院关于扶持和促进中医药事业发展的若干意见，国发〔2009〕22 号文件说："积极促进非公立中医医疗机构发展，形成投资主体多元化、投资方式多样化的办医格局。鼓励有资质的中医专业技术人员特别是名老中医开办中医诊所或个体行医，允许符合条件的药品零售企业举办中医坐堂医诊所。非公立中医医疗机构在医保定点、科研立项、职称评定和继续教育等方面，与公立中医医疗机构享受同等待遇，对其在服务准入、监督管理等方面一视同仁。"

从中央到地方，都明确指出要鼓励名老中医开办诊所，但事实上在调研中发现，没有名老中医愿意开办诊所，以东莞市为例，市卫计委医政科的主管中医的负责人说，每年我们市这个指标都是零，我们都达不到要求。这其中的原因耐人寻味。

既然鼓励名老中医开办诊所，那有没有实质性的鼓励措施呢？如果没有，面对如此紧缚的政策环境，实在难有原由让已功成名就的耄耋之年的老人去开办中医诊所。课题组建议对于名老中医开办诊所可以考虑采用备案制，并免税，让名老中医将其医术回馈市民回馈社会。

# 八、修订旧版《医疗机构管理条例》的部分条款

现行《医疗机构管理条例》是原国家卫生部在 1994 年颁布的，已经明显落后于现今的时代大环境，明显不能适应于目前的医疗卫生局面，课题组经过调研提出以下亟待修缮的条款：

（1）《医疗机构管理条例实施细则》中第十二条关于"医疗机构在职、因病退职或者停薪留职的医务人员不得充任医疗机构的法定代表人或者主要负责人"的条款须取消。

推进社会办中医，让有能力有经验的副高以上职称中医师可以在医院就职的同时，开办中医诊所，这也是符合国际和港台主流的模式，对西医尚需把高级职称人才利用其医院工作之余引入到社区，对中医就更需要破除把有经验的中医师捆绑在医院内的形态，真正把中医师还之于民，这也才是能真正配套医师多点执业政策方针的大步调的改革。

（2）《医疗机构管理条例实施细则》中第十三条关于在城市设置诊所的主办人的条款应规定，除了个人，法人也可以申办中医诊所。

目前现行的《医疗机构管理条例》中规定，开办中医诊所的主体必须是自然人而不是法人。以广州和顺堂为例，因为目前对中医馆的开办条件要求是比较高的，最基本的要求是 200 平方米以上的面积，3 个以上的科室，4 个以上的中医师，2 个以上的护士和 1 个中药士，基本前期投入达到 300 万元以上，所以作为社会资本在进行连锁扩张时会考虑是否存在较为低廉的扩张路径，中医坐堂医药店和中医诊所就成为了可供选择的两条路径。但在实际操作中，二路根本走不通，其一，对于中医坐堂医药店来说，目前每药店必须要有一名驻店执业药师的药监硬性要求，已经限定了药店数量增加的可能性，没有药店又何

来的坐堂医呢？所以第一条路走不通。其二，对于中医诊所，主办人必须是自然人而不是法人，也就是说社会资本老板必须将铺面连药物连人员都归入某位具有开办资质员工的名下才可能开办得成这家和顺堂中医诊所（在不起眼的角落还要挂上张 XX 中医内科诊所的牌子）。但问题是即便是白送还有一些临战退缩的老中医伙计（因为怕承担不必要的麻烦），更重要的是名不正言不顺给企业的发展带来许多隐形的不利因素。

因此，建议修改《医疗机构管理条例》中规定，将开办中医诊所的主体由自然人改为既可以是自然人也可以是法人。连锁的诉求属于资本的基本属性，推进社会办中医，必须尊重资本的自然属性，创新管理渠道，而且还要有效地实现同一区域内的连锁和跨市跨省的跨区域连锁。中医馆也必须出台一些类似于药店的规范性文件，这样有别于单体诊所的管理。在难以突破某些地方行政策壁垒的情况下，创新的连锁认定方式，将有助于实现优质中医品牌的异地快速化、规范化发展。

原因之二，推进社会办医，须同步发展社会办医疗机构的行业协会，实现行业内有效的自治，对接部分政府职能的转移。但根据民政部门的法规规定，成立社会团体至少需要50 家具有独立法人的单位共同申请，很明显目前卫生法规规定的诊所必须由自然人开办，这种主体状况与民政部门对社会团体成立的法规要求不符，客观上、在法律法规层面上从源头上就已经限制了行业协会的建立。这就与客观现实产生了巨大的矛盾，不解决之就无法促进中医事业的发展。

(3)修改《医疗机构管理条例实施细则》中关于医疗机构的类别的规定条款。

按照《医疗机构管理条例实施细则》中的第三条《医疗机构的类别》和第四十一条规定：各级地方人民政府设置的医疗机构的识别名称中应当含有省、市、县、区、街道、乡、镇、村等行政区划名称，其他医疗机构的识别名称中不得含有行政区划名称；以广州的十三行国医馆为例，因为受限于医疗类别中没有"国医馆"这一机构名称及不得含有行政区划名称的规定，故其医疗机构执业许可证上的名称为"十三行中医门诊部"，而作为营利性医疗机构需要缴纳税收，故其在工商部门税务登记证上的名称为其原名"广州市荔湾区十三行国医馆"，两个名称无法统一给社会办医疗机构带来诸多不便，如每年医保局的年审、办理银行 POS 机及对海外的业务交往……急需通过修订《医疗机构管理条例》破解社会办医疗机构在卫生行政主管部门和工商管理部门命名无法统一问题，

建议增加"国医馆"这一机构类别，因为自 1930 起中国政府就已经允许使用国医馆这一名称，它的文化和历史价值极高，目前在天津也有一大批政府扶持的国医馆。鉴于中医发展的历史传统和现实发展要求，强烈建议通过修订条例将命名其合法化，其次也要增加中医馆、中医坐堂医诊所这些新的医疗机构类别名称。

(4)改进社会资本办中医机构的连锁认定政策。

在 2013 年《国务院关于促进健康服务业发展的若干意见》和 2014 年《关于加快发展社会办医的若干意见》中都有提到：优秀的中医药机构将被鼓励扶持至境外开办中医医院、连锁诊所。国家也鼓励社会资本办医连锁发展的道路。

在调研中多家有实力的社会办中医医疗机构反映，他们目前的发展陷入"连锁"困局的问题，如深圳和顺堂、广州扶元堂、东莞和乐中医。具体原因是，目前现行的《医疗机构管理条例》中规定，开办中医诊所的主体必须是自然人而不是法人。以和顺堂为例，因

为目前对中医馆的开办条件要求是比较高的，最基本的要求是200平方米以上的面积，3个以上的科室，4个以上的中医师，2个以上的护士和1个中药士，基本前期投入达到300万元以上，所以作为社会资本在进行连锁扩张时会考虑是否存在较为低廉的扩张路径，中医坐堂医药店和中医诊所就成为了可供选择的两条路径，但当我们具体分析发现，二路根本走不通，其一，对于中医坐堂医药店来说，目前每药店必须要有一名驻店执业药师的药监硬性要求，已经限定了药店数量增加的可能性，没有药店又何来的坐堂医呢？所以第一条路走不通。其二，对于中医诊所，主办人必须是自然人而不是法人，也就是说社会资本老板必须将铺面连药物连人员都归入某位具有开办资质员工的名下才可能开办得成这家和顺堂中医诊所（在不起眼的角落还要挂上张××中医内科诊所的牌子）。但问题是即便是白送还有一些临战退缩的老中医伙计（因为怕承担不必要的麻烦），更重要的是名不正言不顺给企业的发展带来许多隐形的不利因素。

课题组建议修改相关法令，首先，应修改《医疗机构管理条例》中规定，将开办中医诊所的主体由自然人改为既可以是自然人也可以是法人。第二，如不改变当前政策法规，则需要出台新的认定政策。学习海王星辰、老百姓、大参林等连锁药店的管理方法，药监的做法是最少要求同一法人已经拥有5家药店，然后就可以去工商局办理连锁公司的营业执照，取得工商连锁的资质后回到药监，如果具备了这5家药店拥有统一的仓储库房、价格、业务系统、店面装修、服务标准的话，那么就可以在药监办理连锁的药店营业许可证了。

连锁的诉求属于资本的基本属性，推进社会办中医，必须尊重资本的自然属性，创新管理渠道，而且还要有效地实现同一区域内的连锁和跨市跨省的跨区域连锁。中医馆也必须出台一些像药店一样的规范性文件出来，这样有别于单体诊所的管理。在难以突破某些地方行政策壁垒的情况下，创新的连锁认定方式，将有助于实现优质中医品牌的异地快速化、规范化发展。

（5）改进一级医疗机构中医分科管理。

目前在卫生监督管理的实际操作中，是按照西医学的方式来对中医医疗体系进行管理的，比如在中医诊所的命名上，以深圳为例开办中医诊所必须要有二级命名，如必须明确并开办的是中医内科诊所、中医妇科诊所还是中医骨科诊所并挂牌，而不是普通概念上的中医诊所而已，在监督过程中，执法人员还会为中医内科诊所看了儿科、妇科的病患，用了针灸和推拿手段，而考虑经营者是否存在超执业范围的违法经营行为。这种沿用西医的设置标准的做法和方法，对中医来说是极不科学的、不合理的、扭曲的。

中医是一门全科医学，因为中医的"整体观"是贯穿整个理论体系的。但长久以来为了方便卫生系统管理，中医也被动地按照西医学方法进行了分科，这种做法在三级医疗机构中确实有利于培养专才，在某一专科领域的技术和科研方面的高精尖人才。但在一级医疗机构，类似于国外的家庭医生，全科才是重点工作任务，专科是二级及三级这些高层次医疗机构的任务。中医师从其学术理论基础到学校的教学培养，再到实际处方遣药，都属于名副其实的全科医师，而中医针灸和推拿更只是中医的等同于中药的一种治疗手段而已，不是二级分科的专科类别，因此用二级分科的方法来对中医诊所进行管理的方法是十分不合适的！

课题组建议主管部门应该尽快出台政策给予修正，中医诊所不要后缀二级分科。修订执业医师法关于医师必须按照核定科目行医的相关规定，必须明确指出，中医师在一级医疗机构开展医疗服务，不需限定其二级分科，可以做全科工作。另由明科公司为原卫生部开发的两个信息系统，医疗机构注册登记系统和医师执业登记系统，也需要尽快修改其相应必须有"二级科目"的编程，以适应现实社会的需求，基层简称其为"明科系统"。

(6)修改连锁中医馆和中医坐堂医诊所的部分标准。

在调研中课题组发现，对于连锁的中医馆存在着一个人不能尽其用的问题，以和顺堂为例，因为每个分店的病人并不多，所以企业高薪聘请的专家完全可以做到一三五到分店A看诊，二四六到分店B看诊，这不仅造福患者，更节约了社会资本办医的成本，但根据粤卫〔2012〕165号——关于印发《广东省卫生厅关于医师多点执业的试行管理办法（2012年版）》中规定：第十七条医师在第一执业地点以外执业时，不作为校验、审核该医疗机构时的审核标准中的"人员"，这间接造成了连锁中医馆，需要养一大批医生，但实际上医生可以在连锁内有效流动。

因此，建议取消多点执业管理办法中的此条限制，或修改《中医馆和中医坐堂医诊所的基本标准》中的条件，将中医馆中4个医师，进一步修订为，其中1个副高，1个主治，其他不作驻店要求。

(7)修改中医内科诊所一定要配备护士的要求。

中医内科诊所可以做到深入群众、短小精悍，一医师、一诊台足矣，但在实际操作过程中，由于法规前后矛盾，出现了不同地方，对政策有不同理解和执法的状况。如中医诊所到底是否需要配备护士，在操作层面我们看到很多老中医开诊，甚至不设立中药饮片和成药柜，只开处方，因为没有西药和输液及注射，就更谈不上需要护士，一人一诊台足矣。按照卫生部1994年与《医疗机构管理条例》同期公布的对《医疗机构设置标准》，其中第二条"人员"的具体要求中明确说道：需要至少有1名取得医师资格后从事5年以上临床工作的中医师。经批准设置中药饮片和成药柜的，须配备具有中药士以上职称的人员共同执业。其中并没有要求必须配备护士，但在16年后，2010年卫生部印发的《诊所基本标准》中，明确所有的诊所都至少要有1名注册护士，而且在公布此法令时，并没有同时宣布1994年的《医疗机构设置标准》中的条文废止，如此一来基层在审批和进行卫生监督时遇到了模棱两可的执法和审批难题。

建议中医诊所应区别于普通的诊所，应给予免"必须配备一名注册护士"的配置要求，这样既符合中医诊所的历史传统和现实情况，也是客观上给予中医诊所进行人员成本减负，也是给予中医诊所最好的政策支持。

(8)应明确中药药渣不属于医疗废物。

对于中医馆和中医诊所而言，中药煎药后的药渣的处理也是一个不小的难题，也就是中药药渣是否属于医疗废物，这个问题也是急需明确的。目前在基层的执法中，由于没有明确中药药渣是否属于医疗废物的文件，所以基层采用了较为粗放式的标准，即只要是从医疗机构出来的都属于医疗垃圾，故一并收齐医疗垃圾处理费，这对于中医馆和中医诊所而言，也是一个不小的负担。按照医疗废物的定义，医疗卫生机构在其活动中产生的具有直接或间接感染性、毒性以及其他危害性的废物，被称之为医疗废物。中药药渣是可以被食用的，和日常食材垃圾没有什么两样。因此，准确来说，不应归入到医疗废物垃圾的范畴中。对于中医馆和中医诊所来说，开源节流，在经营压力比较大收入不足以维持其开支的情况下，应进一步为其合理科学地节省成本，因此建议，中药药渣不应按医疗废物垃圾处理，更不应收取相关费用(目前港台地区也是这样做的)。

# 九、创新传统经营模式，利用好"互联网+"

"互联网+医生自由执业"是当下医疗行业的两个关键词，套用本年度最热的滴滴和UBER这两个打车行业新标签作个比喻，也就是说，出租车司机以前捆绑在出租车公司里，出租车行业的各种弊病大家都明白，高峰时间打不到车，出租车司机拼命工作仍挣不到钱，因为以前既得利益者是出租车公司，通过医疗APP，可以整合医生资源，特别是二级以下医疗机构及二级以下城市的相对工作不饱和的医务人员资源，就像整合城市里闲在的、散在的家用轿车和司机一样，既可以整合司机、医生，也可以整合乘客和患者，架起一座平等互利的桥梁。

而且在"互联网+"模式下供方和需方的权益是平等的，实名制登记的要求，司机必须提供全名、身份证号码、手机号码、信用卡号码，乘客也是同样。在这种信息平等的境况下，供需双方更好地实现了互利互助。正像一位滴滴司机跟我说到的，某乘客晚上叫车先要看看司机长什么模样，说的是不是本地话，判断安全与否过后才决定是否上车；司机也同样，晚上接单，去到接客点，如果看到乘客是喝得酩酊大醉，手臂上还有几条大文身，那么司机也同样会拒接这样的单，供需双方是权益平等的。套用在医疗APP上，如果患者觉得这个医生不耐心、不专业、效果不好，则可以选择不再次复诊；但如果医生觉得这个患者各般不讲理、各般非议刁难，则也可以标志上黑名单，选择不提供再次服务。经由互联网这个长纬可以较低的成本实现客户的聚集，而通过医生自由执业，通过数量众多的中医诊所、中医馆，我们可以让患者在便捷生活圈内就享受到三甲医院的医疗资源服务，同时省去了挂号、缴费、取药、返回取煎药的各种排队消耗的时间成本。

如何以小博大？社会办中医小型机构相对于大型三甲公立医院来说，一定是要突出和患者紧密的客户关系优势，这一点可以通过抓住慢病管理这个市场来实现，笔者建议借助新兴的手机APP来实现。通过信息手段监测客户的运动、服药、饮食、体重指数状况，如"动动"可以测算机主每日的步行数量，目标是10000步每天；"Icare"和"在乎健康"会按时弹出小猫头鹰提醒机主吃药；"吃不胖"APP记录饮食和热量摄取和消耗比，iTunes里APPStore的"健康体重管理"可以监测理想的BMI体重指数。通过综合的、紧密的信息链接管理，提高社会办医机构的存在感，实现真正的贴身的慢病管理。

社会办中医机构还必须重视建设网络微信平台，除了借助机构本身的微信公众号，也可经由较为成熟的医生集团APP，甚至医生自己开设的微信群。正如UBER天天烧钱抢客户的道理一样，客户是基数，没有这个基数是很难实现机构的赢利的。未来的民营医疗市场必定需要重视打造医生的个人粉丝团。

社会办医除了资金，还有一个掣肘点就是人才，怎样可以吸引高素质的人才共同创业，通过他们，增强与客户的黏度，除了要重视建立与当地中医药类高校的联系外，还应利用好机构的微信平台，广发英雄帖，吸引志同道合的应届毕业生和人才前来应聘。高校的临床专业、中药专业、卫管专业和社区护理专业都每年培养大量应届毕业生，也面临着无法对口就业，人才流失的问题，通过微信平台，搭起与高校合作的桥梁就可以源源不断地补充新鲜的血液和力量。

# 结　　语

　　本书完成在 2015 年七夕前夕，想想牛郎与织女快要鹊桥相会，好朋友单身多年也马上要喜结连理，心中阵阵欣喜。克强总理频频释放出坚定推进社会办医的信号，反复强调政府国务院有好的政策，还需要省一级市一级区一级镇一级政府逐级转发落实执行才可造福群众，笔者在成书过程中、调研过程中深感的确如此，朋友伟明在办医领域几度浮沉，红尘看破，用他的话说，"叫醒装睡的人"是最关键的，中央有再好的政策，逐级转发逐级落实的过程如果不给力也是白发，也就是执法的"最后一公里"才是关系成败的关键！

（饶远立、庞震苗）